# 医療と介護の融合

## 2012年への提言と実践

[編集・著者]
**水巻 中正**
国際医療福祉大学大学院教授

**安藤 高朗**
医療法人社団永生会永生病院理事長

[特別寄稿]
**北島 政樹**
国際医療福祉大学学長

日本医療企画

# 序文

# 政権交代から創造的変革へ

　「投票による革命」といわれる「政権交代」が2009年の世相を反映した流行語大賞に選ばれた。説明するまでもなく、民主党が2009年8月30日の衆議院選挙で過半数を大きく上回る308議席を獲得、政権交代したことを示す。海の向こうではオバマ氏が米国大統領に選ばれ、「チェンジ」が流行語となるなど、新しい時代のキーワードは「変革」である。
　鳩山内閣は官僚依存からの脱却を掲げ、長年にわたる「55年体制」の弊害と自公政権が培ってきた利権構造の大掃除を宣言、旧政権の国家予算の組み替え、無駄をなくすための「事業仕分け」に取り組み、新政権の存在価値をアピールした。医療や介護など社会保障分野においては、自公政権でとられた社会保障費抑制策を否定し風穴を開けた。いわゆる、小泉構造改革路線の市場原理主義を批判、「命を守る」（施政方針演説）諸政策を訴えた。まず、後期高齢者医療制度を廃止し、医師数の増加、地域医療の再生など医療崩壊から医療新生に向けての新たな施策を打ち出した。2010年度の改定診療報酬では0.19％（本体部分は1.55％）の引き上げに踏み切り、10年ぶりにプラス改定が実現した。ようやく社会保障の充実機運が高まりつつある。
　だが、総選挙で民主党が掲げた政権公約（マニフェスト）は国民に迎合するものが多かった。子ども手当（中学卒業まで一人につき年間31万2,000円）や教育支援（公立高校の授業料無償化、大学奨学金の大幅拡大）などは国民に安心を与えるものとして受け止められたが、国の税収が見込みより8兆円以上も不足したことを考えれば、バラマキ的色彩が濃く、ポピュリズム（大衆迎合主義）のそしりは免れないだろう。国民の負担、財源の確保を真剣に議論しなければならない。
　新政権の弱みは、これまで長期間野党であったため、批判精神、攻撃には強いが、政策立案、実行力が不足していることである。例えば、医療についていえば、後期高齢者医療制度の廃止を公約したものの、廃止後の代案がなく、継続を余儀なくされている。政権誕生から2か月あまり後の2009年11月30日に、ようやく高齢者医療制度改革会議を設立、2010年度末までに改革案をまとめ、次期通常国会に法案提出を目指す、としているものの、改革会

議の協議は難航が予想され、施行は2013年4月になる見込みだ。加えて、2010年1月18日に開会した国会では、「政治とカネ」の疑惑追及が最大のテーマとなり、予算案の審議が大幅に遅れた。肝心の社会保障のあり方、医療、介護の将来展望がかすんでしまった。我が国の「かたち」を決める議論が十分に行われなかったことは国民にとって、残念極まりない。

本書は超高齢化社会を迎え、医療と介護の連携はますます重要になる、との認識から国際医療福祉大学大学院が開催した公開講座「医療と福祉の連携 新たな挑戦」（2009年10〜12月、全12回）を中心に、編集した。

各地の新たな連携、融合の動きをまとめるとともに、この問題に熟知した医療、福祉の研究者、実践家を執筆陣に加え、将来の潮流を展望した。医療と介護の垣根は低くなり、サービスの継続、重層化が求められ、在宅医療、訪問看護・介護、ターミナルケアなどでは患者ニーズに対応できる多様なサービスの提供が不可欠となっている。それを実現するデザインとして、組織の一体化、財源のプール化など制度設計の新たな構築、プランを独自に打ち出した。2012年は前述の後期高齢者医療制度の「地域保険としての一元的運用の第一段階」（厚生労働省の「6原則」）の構想が具体化し、同年4月が診療報酬と介護報酬の同時改定時期にぶつかるため、それに見合った変革、処方せんが必要と判断したためである。そこで、サブタイトルは「2012年への提言と実践」とした。

世界的な経済の停滞、雇用の悪化を受け、我が国の医療や介護など社会保障がどのような道をたどるか、不透明な部分が多いが、社会保障費の削減、医療崩壊の道は避けなくてはならない。むしろ、医療、介護を成長産業としてとらえ、新産業の促進に全力を注ぐべきだろう。日本経営者団体連盟の経済戦略の提言書（2009年12月14日）によると、医療・介護分野では、2007年のサービス水準を2030年時点でも一定に保つと仮定した場合、約170万人の雇用と約10.3兆円の経済波及効果が見込めるという。

急速に高齢化が進み、「人生85年時代」を迎えるいま、縦割り行政、整合性を失った制度の改革が不可避である。厚生労働省の分割をはじめ、他省庁との部分的統合や第三者機関あるいは国家戦略局による政策の立案、運用をも視野に入れて、社会保障戦略を打ち出すべきである。そのためには、行政、医療、福祉関係者の意識改革と新たな挑戦が求められる。本書が「医療と介護の融合」とダイナミックな創造的「変革」の指針に、少なくとも一助になれれば、と願っている。

なお、国際医療福祉大学の北島政樹学長から「新しい医学教育とチーム医療」と題した特別寄稿をいただいた。「医療と介護の融合」を医療、介護の現場で実現するためには、教育の段階からの準備、カリキュラム、実習が大切だからである。国際的な視点からの提言は創造性に富み、医療、介護の明日を担う若い学生にとって文字どおりの教科書の役割を果たすだろう。

2010年4月吉日<br>
国際医療福祉大学大学院教授　水巻中正

# 目 次

序文　政権交代から創造的変革へ　……3

## 第1部　医療と介護の融合（新ビジョン）　水巻中正　11

- 第1章　長妻チームの発足 ──────── 12
- 第2章　アキレス腱は医療問題 ──────── 14
- 第3章　増える要介護、認知症高齢者 ──────── 16
- 第4章　サービスの継続と重層化 ──────── 17
- 第5章　10年前の教訓と組織の一体化 ──────── 20
- 第6章　財源のプール化と社会保障目的税 ──────── 21

## 第2部　医療と介護の密接な連携（取り組み事例）　23

### 第1章　かかりつけ医療の高度化、重度化に対応するために
公的診療所の果たす役割──新宿区医師会夜間往診支援事業の試み　英 裕雄 ── 24
- はじめに──かかりつけ医の必要性 …… 24
- 第1節◆かかりつけ医療の問題点 …… 24
- 第2節◆新宿区医師会夜間往診支援センター設立の経緯とその後 …… 27
- 第3節◆医師会診療所往診支援事業の今後の展望 …… 28
- おわりに …… 32

### 第2章　緩和ケアと在宅医療　吉澤明孝 ──────── 35
- はじめに──緩和ケアとは …… 35
- 第1節◆緩和ケアの4つのポイント …… 35
- 第2節◆疼痛管理 …… 37
- 第3節◆在宅医療 …… 39
- 第4節◆在宅医療連携 …… 40
- おわりに …… 45

### 第3章　急性期病院から在宅へ
──チームで行う退院支援・退院調整・医療ケア連携　宇都宮宏子 ── 48
- はじめに──退院調整看護師の役割 …… 48
- 第1節◆退院支援の実例とサポート体制への課題 …… 49
- 第2節◆在宅経験から医療現場へ …… 50
- 第3節◆退院支援・退院調整の3段階 …… 51
- 第4節◆訪問看護の重要性 …… 56
- 第5節◆ADL・IADLからの生活介護上の課題 …… 56
- 第6節◆事例から考える退院支援 …… 58
- 第7節◆退院調整・在宅療養支援の取り組みと課題 …… 61
- おわりに …… 64

### 第4章　地域で暮らし続けるために──多職種連携と街角ホスピス　川越正平 ── 66
- はじめに──あおぞら診療所の概要 …… 66

# 目 次

　　　　第1節◆24時間365日の安心を提供する …… 66
　　　　第2節◆生命と生活を支える6つの視点 …… 67
　　　　第3節◆在宅における全身状態の見方 …… 67
　　　　第4節◆地域における患者情報の分断と「顔の見える関係づくり」…… 69
　　　　第5節◆訪問看護が在宅ケアの根幹を支える …… 69
　　　　おわりに──地域のなかで最後まで過ごせる居場所「街角ホスピス」…… 70

第5章　医療から福祉に高齢者ケアの軸足を転換したスウェーデン　藤原瑠美──72
　　　　はじめに──エーデル改革15年後をレポートするにあたって …… 72
　　　　第1節◆「オムソーリ」という古い言葉を見直す …… 73
　　　　第2節◆エーデル改革 …… 74
　　　　第3節◆各種在宅サービスの充実 …… 79
　　　　第4節◆高齢者のリハビリ …… 80
　　　　第5節◆病院医療とかけ離れた高齢者の生活 …… 81
　　　　おわりに──日本の可能性　社会資源の分配を単純明快に …… 83

第6章　訪問看護、一人開業の道
　　　　──日本中に星降るほどの訪問看護ステーションを　菅原由美──85
　　　　はじめに──キャンナスを立ち上げた理由 …… 85
　　　　第1節◆全国訪問ボランティアナースの会キャンナスとは？…… 86
　　　　第2節◆開業看護師を育てるために …… 87
　　　　第3節◆ナースの自立 …… 88
　　　　おわりに──日本中に星降るほどの訪問看護ステーションを！…… 92

　　　　事例　最期まで普通の暮らしを
　　　　──ひぐらしのいえ・キャンナス松戸の取り組み　安西順子──94
　　　　第1節◆ひぐらしのいえ・キャンナス松戸の紹介 …… 94
　　　　第2節◆さまざまな経験による学び …… 94
　　　　第3節◆看取りの経験で感じたこと …… 97
　　　　第4節◆訪問看護ステーションの必要性 …… 98

第7章　在宅福祉の村「泰阜」の挑戦
　　　　──高齢者が自分らしく生きるために　池田真理子──99
　　　　はじめに──泰阜村の概況 …… 99
　　　　第1節◆泰阜村の変遷 …… 99
　　　　第2節◆泰阜村の在宅福祉事業の始まり …… 101
　　　　第3節◆在宅福祉推進第1期（1985～1999年）…… 103
　　　　第4節◆在宅福祉推進第2期（2000～2008年）…… 106
　　　　第5節◆在宅福祉推進第3期（現在）…… 107
　　　　おわりに──高齢者を大切にする村づくり …… 108

# 第3部 医療・介護・福祉の融合経営戦略（理論と実践） 109

## 第1章 医療から見た経営戦略　佐藤貴一郎 ── 110
はじめに──社会的ニーズに応えるケアサービス …… 110
第1節◆医療・介護施設に競争はあるか …… 110
第2節◆医療・介護施設の経営戦略 …… 111
第3節◆医療経営戦略上の問題と解決策 …… 113
第4節◆医療・介護融合戦略への転換とソーシャル・バリューチェーン …… 115
おわりに──いま目指すは医療・介護融合ヘルスケアユニット化と地域ネットワーク化 …… 127

## 第2章 地域ニーズ対応型医療・福祉複合施設の連携戦略について　大谷　聡 ── 130
はじめに──社会福祉法人九十九里ホームの原点 …… 130
第1節◆法人設立の経緯 …… 130
第2節◆法人の転換の歴史と経営理念 …… 131
第3節◆法人の事業概要 …… 132
第4節◆連携の現状と今後の連携戦略 …… 133
おわりに──今後の課題 …… 138

## 第3章 IT活用による病院──在宅間の情報共有と連携強化
──看護過程支援システムの在宅看護実践への応用　渡辺美佐緒 ── 139
はじめに──IT活用の提案 …… 139
第1節◆看護過程支援システムの概要 …… 140
第2節◆看護過程支援システムの在宅看護実践への応用 …… 142
おわりに …… 144

## 第4章 医療との連携──ケアマネジャー現場の実践から　水下明美 ── 146
はじめに──医療、ケアスタッフ、利用者の連携を …… 146
第1節◆ケアマネジャーの職務 …… 146
第2節◆医療と福祉の医連携の実際 …… 149
第3節◆ケアマネジャーの現状と課題 …… 153
第4節◆今後の改正介護保険に期待するもの …… 155
第5節◆福祉にも経営戦略は必要か …… 158
おわりに …… 161

## 第5章 認知症高齢者の福祉用具事故から「連携」を考える　東畠弘子 ── 162
はじめに──医療と介護の連携をにぎるカギ …… 162
第1節◆問題の背景 …… 163
第2節◆認知症高齢者の福祉用具の事故・ヒヤリハット調査 …… 165
第3節◆連携の不在 …… 173
第4節◆介護の負担 …… 174
第5節◆アセスメントの必要性と情報の共有化 …… 175
おわりに──ネットワークの一員として …… 176

# 目 次

### 第6章　メディカルリゾートの実現を目指して
──鴨川と熱海に見る戦略　小川陽子 ─────────── 178
　　はじめに──人生の最期に向き合う …… 178
　　第1節◆老人たちのユートピア …… 178
　　第2節◆スウェーデン …… 180
　　第3節◆ディズニー・セレブレーションタウン …… 180
　　第4節◆リゾート …… 181
　　第5節◆南房総のメディカルリゾート …… 183
　　第6節◆熱海のメディカルリゾート構想 …… 185
　　おわりに──メディカルリゾートから医療イノベーションを …… 190

## 第4部　介護療養病床の廃止凍結とケア（政策への提言） 193

### 第1章　慢性期力と高齢者の安心　安藤高朗 ─────────── 194
　　第1節◆永生会の取り組み …… 194
　　　1．永生会の3つの柱
　　　2．目標を立て、管理する
　　　3．患者満足度、職員満足度の向上
　　　4．地域活動への積極的参加
　　　5．今後の取り組み
　　　6．今後の医療提供体制
　　　7．高齢者にやさしい街づくり
　　第2節◆日本慢性期医療協会の取り組み …… 201
　　　1．医療介護福祉士の養成
　　　2．医療介護福祉士を国のモデルケースに
　　第3節◆新政権への要望事項 …… 203
　　　1．民主党、前衆議院議員へのアンケート
　　　2．民主党マニフェストへの評価と要望
　　　3．良質な慢性期医療
　　おわりに …… 206

### 第2章　病院機能分類（急性期〜慢性期）と地域連携の問題点　竹川勝治 ─── 208
　　はじめに──病院機能分類は適切か …… 208
　　第1節◆急性期医療と慢性期医療 …… 208
　　第2節◆東京都で深刻な報酬とコストの地域格差 …… 209
　　第3節◆日本における病院の機能分化と連携 …… 210
　　第4節◆慢性期病院を含めた「地域医療連携」は東京23区において本当に可能なのか …… 211
　　第5節◆救急搬送の97％が二次救急 …… 212
　　第6節◆医療法人社団愛育会の場合 …… 213
　　第7節◆医療難民・介護難民増加の恐れ …… 214

おわりに …… 214

# 第5部 診療報酬改定　217

## 2010年度の診療報酬プラス改定の構図　丸木一成 ── 218
### 第1節◆2010年度診療報酬改定の概要 …… 218
### 第2節◆改定の効果 …… 220
### 第3節◆患者から見てわかりやすい医療の実現へ …… 225
### 第4節◆医療と介護の機能分化と連携の推進 …… 228
### おわりに …… 231

## 特別寄稿　新しい医学教育とチーム医療　北島政樹　233
### はじめに──外科の急速な変革 ── 234
### 第1章　がんに対する外科治療の変遷 ── 235
### 第2章　内視鏡手術における安全・安心 ── 236
### 第3章　医工連携によるロボット手術 ── 236
### 第4章　遠隔手術 ── 237
### 第5章　リンパ節の転移 ── 238
### 第6章　進行がんの治療 ── 239
### 第7章　21世紀はチーム医療 ── 240
### 第8章　医学教育の新しい方策 ── 241
### 第9章　米国方式のクリニカル・クラークシップ ── 242
### 第10章　シミュレーションの教育 ── 243
### 第11章　日米の医学教育の比較 ── 243
### おわりに──慈恵の心が必要 ── 244

## 関連原稿　「連携ワーク」の取り組み　藤田郁代　246

**あとがき** …… 248
**執筆者一覧** …… 250

デザイン・本文レイアウト：㈱明昌堂
編集協力：㈱オメガ社
表紙写真：©TebNad-Fotolia.com

# 第1部

# 医療と介護の融合
## （新ビジョン）

国際医療福祉大学大学院　教授

水巻中正

## 第1章　長妻チームの発足

「年内に、これまでたまった（組織の）ウミを洗いざらい表に出してもらいたい」。長妻昭厚生労働大臣は初登庁した2009年9月17日、水田邦雄次官ら職員を前にして、こう発した。講堂は水を打ったように静まり返り、緊張感に包まれた。年金記録漏れ問題で同省を厳しく追及してきた新大臣。攻める側から年金、医療、介護、雇用、子育てなど生活に密着した行政トップへの就任に、幹部職員の一人は「どのような手綱さばきを見せるのか、まず、お手並み拝見ですね」と言葉少なに語った。

長妻厚労相は日本経済新聞の経済雑誌記者として活躍し、資料の収集・分析能力に長け、年金記録漏れの存在を引き出したことで知られる。相次ぐ資料請求に官僚からは「霞が関一嫌われた議員」だったが、国民からは拍手喝さい、「ミスター年金」と呼ばれた。「政権が交代したいま、マニフェストは国民と政府の契約書、あるいは国民からの命令書。どうすれば実行できるか知恵を絞ってほしい」と語り、優先順位の低い事業の提出を求め、2009年度補正予算の見直し、事業削減を職員に迫った。

鳩山内閣は「子ども手当」など目玉政策実施に向け、補正予算に盛り込んだ一部事業の執行停止を閣議決定し、首相は10月2日までに見直し案を報告するよう全閣僚に指示したが、目標額3兆円のうち、厚労省は緊急人材育成・就職支援基金（3年で約7,000億円）の一部凍結などで5,000億円規模の見直しに着手した。目標額に足りないと知ると、ハッパをかけ、救急医療や勤務医不足に対応する地域医療再生基金（3,100億円）の削減を指示し、追及に強い長妻厚労相の本領発揮ともいえる機敏さと剛腕で、額としては国土交通省に次ぎ「内閣の期待に応え、長妻カラーをみせつけた」（厚労省官僚）。

一見、順風な船出にみえた。だが、マスコミ関係者の評価は必ずしもそうではない。「長妻氏は年金問題の追及で名をはせたものの、厚労省の分野は医療、福祉、雇用問題など幅広く、一人で務まるかどうか心配」（大手一般紙記者）との声が上がった。前任者の舛添要一氏（自民党）はパフォーマンスを交えて、実行力を売り物にしていたが、「それも背後で官僚が支えてのこと。新政権の場合は、サボタージュに近い模様眺めが続いている」（同）からだ。

民主党の政権公約（マニフェスト）では、医療問題について目玉商品がズラリと並んでいる。後期高齢者医療制度を廃止し、医療保険制度の一元的運用を通じて、国民皆保険制度を守る。医療崩壊を食い止め、国民に質の高い医療サービスを安定的に提供するため、自公政権が続けてきた社会保障費の年間2,200億円の削減方針は撤回する。具体的には、医師、看護師、その他の医療従事者の増員に努める医療機関の診療報酬（入院）を増額する。医師不足対策として医師の絶対数を増やすため、医学部定員を現状の1.5倍にするこ

となどを明示した。さらに、救急、産科、小児科、外科などの医療提供体制を再建するため、地域医療を抜本的に見直し、支援を行う。妊婦、患者、医療従事者がともに安心して出産、治療に臨めるように、無過失補償制度を全分野に広げ、公的制度として設立する──など盛りだくさんだ。

　長妻厚労相は就任後、精力的に医療問題のレクチャーを受け、「理解、学習に努めているが、知識不足は否めず、説明に反論するまでには至っていない」（厚労省官僚）。記者会見では「検討中」を連呼し、いつしか「ミスター検討中」と呼ばれる始末。

　厚労相はこれを意識してか、副大臣に長浜博行氏、細川律夫氏を、大臣政務官には山井和則氏、足立信也氏ら医療や雇用問題に強い人材を指名した。なかでも足立氏は、筑波大医学専門学群卒の医学博士。筑波メディカルセンター病院診療部長を勤めた臨床医でもある。当の足立氏は就任のあいさつで「社会保険病院と厚生年金病院の公的存続を行うための法律と新型インフルエンザ対策の法律を出す」と意欲を示したが、後期高齢者医療制度の廃止については具体的に触れずじまい。その後、都内で開かれたシンポジウムでは「新型ワクチン、出産一時金問題、中央社会保険医療協議会（中医協）委員の人事などの対応に追われ、ほかの問題はそのあとになる」との考えを示した。

　これに呼応するかのように、厚労相は後期高齢者医療制度の廃止について「政権を担わせていただく1期4年のなかで、これを実現していく」と述べ、4年の任期中に実現する考えを明らかにした。制度設計についても

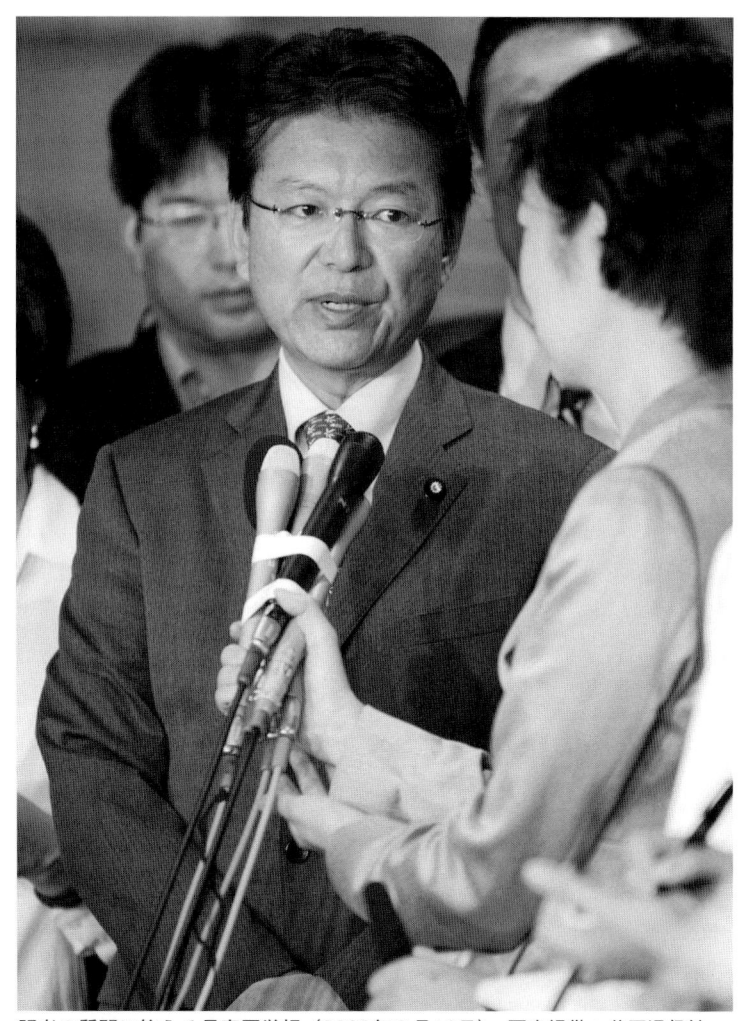
記者の質問に答える長妻厚労相（2009年9月19日）　写真提供：共同通信社

「いったんもとに戻して、その後、新しい制度に移行するのか、あるいはいまの制度からきちんと制度設計しながら新しい制度に移行するのか、大きく言えば2つ3つの選択肢がある」と思案中であることを強調。当面、先送りを示唆した。追及には強いが、政策の立案、実行力に乏しい民主党の体質を露見した格好だった。制度変更の検討の場についても「三役会議の5人だけで決めるわけではない。幅広く意見をおうかがいするような仕組みが必要だ」と述べ、政治主導を一時、棚上げする考えを示した。その後、新政権誕生から約2か月半がたった2009年11月30日に新高齢者医療制度の創設を目指す高齢者医療制度改革会議の初会合を開き、「見直しの6原則」を提示したが、極めて抽象的だった。

6原則は、①後期高齢者医療制度は廃止する ②民主党の政権公約（マニフェスト）で掲げている「地域保険としての一元的運用」の第一段階として、高齢者のための新たな制度を構築する ③後期高齢者医療制度では、年齢で区分するという問題があったが、それを解消する制度とする ④市町村国保などの負担増に十分配慮する ⑤高齢者の保険料が急に増加したり、不公平なものにならないようにする ⑥市町村国保の広域化につながる見直しを行う——である。

長妻厚労相は「（高齢者の医療制度を）持続可能にすることが国の信頼回復に不可欠だ」とあいさつし、年齢区分による不公平感の解消や一元的運用に意欲を示した。だが、一元的運用の目標については「第一段階」とし、一定の枠を決めるのみにとどまっている。改革会議は2010年ごろまでに見直しの具体案をまとめ、厚労省はこれを踏まえ、2011年の通常国会に関連法案を提示、2013年4月から新制度をスタートさせる考えだ。

## 第2章　アキレス腱は医療問題

第1章で見てきたことを踏まえると、長妻チームのアキレス腱は医療問題、とりわけ後期高齢者医療制度の廃止に伴う新高齢者制度をどのように創設するかに、チームの命運がかかっている。自公政権下では有識者会議「高齢者医療制度に関する検討会」（塩川正十郎座長）が見直しに関する報告書をまとめたが、制度設計については複数意見を併記しただけで、方向性は示し得なかった。年齢区分の見直し、一元化問題など抜本改革は先送りとした。

その最大の理由は、後期高齢者医療制度の対象を65歳以上に拡大した場合、多額の公費を必要とし、また、健康保険組合などの負担は大幅に軽減されるが、国民健康保険の負担はほとんど軽減されないからだ。地域保険と被用者保険を一体で運営する医療保険制度は、各保険者間で所得形態・所得捕捉の状況や保険料算出方法などに大きな差異がある状況では極めて困難、との結論に落ち着いた。

さらに、運営主体の問題がある。都道府県ごとの広域連合から市町村に戻れば、事務作

業が膨大になることから市町村が反発し、混乱が生じる恐れがある。制度変更のたびに、運営主体が変われば、利用する高齢者は混乱し、行政に対する不信が増幅しかねない。高齢者の保険料については、施行後に低所得者に対する軽減措置が講じられ、算定方法は公平に負担することになったと評価し、現行の方法を維持すべきとした。支払い方法についても、年金からの保険料支払いと口座振替との選択制の導入を図り、周知徹底を図るよう求めるだけに終わった。結局、「論点整理」をしただけだった。

こうした経緯から、厚労省官僚は「廃止して老人保健制度に戻せば、現場は混乱する」と進言、広域連合全国組織の「全国後期高齢者医療広域連合協議会」（会長＝横尾俊彦・佐賀県多久市長）は2009年9月30日、現行制度を当面維持しつつ、新制度について国が広域連合などと協議するよう要望し、改革会議の発足につながった。

長妻チームは改革会議を設置したものの、制度疲労と心身ともに疲弊した現場に活力と希望を与える政策力とスピード、実行力に欠ける。医療崩壊から医療新生へのビジョン、道筋も定かでなく、不確実だ。前政権の遺物はまず否定、展望が見出せない懸案事項は先送りとする。その典型が後期高齢者医療制度の廃止といえよう。

我が国の公的医療保険制度は複雑で、就業の形態や企業規模によって運営主体が分かれている。自営業者や無職者ら給与収入のない人は国民健康保険（国保）に入る。その数は市町村ごとに約1,800組合があり、加入者は約3,800万人。主に大企業の会社員は「健康保険組合」に入り、企業や業界ごとに約1,500組合、約2,800万人が加盟。中小企業などの会社員は全国健康保険協会（旧政府管掌健康保険）が運営する「協会けんぽ」に入る。保険料率は都道府県単位で決め、約3,400万人が加盟している。こうした組織とは別に、75歳以上を対象にした後期高齢者医療制度が独立して存在する。

公的医療保険の見直し、改革は小手先でできるシロモノでないことはわかるが、制度疲労は極地に達し、国保は慢性的に巨額の赤字を抱え、健康保険組合、協会けんぽの財政状況は悪化している。健康保険組合連合会がまとめた全国1,497組合の2008年度決算によると、経営収支は合計3,060億円の赤字に達した。黒字を確保した組合は約3割にとどまり、7割が赤字という事態に直面している。主な要因は高齢者医療の負担金が1年で約4,200億円増えたことで、制度上のゆがみが財政を悪化させた。一方、協会けんぽの推計では、2009年度収支の赤字額は、当初見込みの1,500億円から6,000億円に拡大する見通し。2010年度の保険料率（労使折半）について、現行の全国平均8.2％から、同9.0〜9.1％に引き上げる必要があるとの試算結果を公表した。

しかも、厚労省は2009年12月4日、協会けんぽの国庫補助を健保組合などの負担に転嫁する財政対策案を打ち出し、火に油を注いだ。財政対策案のうち、被用者保険内の費用について、現行の加入者割から総報酬割に改め、協会けんぽの負担を軽減することを目的とした。その結果、協会けんぽの支援金負担は約2,500億円の減額となり、健保組合は約

1,400億円、共済組合は約1,000億円の増額を見込んだが、両組合の反発を招き、結局、850億円を健保組合、共済組合に肩代わりしてもらうことになった。

　超高齢社会を迎え、高齢者医療制度の再構築、新制度の創設は、新政権にとって最優先課題でなくてはならない。厚労省はこれまで国益よりも省益意識が根強く、縦割り意識が支配し、事務系と技官との対立、非協力が著しかった。そして自民党を中心とした族議員と官僚の慣れ合い、癒着。さらに日本医師会など利益団体の要求、圧力が厚労行政をゆがめてきた。政権運営に慣れない長妻チームは制度設計でつまずき、中医協委員の再任問題でも、苦戦した。再任問題とは、2009年10月1日付で診療側委員の任期が切れるため、日本医師会の執行部3人を委員から外し、先の衆議院選挙で民主党を支持した茨城県医師会の理事、反執行部の色彩が強いといわれる京都府医師会副会長、山形大学医学部長の3人を新任した問題だが、日本医師会は「（総選挙の）報復人事だ」と反発、対決姿勢を示した。実際、日医執行部の力を排除し、病院の診療報酬を厚遇する布石を打ったとみられる。その意味で、極めて政治色の濃い人事だった。それは日医会長選（2010年4月）にも影響を与えた。

## 第3章　増える要介護、認知症高齢者

　我が国の少子高齢化は世界に類をみないスピードで進行し、平均寿命は男性79歳、女性86歳となり、90歳以上が約130万人という超高齢社会を迎えた。要介護認定者も増え続けて460万人を突破、認知症高齢者は2015年には約250万人が見込まれている。

　2009年夏の衆議院総選挙において各政党はマニフェスト（政権公約）を掲げ、政策を競った。民主党は介護政策として、高齢者に必要な良質な介護サービスを提供するとし、約8,000億円を公費として投入、療養病床、グループホームなどの確保により、介護サービスの量の不足を軽減する、と訴えた。認定事業者に対する介護報酬を加算し、介護労働者の賃金を月額4万円引き上げる。当面、介護型療養病床の削減計画を凍結し、必要な病床数を確保する、とした。自公政権の政策を転換し、質、量の充実、従業員処遇の思い切った改善策を打ち出した。しかし、良質な介護サービスの中身や医療と介護の連携、サービスの一貫性、継続についての言及はなく、賃金の月額4万円アップが独り歩きした感が強かった。

　介護行政を展望する場合に必要なのは、施策のスピードと国民のニーズに見合った多様な選択肢とケアの充実である。自民党は緊急整備策として第4期（2009〜2011年度）介護保険事業計画の整備目標である12万人分に4万人分を上乗せして16万人分とする公約を打ち出したが、国民の医療・介護難民に対する不安、特別養護老人ホームの待機者が40万人を超える現状を打破するには十分とは言い難かった。有権者には厚労省官僚の描いた事業

計画に4万人分を上乗せしたのみ、と映ったのではないだろうか。

　前政権の最大の欠点、弱点は「社会的入院」を解消する、という名目で、療養病床の大幅削減を打ち出したが、受け皿づくりを怠り、不安をばらまいたことである。医療費の抑制をもくろむ財務省と、患者を無視した厚労省官僚の理念先行型政策によって、混乱を引き起こした。総選挙では後期高齢者医療制度の廃止とともに、療養病床削減計画の凍結と月額4万円の賃金アップが争点となった。介護職員の低賃金は福祉・介護系大学や専門学校の志願者の減少につながり、離職者増大の要因となった。不況で就職難だというのに、介護職を希望する学生は少なく、敬遠されている現実がある。要介護高齢者のケアを充実させるためには、その担い手である介護職員の生きがいと満足度向上が欠かせない。どうすれば、夢のある職場にできるのか。具体的なビジョンを打ち出せないまま、総選挙は終わった。

　超少子高齢社会のもとで、国民皆保険制度（1961年度実施）、介護保険制度（2000年度実施）はほころび、疲労をきたしている。国民医療費、介護費とも年々膨張し、効率化、財政援助の増大が必要である。制度疲労、ゆがみの背景には、医療と介護の継続、一貫性が求められているにも関わらず、連携、融合が進まないことにある。とりわけ、在宅医療、訪問看護・介護、ターミナルケアなどでは患者のニーズが多岐にわたり、多様なサービスの提供が不可欠だが、行政はそれに対応してこなかった。

## 第4章　サービスの継続と重層化

　国立社会保障・人口問題研究所の都道府県別の世帯数将来推計（2009年12月18日発表）では、2030年の世帯総数に占める65歳以上の高齢者独り暮らし世帯の全国平均は、2005年の7.9％が14.7％に上昇し、ほぼ7世帯に1世帯が高齢者単独世帯となる。割合が最も高いのは、鹿児島県で19.5％、次いで、高知（19.0％）、和歌山（同）、宮崎（18.1％）と続く。高齢者夫婦世帯と高齢者単独世帯の合計は、全国平均で2005年の17.4％が2030年には26.3％に上昇し、鹿児島、和歌山など10道県では、2030年に全世帯の3割を超える。高齢者の孤立化が予測されている。

　厚労省の特別養護老人ホームの入居待機者調査では、全国で42万1,259人にのぼっている（2009年12月22日発表）ことが判明した。2006年の調査では約38万5,000人だったが、その後、増え続けていることが明らかになった。待機者を要介護度別に見ると、介護度が重い要介護4・5の人が全体の42.2％を占めた。残る57.6％が比較的軽い要介護1〜3、在宅で生活している人は47.2％で、病院や老人保健施設などの施設で暮らす人は52.8％だった。施設入所の必要性が高いといわれる要介護4・5で、しかも在宅で暮らす人は全体の16％に当たる6万7,339人にのぼっていた。家庭での要介護者の重度化が進み、「老老介

護」が深刻になっていることがうかがえる。

　医療、介護政策の決定プロセスをたどっていくと、必ずぶつかるのは制度、行政の縦割りと無責任さである。1980年代以降推進された医師数の抑制策は医療崩壊をもたらし、2000年に入ってからの在宅偏重の理念先行型のケア政策は特養待機者を増加させた。国民、高齢者にとって最も重要なのは、医療、介護サービスの継続、重層化だ。多様かつ多角的なサービスをどのようにして創出し、提供し続けるか。これがこれからのキーポイントとなる。我が国の社会保険方式による公的な皆保険、皆介護保険は先進国のなかでも極めて出色。国家の役割は大きく、準市場下で事業、施設間の競争は熾烈を極め、サービスを競う。経営感覚のない事業所、施設は取り残される。

　厚労省は前政権下の2009年7月24日に「医療・介護改革調整会議」を省内に設け、今後の方向性の検討に入った。縦割り行政を反省し、連携を密にするため、人事交流をも断行した。2012年度には診療報酬と介護報酬の同時改定が行われるため、それに向けて「医療の機能分化・連携班」や「介護と医療の連携班」を設け、在宅サービスの推進などを視野に具体策の検討に着手した。医療と介護のバラバラ行政を改善するのがねらいだ。

　新政権の改革プランもこの時期を標的におき、動き出した。長妻厚労相は2010年1月27日の参院予算委員会で「少子高齢化のなかで大きなビジョンが必要。医療と介護の同時改定で、一体的な改革を行う」と述べ、2012年度の診療報酬と介護報酬の同時改定に意欲を示し、それに向けての大会議を設ける意向を明らかにした。社会保障制度の改革についても「世界のモデルになるという気概で取り組んでいる」と胸を張った。

　問題はどういう理念で具体的な施策を打ち出すかである。新しい潮流の「医療と介護の融合」はサービスの継続、重層化を目指す新手法である。後期高齢者医療制度の廃止に伴う新高齢者医療制度の創設、医療と介護報酬の同時改定を視野にどこまで両制度の「一体化」を進めるか。その場合、財源をどのように捻出し、財源の効率的で有効な運用を図るか。新政権の誕生によって、この潮流が加速することを期待するが、成否は新政権が将来ビジョンを創出できるかどうかにかかっている。

　「融合」とは医療と介護の継続的連携であり、最終的には「溶けて1つになる」ことを意味する。医療分野についていえば、「急性期」「回復期（リハビリテーション期）」「慢性・ケア期（高齢者ケア期）」の3つの大枠に分けられるが、この場合の「高齢者ケア」と介護分野の「ケア」の結合、組織的にも財政的にも「溶けて混じり合う」ことが融合の一歩である（図表1-1）。従来のケアの概念、範囲を広げ、重層的な「高齢者ケア」（図表1-2）を位置付けることで、融合が始まる。こうした考え方はまだ国際的にも定着していないため、戸惑い、既得権益の侵害として受け取る方もいるかもしれないが、超高齢社会を乗り切る歴史的な流れである。

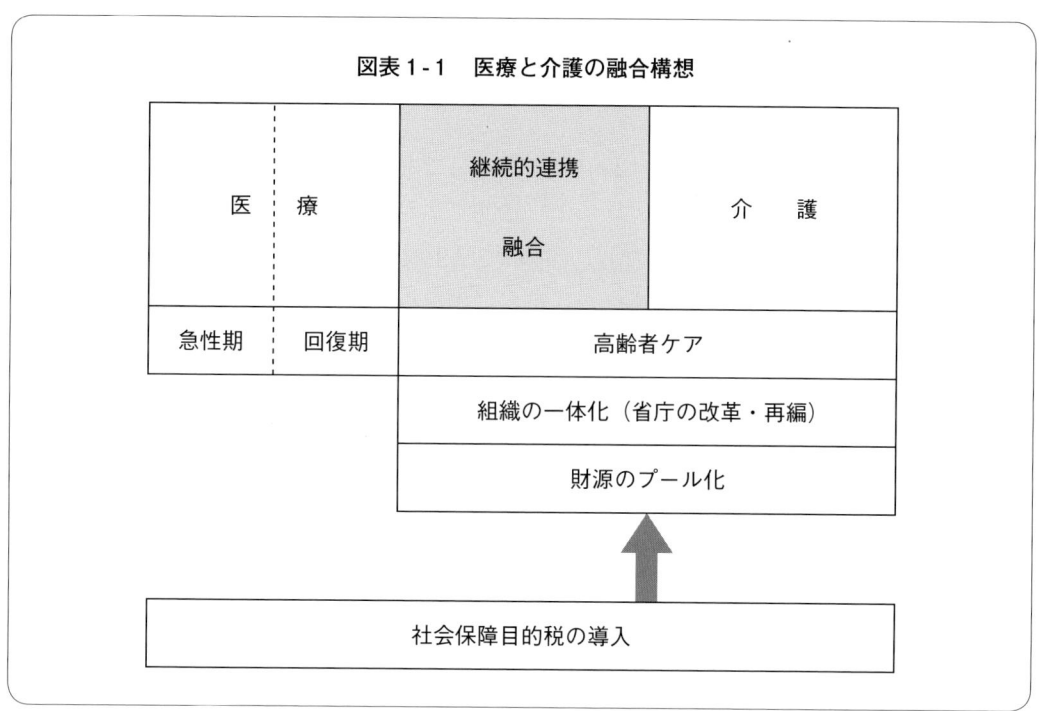

図表1-1　医療と介護の融合構想

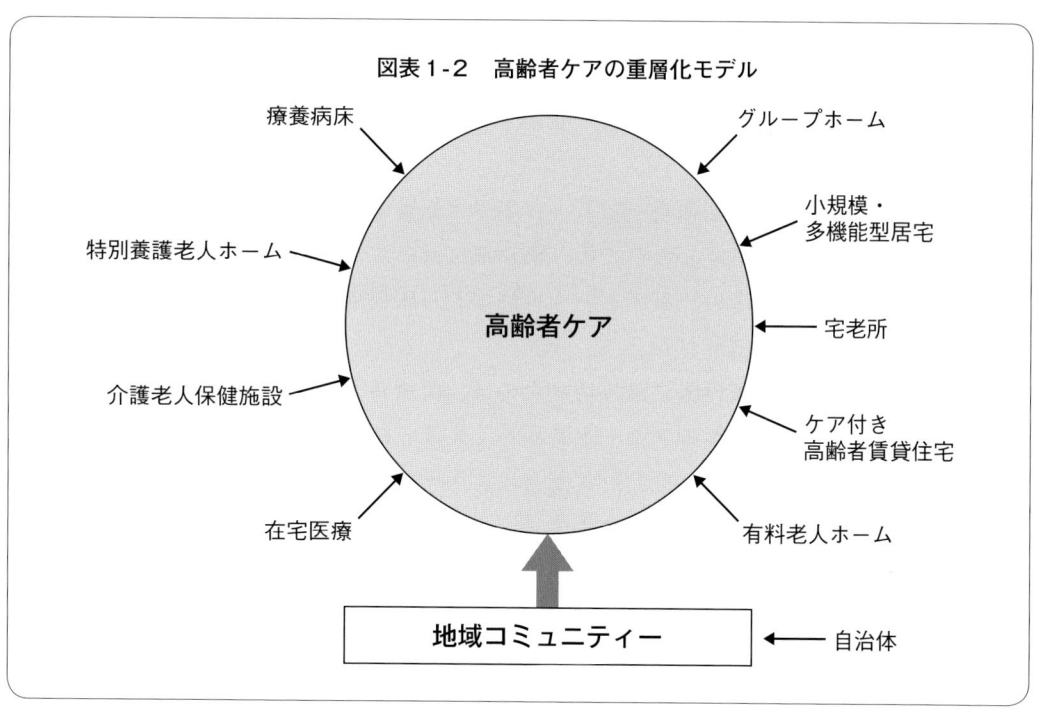

図表1-2　高齢者ケアの重層化モデル

## 第5章　10年前の教訓と組織の一体化

　厚生省と労働省が統合されたのは2001年1月6日である。その1年半前、中央省庁改革関連法案が参議院本会議で可決、成立した（1999年7月8日）。「社会保障や雇用保険はトータルで制度設計することが必要だ」。元首相で厚生大臣を務めた経験を持つ橋本龍太郎氏は満足げな笑みを浮かべ、こう述べた。世界に例をみない少子高齢社会を迎え、総合的な政策の立案、将来のための「安心の設計」は国家百年の計だった。そうした期待にも関わらず、両省の統合はまず、名称でつまずき、局の統廃合、人事をめぐって摩擦が生じた。具体的な政策が不在のまま、主要ポストの争奪に目が注がれ、肝心の行政改革の理念が希薄になり、天下りも温存された。目立った統合効果が表れないまま、小泉構造改革へと突入した。

　この間、医療と介護の総合的な政策はほとんどなく、それぞれの局が立案し、保険料の徴収、予算の使い方も別々だ。2006年度の診療報酬改定では過去最低の3.16％が引き下げられ、介護報酬も0.5％（2005年10月の先行改定分を含めて2.4％）下がった。いわゆる「抑制の時代」を迎え、「療養病床」の大幅削減計画が打ち出された。

　自公政権の医療制度改革法案に盛り込まれた療養病床の削減計画は、約38万床（医療型25万床、介護型13万床）を2011年度末までに約15万床（医療型15万床、介護型は廃止）に減らすという内容。経済財政諮問会議、財務省の意向を受けた政府は2005年12月に発表、あれよあれよという間に法案が国会に提出され、成立した。十分な議論をしないままに、削減分は老人保健施設や居宅系サービス・在宅へと転換することになった。その後、削減目標数を都道府県ごとに策定したところ、東京都は減らすどころか、増やすことを決めたのをはじめ、医療療養病床の15万床という目標は22万床程度までに見直され、介護療養病床の廃止は政権交代で凍結された。

　厚労省が療養病床の削減再編に踏み切ったのは、医療費抑制という時の政権の方針があったとはいえ、介護保険制度のスタート時からくすぶり続けていた「社会的入院」を是正するという大義名分があった。社会的入院とは、医学的治療が必要ではないのに患者や家族の生活上の理由から入院することを指す。厚労省は療養型病院の入院高齢者患者の約半数が社会的入院として是正を求めた。これには患者や病院から受け皿に対する不安や「はしごを外された」との強い反発が寄せられた。医療界内部でも医学的管理の意見は分かれ、医療、介護難民が流出するとの声が高まった。

　そして、「一方的に社会的入院だと決めつけた患者をめぐって、医療保険制度を所管する保険局と介護保険制度を所管する老健局の間で押し付け合いが始まった。つまり、保険局は医療費抑制のために医療療養病床を削減し、入院患者を介護保険に移そうとした、そ

れに危機感を抱いた老健局は費用の高い介護療養病床の廃止を突然決めた」(村上正泰著『医療崩壊の真犯人』PHP新書、2009年）という。厚労省内部の内ゲバもいいところだ。患者無視の官僚理論がまかり通り、官僚としての誇りも責任感もない。患者を退院させるとしても、まずサービスの継続、重層化を考え、退院先を確保して進めるのが行政というものではないだろうか。

　1＋1はなかなか2以上にはならない。1.5や1にもなり得る。10年前の省庁再編がそうだった。組織の統合、一体化は厚労省内部の局と局を統合すれば、できるというものでもない。厚労省の分割、他省庁との一部統合も含め広い視野で考えるべきだろう。超高齢社会下で医療、介護、年金を一体的にとらえるなら、新しい省庁を創設すべきである。臨機応変に柔軟に目的意識を持って対応しないと、10年前の失敗を繰り返すことになる。

## 第6章　財源のプール化と社会保障目的税

　鳩山政権は暮れも押し迫った2009年12月25日、2010年度予算案を閣議決定した。国の予算規模を示す一般会計の総額は2009年度当初予算比4.2％増の92兆2,992億円で、2年連続で過去最大を更新した。新規国債の発行額は44兆3,030億円と当初予算段階では戦後初めて国債発行額が税収を上回ったほか、埋蔵金など税外収入は10兆6,002億円にのぼった。

　政策経費にあてる一般歳出は3.3％増の53兆4,542億円と過去最大に膨らんだ。子ども手当（1兆7,465億円）などの新規事業が目立ち、分野別では社会保障費が9.8％増の27兆2,686億円となり、一般歳出に占める比率は初めて50％を超えた。鳩山首相は「財政規律を守るぎりぎりの線を確保することができた。いままでのようなバラマキ予算ではない」と強調したが、政権公約（マニフェスト）を優先して借金に依存する政治主導だった。鳴り物入りで導入された「事業仕分け」について、仙谷行政刷新大臣（当時）は約2兆円の財源を確保したとした。各省からの予算要求の削減額は約1兆円で、独立行政法人の基金など埋蔵金の国庫返納額が約1兆円を占めた。

　「コンクリートから人へ」を掲げ、子ども手当や診療報酬の増額など社会保障は充実したが、歳入と歳出のアンバランス、財源不足が著しい予算となった。懸案の医療制度改革は見送られ、中小企業のサラリーマンが加入する「協会けんぽ」の保険料は年収8.2％から9.3％に引き上げられた（労使折半）。大手企業の健保組合（1,480組合）の高齢者医療への支援金・納付金などの額は保険料収入の45.2％を占め、2009年度予算で6,150億円という巨額の赤字を見込んでいる。

　財源の確保は待ったなしである。膨張する医療費と介護費に対処するためには、財源をバラバラに使うのではなくプール化し、有効に利用しなくてはならない。少なくとも「高齢者ケア」については一体的運用が必要である。鳩山内閣は有力な財源である消費税の引

き上げを4年間封印した。だが、無駄な事業の削減はあまり期待できないし、埋蔵金は底をつき、国が抱える長期の借金は871兆5,104億円（2009年末時点）に達する。

　団塊の世代が75歳以上になる2025年には、65歳以上の割合、つまり高齢化率は30％を超える。厚労省の試算によると、2006年度と2025年度の個人負担を除いた社会保障給付費を比較した場合、年金が約47兆円から65兆円（約1.4倍）に増える。医療は約28兆円から48兆円（約1.7倍）、介護は約7兆円から17兆円（約2.6倍）に増える見通しだ。それに出産・子育てなど少子化対策の費用もかかる。それらの財源確保を急がなくてはならない。消費税を社会保障目的税とし、使途を明確にすることによって国民の理解を得る。2025年の後期高齢者の数は2,167万人と現在の倍になる見通しだが、新たに消費税3％分（約7兆円）を医療、介護にあて、社会保障の負担と給付を一括管理する体制を整えることが急務といえよう。

［参考文献］
・村上正泰著 2009年『医療崩壊の真犯人』PHP研究所
・水巻中正著 2001年『厚生労働省の挑戦』日本医療企画
・水巻中正編著 2008年『医療新生』日本医療企画
・水巻中正著 2009年『ニューリーダー』10月号「長妻チームのアキレス腱」はあと出版
・水巻中正著 2009年『共済新報』5月号「後期高齢者　具体的見直しを先送り」共済組合連盟
・水巻中正著 2009年『共済新報』9月号「政権交代　社会保障はどうなるか」共済組合連盟
・水巻中正著 2009年『共済新報』12月号「社会保障クロニクル2009年」共済組合連盟
・水巻中正著 2010年『共済新報』2月号「社会保障費27兆2686億円」共済組合連盟

◆プロフィール

**水巻　中正（みずまき・ちゅうせい）**

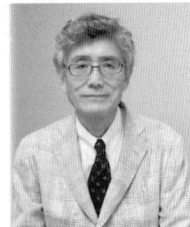

同志社大学経済学部卒業。読売新聞社編集局部長、初代社会保障部長を経て、2001年10月から国際医療福祉大学教授。同大学医療経営管理学科長、同大学院医療福祉経営専任主任などを歴任。現在（2010年）、国際医療福祉大学大学院教授。
著書に『崩壊する薬天国』（風涛社）、『厚生省研究』（行研）、『ドキュメント日本医師会―崩落する聖域』（中央公論新社）、編著書に『医療新生　未来を拓く処方箋をデザインする』（日本医療企画）など。

# 第2部

# 医療と介護の密接な連携
（取り組み事例）

# 第1章

# かかりつけ医療の高度化、重度化に対応するために公的診療所の果たす役割
――新宿区医師会夜間往診支援事業の試み

医療法人社団三育会 新宿ヒロクリニック　院長<br>英　　裕雄

## はじめに――かかりつけ医の必要性

　筆者は13年間、新宿区（東京都）を中心に在宅医療を行ってきた。その間、介護保険の施行や在宅療養支援診療所の成立など、在宅療養をサポートする地域の介護・医療提供体制は著しく進展し、いまや親身な介護者さえいれば重症度の高い患者も在宅療養を選択できる時代を迎えている。

　しかし昨今、家族介護力が急激に低下している。ちなみに新宿区では、高齢化率は19％程度と決して高くない（図表2-1-1）が、独居の高齢者が25.6％、夫婦のみの世帯が37.4％となっている（2007年）。つまり、高齢者の60％以上の方々が家族の介護をあまり期待できない状況にあり、急速に高齢者の孤立化が進んでいる（図表2-1-2）。

　その結果、いくら在宅療養支援診療所が増加し、急性期病院からの退院を保障する医療的受け皿ができたとしても、在宅療養を選択できる高齢者が増えていないのが実情である。つまり、従来の退院支援型在宅医療の充実だけでは高齢者を支えられないという限界を感じざるを得ない。今後、すべての高齢者が地域で円滑に療養をまっとうするためには、予防から安定期、急変期、回復期、さらには終末期までを一貫して対応し続けることができる地域全体の在宅ケア、在宅医療の構築が望まれている。

　そしてこれら高齢者の在宅療養を担うかかりつけ医が、地域の諸介護サービスなどと連動しながら医療と介護の一体的提供を行うことで、独居の高齢者を支えられる地域ケアシステムが充実することこそが望まれている。

## 第1節　かかりつけ医療の問題点

　日本が超高齢化社会を迎え、従来医療のほかに、高齢者に対する医療、とりわけ在宅医療など生活や介護と密接に関連した医療が必要になり、その結果、かかりつけ医の重要性

第1章　かかりつけ医療の高度化、重度化に対応するために公的診療所の果たす役割

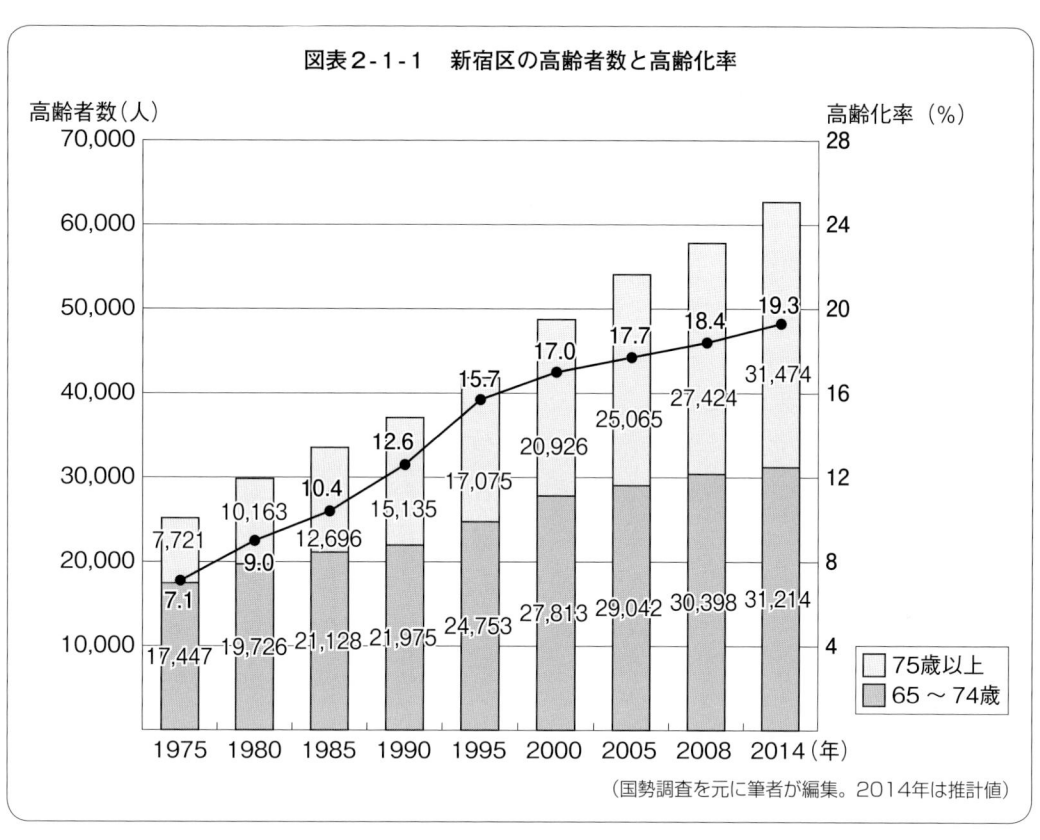

図表2-1-1　新宿区の高齢者数と高齢化率

（国勢調査を元に筆者が編集。2014年は推計値）

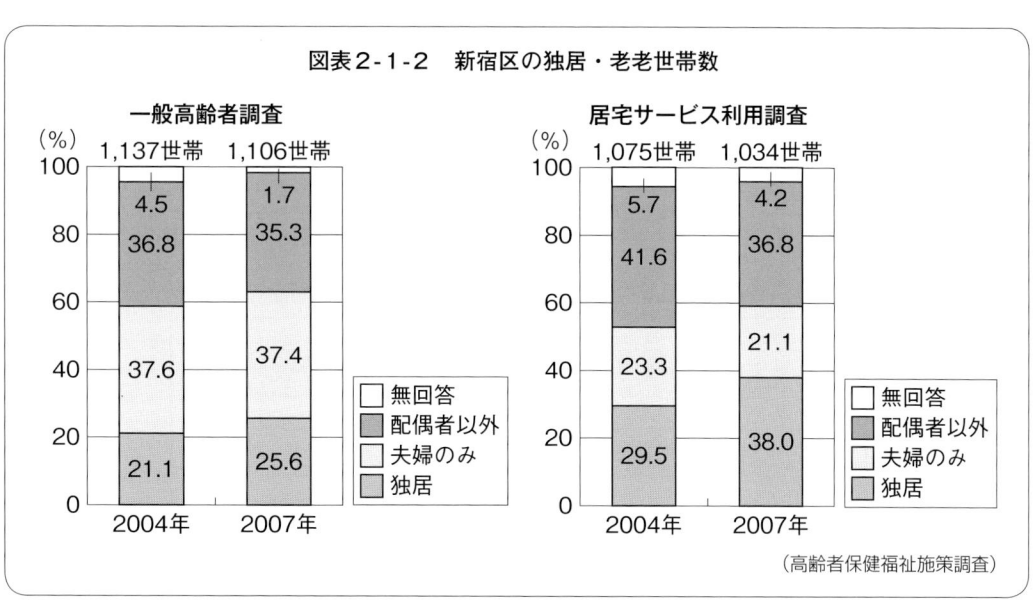

図表2-1-2　新宿区の独居・老老世帯数

（高齢者保健福祉施策調査）

が高まりつつある。

　かかりつけ医とは、「日ごろから健康相談をしたり、病気になったときは初期の医療を行う、地域の診療所や医院の医師」であり、本来、医師自らがかかりつけ医と自任するものではなく、各患者が普段からこのような対応を期待する医師をかかりつけ医と任ずるべきである。かかりつけ医は、日ごろから患者や家族と継続的に診療や対話をすることによって、さまざまな情報をもとに、患者の日常生活や療養希望に合わせた医療構築、日々の健康に関するアドバイスなども行えるようになる。このようなかかりつけ医機能が充実することで、多くの高齢者が、病気や障害を持ちながらも適切な医療を受けつつ、社会生活を継続することが期待されている。

　地域保健行政においても、かかりつけ医を持つことが重要と位置付け、かかりつけ医を推進する事業を公的に行う事例も増えてきている。また病院医療に対する負担軽減の観点から、病院側からもかかりつけ医を持つことを推進されるケースが多い。

　しかし、地域開業医の多くは一人医師開業である。それぞれが個別に外来業務や各種検診事業への協力などのほか、地域保健活動（各種感染症対策や学校保健業務、介護保険業務協力など）も行わなければならない。実に多忙な業務を行いながら、高齢者の介護相談や在宅医療の実施を行っている状況である。

　さらに認知症対応や成人病など各種疾病の予防的対応や一次医療的対応など、かかりつけ医ならではの臨床能力が必要とされる事象は急激に増加しつつある（図表2-1-3）。また昨今の診療報酬の低下や開業費用の高額化もかかりつけ医の負担を強めており、若い開業医が増加しても、必ずしも新規の地域医療ニーズに対応できるゆとりはなくなってき

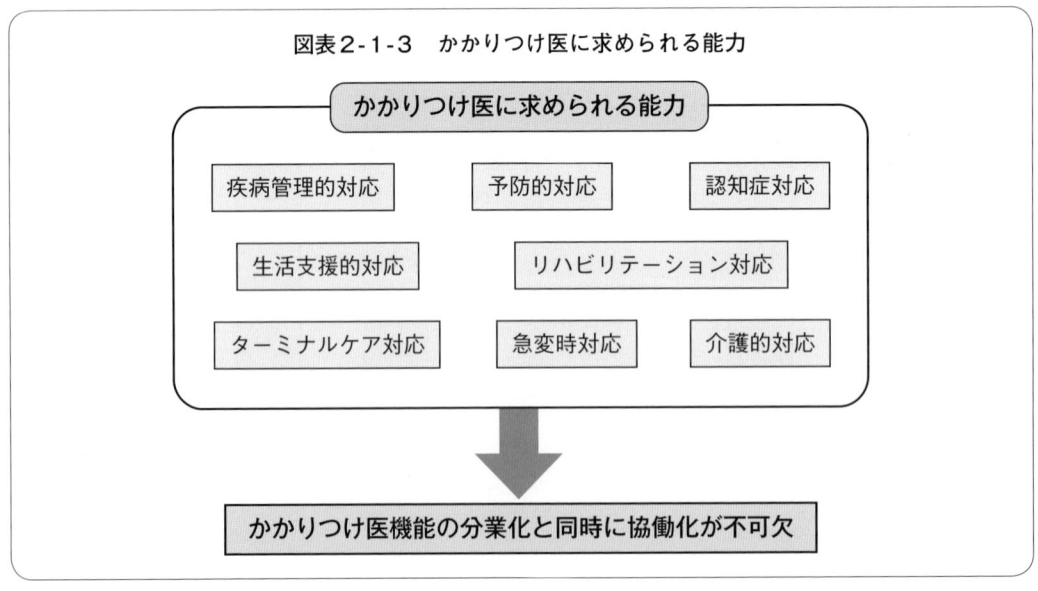

図表2-1-3　かかりつけ医に求められる能力

ている。急激に変化する地域医療ニーズに、個々の医師の努力だけでは対応しつくせない時代を迎えている。

　このような状況下で、突発の急変往診の対応や、頻回の往診が必須となるがん終末期の対応などは、ほかの業務に支障を及ぼす可能性もあり、かかりつけ医にとっては負担が大きくなってしまう。そこで、かかりつけ医が単独で担うには負担が強いと思われる緊急突発往診医療やターミナル医療などについて、かかりつけ医と協働しながらサポートする体制が不可欠となってきている。

## 第2節　新宿区医師会夜間往診支援センター設立の経緯とその後

　新宿区医師会診療所は1975年に開設された医療機関である。元来は、夜間や休日の外来診療を会員医師たちが交代で担当するために設立されたものであり、これまで地域の一次救急医療体制の構築に大きな成果を上げてきた。しかし、本診療所の機能は外来通院可能な患者のためのものであり、外来にこられない高齢虚弱患者の対応が課題だった。さらに昨今は、かかりつけ医による在宅医療の提供も進展しており、かかりつけ医の在宅医療支援の必要性も増加してきたという背景がある。

　一般に高齢者は発熱性疾患や脱水症などになりやすく、たとえ普段は通院可能である高齢者も、その際には容易に通院困難な状況に陥ることが予想される。もちろんその場合、入院して治療するというのが一般的であるが、入院という生活と隔絶した環境での療養は、その後の高齢者のADL（Activities of Daily Living：日常生活動作）や認知能力の低下など生活障害の進行も無視できない。そして生活障害が進行した場合、社会復帰が困難になるというジレンマが生じていた。そこでなるべく自宅でケア体制を整えながら、生活を維持した形での医療対応が望まれ、特に往診・訪問看護などの充実が必要と考えられていた。

　2007年に新宿区医師会で行ったアンケート調査によると、回答した118施設のうち、在宅療養支援診療所は14であったが、訪問診療や往診を行っている診療所は43、夜間も対応している診療所は26にのぼった。つまり在宅療養支援診療所ではない多くの地域医療機関が、在宅医療を行っている実態が明らかになったのである。そして、同アンケートからは、在宅医療を継続するうえで、休日や夜間の往診代行などの必要性が強く指摘された。

　これらの事情を考慮し、2008年6月から新宿区医師会は、新宿区の協力のもと、新宿区医師会診療所に非常勤当直医を擁する夜間往診代行センターを設立した。これは、在宅療養支援診療所の増加を期待したシステムであったが、当初は夜間往診代行のみ、さらに在宅療養支援診療所である医師会員医療機関のみに利用が限られていた。このシステムでは、まずは主治医に電話連絡があり、その主治医の要請のもと、当直医が出動していた。

つまりこの夜間往診代行については、日中はかかりつけ医が対応し、夜間もかかりつけ医の指示に基づく往診を代行していたのである。

しかし、このシステムを利用するためには、あらかじめ患者登録が必要であり、さらに診療所が前もって在宅療養支援診療所への申請をしておかなければならないという規制もあり、利用方法が煩雑だった。そのため実際の利用は非常に限られており、2008年6～12月の半年間の稼働で、往診件数は2件のみ。

そこで2008年12月、大幅に事業改変をした。まず、夜間のみの対応だったものを会員医療機関の協力で24時間365日対応体制とした。さらに、在宅療養支援診療所に限らず、すべてのかかりつけ医からの依頼に応えることとした。したがって、かかりつけ医があらかじめ在宅療養支援診療所にならなくても、この制度を利用することができるようになったわけである。また、かかりつけ医が電話対応不能なときなどを想定し、かかりつけ医から往診が必要になりそうな患者にあらかじめ手渡される「しんじゅく医療あんしんカード」を持っている方の直接の往診依頼に応えるかたちに変更した。その結果、徐々に利用実績が増加してきている。

さらに、2009年7月から新宿区医師会診療所自体が在宅療養支援診療所となり、単回の往診対応だけではなく、数回の連続往診を行いつつ、ある程度の調整期間を設けて在宅療養環境整備を可能にすることで、さらに業務拡張を図れる基盤整備が行われた。

その後2009年12月からは地域の介護サービス事業者からの「しんじゅく医療あんしんカード」の配布も開始され、在宅療養者に周知が進みつつあるところである（図表2-1-4）。

現在「しんじゅく医療あんしんカード」は、かかりつけ医・介護サービス事業者・地域包括支援センターなどから、新宿区内に居住する介護保険利用の高齢者を中心に配布され、必要に応じて往診を実施している（図表2-1-5）。

## 第3節　医師会診療所往診支援事業の今後の展望

この新宿区医師会診療所が担わなければならない機能は、1.かかりつけ医支援機能　2.独居高齢者など虚弱高齢者の生活支援医療　3.在宅医療担当者の育成機能　4.在宅関連諸団体との連携強化　5.そのほか――に大別される。そこで、これらの項目について、今後の本診療所の役割、展望を検討する。

## 1. かかりつけ医支援機能

前述のとおり、医師会で行ったアンケート調査でも、在宅医療を提供する医療機関は、決して在宅療養支援診療所だけではないことが明らかになった。また、実際には在宅療養

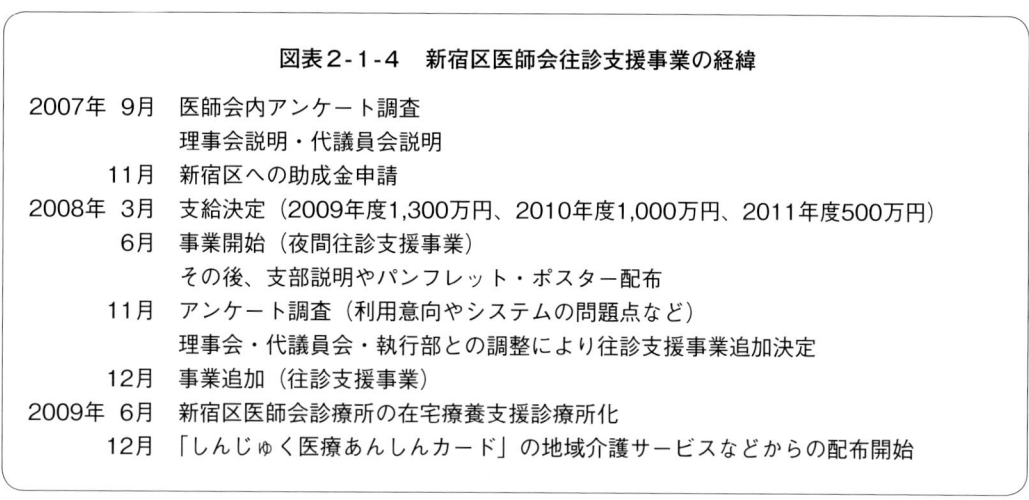

図表2-1-4　新宿区医師会往診支援事業の経緯

| 2007年 | 9月 | 医師会内アンケート調査<br>理事会説明・代議員会説明 |
| --- | --- | --- |
| | 11月 | 新宿区への助成金申請 |
| 2008年 | 3月 | 支給決定（2009年度1,300万円、2010年度1,000万円、2011年度500万円） |
| | 6月 | 事業開始（夜間往診支援事業）<br>その後、支部説明やパンフレット・ポスター配布 |
| | 11月 | アンケート調査（利用意向やシステムの問題点など）<br>理事会・代議員会・執行部との調整により往診支援事業追加決定 |
| | 12月 | 事業追加（往診支援事業） |
| 2009年 | 6月 | 新宿区医師会診療所の在宅療養支援診療所化 |
| | 12月 | 「しんじゅく医療あんしんカード」の地域介護サービスなどからの配布開始 |

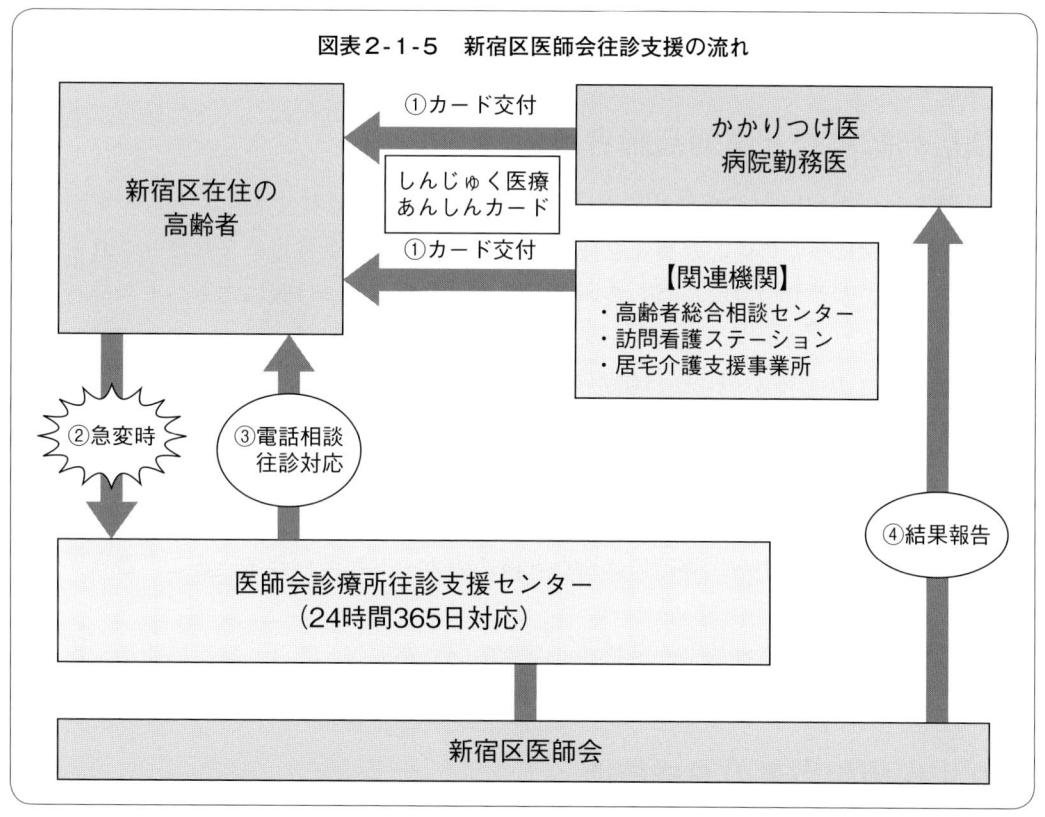

図表2-1-5　新宿区医師会往診支援の流れ

支援診療所以外のかかりつけ医療機関が多く在宅医療を行っており、その多くが休日や夜間の対応についての強い負担感を感じていることがうかがわれる。さらに、在宅医療に力を入れる在宅療養支援診療所でさえも、長期にわたり単独で24時間365日対応を継続する

ことに不安を感じていることが明らかになった。したがって、かかりつけ医、在宅療養支援診療所双方にとって、往診代行を行う意義は少なくないと思われた。

現在、本診療所では、かかりつけ医からの直接の依頼によって往診代行が開始される場合も少なくない。具体的には、多くのかかりつけ医が休業となる夏季や冬季の休暇中の医療行為継続や、個々に行うには負担が大きい在宅ターミナル期の対応、あるいは緊急往診、看取りなどの突発的対応の代行などである。

さらに、カード保持者からの依頼で行った往診報告をかかりつけ医に報告することで、その後のかかりつけ医対応に資する努力も行っている。

このような努力により、徐々にかかりつけ医からの往診依頼が増えており、2009年7月にはかかりつけ医からの依頼および区民からの直接の依頼などで往診件数が単月で60件を超える実績を上げることができるようになった。このような往診対応を行うことで、地域全体にダブル主治医制が少しずつ進むことを期待している（図表2-1-6）。

そしてこのような対応が進むことで、介護状態が重度化していっても適切な医療受診に円滑に結び付けることができるようになることも期待されている（図表2-1-7）。

## 2. 独居高齢者など虚弱高齢者の生活支援医療

2009年6月、新宿区内に在住するおよそ6,000名の独居高齢者に本システムの案内が行われたが、非常に多くの関心と興味を持って本事業の意義が受け止められた。これを機会に、新宿区内にかかりつけ医を持ちたいという声や、かかりつけ医に本カードの発行を依頼する例が増えた。カードの発行は、新宿区医師会、開業会員にそれぞれ10枚ずつ、合計4,000枚配布。これらはかかりつけ医から見て近い将来往診対応が必要と思われる患者に渡してもらったり、本事業を区報などで知った区民からの直接の依頼で配布されたりしている。2009年8月の時点で、医師会が把握しているカード発行数は200枚程度と非常に限られているが、カードは持っていても医師会への登録がなされていない患者から多くの往診依頼がきていることから、実際にはかなり多くのカードが配られていることがうかがわれる。

今後、さまざまな健康情報や介護情報などを医師会が広報したり、普段の生活配慮を濃密に行ったりするためには、カード保持者の実態把握に努める必要があると考える。

## 3. 在宅医療担当者の育成機能

かかりつけ医のための在宅医療支援には、かかりつけ医が実際に行っている患者の在宅療養を支援するという側面と、かかりつけ医に対して在宅の患者を紹介し、在宅療養への参画を促すという側面がある。

本診療所は独居高齢者の往診医療や一次在宅医療対応を行い、その結果、在宅療養環境

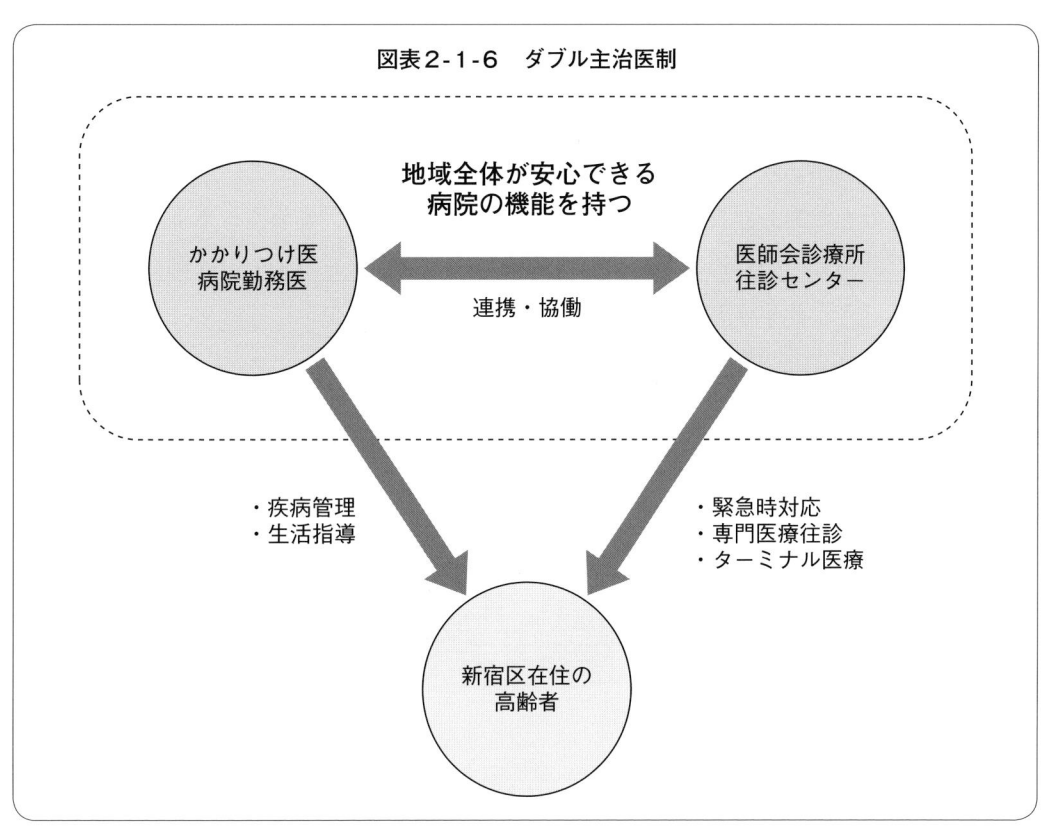

図表2-1-6 ダブル主治医制

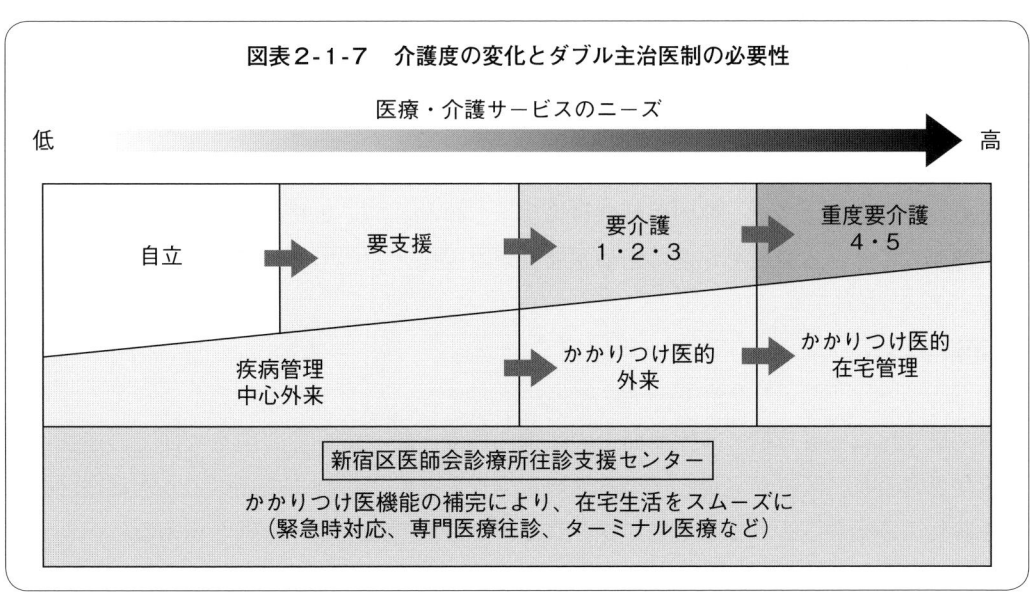

図表2-1-7 介護度の変化とダブル主治医制の必要性

整備および療養方針などが十分策定できたうえで、適切なかかりつけ医療機関に継続診療をゆだねていくこととしている。実際に往診依頼は、亜急性期などの対応から出発することが多いので、数回の往診を行い、身体状況の調整、介護環境の整備、さらには療養方針が確定した段階でかかりつけ医への移行を果たした例も出てきている。しかし、患者移行に際して対応の一元制も非常に重要と考えられるため、今後、本事業に参加、協力するかかりつけ医療機関を中心に紹介業務を行っていくことで、往診対応の一元制を確保しながら、かかりつけ医の在宅医療対応能力の向上も目指す必要がある。

## 4. 在宅関連諸団体との連携強化

在宅療養は訪問診療医のみによって支えられるわけではなく、多職種の協働作業が望まれる。また、地域生活の見守りが多くの介護サービス事業者や地域包括支援センターにより担われている実情から、今後、高齢療養者の療養を包括的にとらえていく必要がある。そのためには、各患者の在宅療養をサポートする多職種が記載し合い、情報を一元化する目的でつくられる在宅療養手帳などの導入をはじめとして、「地域包括ケアシステムのなかでの往診事業」というとらえ方をしていく必要があると思われる。

## 5. そのほか

そのほか、本事業は採算性のみを問われる事業ではないが、継続のためには採算性の向上は非常に重要である。現在、本事業の採算は、診療報酬および新宿区などからの補助金によってまかなわれている。このうち、診療報酬は大きな基盤となっている。そこである程度の定期診療患者を確保しつつ、採算性を確保していく努力も不可欠だ。そのために、かかりつけ医療機関や会員在宅療養支援診療所との棲み分けをしつつも、患者増加を目指す必要がある。

また、現時点ではごく一部の医師会員によって担われている往診機能だが、今後、本事業に参加してくれる会員をいかに増加させるかが課題となっている。

## おわりに

各地域で地域医療連携・診療所同士の連携の模索が続いている。開業医同士の連携により重症患者の在宅医療が実現している地域も少なくない。これまで述べてきた新宿区医師会往診支援事業もさまざまな地域で行われている診療所連携の一形態といえる。

ここで本事業の特色をまとめてみよう。
①医師会診療所を中心とした在宅医療連携であること。
②医師会診療所に特定的な機能（非常勤当直医機能、日中往診機能、専門医往診機能）な

どを設けながら、突発往診や急変対応、ターミナル期対応、床ずれ対応などに集中させる。
③医師会員のかかりつけ患者のみならず、地域の介護サービス利用高齢者全体に門戸が開かれている。
④本事業往診利用により、適切な医療（必要に応じてかかりつけ医の紹介など）への引き継ぎを行っている。

しかしまだ事業開始から間がなく、事業概要も多岐にわたるために、区民はおろか新宿区医師会員への周知が行き届いていないのが実情である。月間往診は100件を超えようとしているが（2009年12月時点）、今後本事業が事業採算性をさらに向上させつつ、事業継続するためには、より多くの区民、医師会員、さらに各介護サービス事業者との連携が不可欠になっている。

本事業を通じて、「これまでだったら調子が悪いときに紹介状をもらって病院に行かなくてはならなかったのに、往診での一次対応をしてもらえて不要な受診を避けることができた」「安心して家で介護ができるようになった」「夜も安心できるためにかえって急変が少なくなった」など、利用した患者や家族から届く感謝の声は大きい。

今後、本事業が進展することで、高齢区民の不用意な病院受診、ひいては社会生活中断が少なくなり、介護者に安心が広がるようになることが目標である。

また、これまで地域医療は個々の開業医中心に担われてきた。しかし、昨今は開業事情も厳しく、新規で独立開業するにも困難が伴う。そこで今後は、新宿区医師会診療所業務において初期患者対応を集約化し、その役割を担うなかで開業していくという、地域連携型開業もあり得ると考える。

本事業がこのような連携型開業に資することを期待してやまない。

## ◆病院紹介

**医療法人社団三育会　新宿ヒロクリニック**
〒160-0023　東京都新宿区西新宿3-3-11　杉本第2ビル3階
TEL：03-5909-1231　FAX：03-5909-1233

**在宅医療相談室**
〒160-0023　東京都新宿区西新宿3-3-11　杉本第2ビル3階
TEL：03-5909-1220　FAX：03-5909-1233

- ■病院分類　　診療所（無床）
- ■診療科目　　内科、皮膚科、在宅診療
- ■職員数　　　49名

## ◆プロフィール

**英　裕雄（はなぶさ・ひろお）**

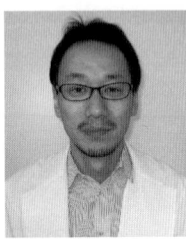

1985年、慶應義塾大学商学部卒業。1987年、千葉大学医学部入学、1993年、卒業。その後、浦和市立病院勤務、桃泉園北本病院勤務を経て、1996年、曙橋内科クリニックを開設し院長に就任。1998年、同理事長に就任。その後退職し、2001年、新宿ヒロクリニックを開設。現在に至る。
主な役職に、NPO法人在宅かかりつけ医を育てる会監査役、新宿区認定審査会副会長、慶応義塾大学医学部非常勤講師、横浜市立大学医学部非常勤講師、全国在宅医療推進協会理事、全国在宅療養支援診療所連絡会世話人など。

# 第 2 章　緩和ケアと在宅医療

医療法人社団愛語会　要町病院　副院長
医療法人社団和顔会　要町ホームケアクリニック　院長
吉澤　明孝

## はじめに——緩和ケアとは

　緩和ケアとは、元来がん治療における、患者のがん疾患との付き合い方を指すものであった。それが2002年に図表2-2-1のようにWHO（世界保健機関）の定義が変わる。すなわち、対象疾患が「がん」だけでなく「命を脅かす疾患」となり、「患者」だけでなく「その家族」も対象となり、早期からの介入が大切であることがうたわれるようになった。日本では緩和ケアの普及は遅れていたが、「がん対策基本法」が2006年に制定され、普及に拍車がかかることが期待されている。

---

**図表2-2-1　WHO（世界保健機関）緩和ケアの定義（2002年）**

緩和ケアとは、生命を脅かす疾患による問題に直面している患者とその家族に対して、疾患の早期より痛み、身体的問題、心理社会的問題、スピリチュアルな（霊的な、魂の）問題に関してきちんとした評価を行い、それが障害とならないように予防したり対処したりすることで、クオリティ・オブ・ライフ（生活の質、命の質）を改善するためのアプローチである。

（日本ホスピス緩和ケア協会）

---

## 第1節　緩和ケアの4つのポイント

　緩和ケアは、図表2-2-1のなかにもあるように、疾患の早期より痛み、身体的問題、心理社会的問題、スピリチュアルな（霊的な、魂の）問題に関してきちんとした評価を行い、それが障害とならないように予防したり対処したりすることである。つまり、よく緩

和ケアでいわれる全人的苦痛（トータルペイン）という考え方が大切になる。**図表2-2-2**に示すように、「身体的苦痛」、「心理的苦痛」、「社会的苦痛」、「スピリチュアルな苦痛」が相まって、その患者の疼痛（苦痛）となってくる。

　身体的苦痛は、言葉のとおり身体の器質的変化による疼痛であり、鎮痛剤、ブロックなどで緩和される。

　心理的苦痛は、がんを告知されたときに「何で自分が……」と感じ、葛藤→怒り→諦め→受容の経過をたどる心理的、精神的苦痛に当たる。

　社会的苦痛とは、社会的責任、立場の喪失からくるものである。日本人はエコノミックアニマルと呼ばれるくらい仕事人間が多く、仕事から取り残される、または社会的立場を喪失することへの不安からくる苦痛である。

　スピリチュアルな苦痛とは、生きる意義と目的、存在の意義などに直面し、聖なるものに応答するとき、こうしたことに対応できない苦痛、答えられない苦痛である。

　これらの4つの要素が相まって、全人的な苦痛（疼痛）として緩和すべき対象となってくる。

　そして、その全人的な苦痛を緩和するためのケアの方法としては、以下の4つのポイントが挙げられる。

①傾聴
②共感
③手当
④ユーモア

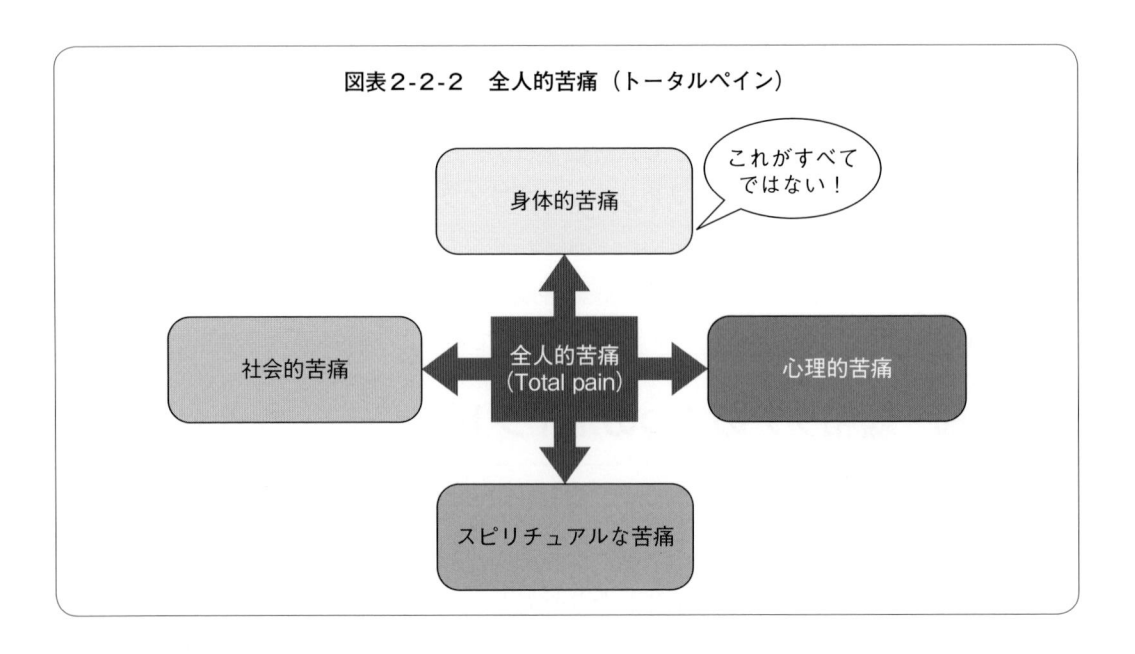

図表2-2-2　全人的苦痛（トータルペイン）

- 身体的苦痛（これがすべてではない！）
- 社会的苦痛
- 全人的苦痛（Total pain）
- 心理的苦痛
- スピリチュアルな苦痛

「①傾聴」とは、患者や家族の声に十分に耳を傾けることであり、そして患者の立場に立ってともに感じることが「②共感」である。痛いところなどに手を当てる「③手当」と、患者、家族に対してあえて深刻になりすぎず「④ユーモア」を持って接することが大切であり、緩和ケアのポイントである。これらはよく考えると緩和ケアというより、先進医療が進めば進むほど忘れ去られやすい医療の基本「医の原点」のように思われる。

次に緩和ケアの各論として、痛みのケアについて述べていく。

## 第2節　疼痛管理

痛みとは、IASP（国際疼痛学会）の定義では、「組織の実質的あるいは潜在的な傷害に結び付くか、このような傷害を表す言葉を使って述べられる不快な感覚、情動体験」である。難しい定義であるが、重要なことは「体験」であることである。体験である以上、痛みを耐えて我慢することは美徳ではなく、痛みを助長して難治性のものにしてしまう可能性が大きい。痛みは我慢させてはいけないのである。

痛みの伝わり方を見てみよう。図表2-2-3に示すように末梢で傷害を受けると、末梢神経を伝わり脊髄神経に刺激が伝わる。脊髄を上行し、中枢である脳に届き「痛い」という認識がなされるのである。

鎮痛剤をこの痛みの伝わり方から分類すると、次の2つに分けられる。

①末梢性鎮痛剤：末梢で傷害を受けたところに起こる炎症（痛み、発赤、腫脹、発熱など）を抑えるもので、一般的に抗炎症剤（鎮痛解熱剤）といわれる。例えばジクロフェナクナトリウム、ロキソプロフェンナトリウムなどNSAIDsがそれにあたり、痛みだけでなく熱も下げる。

②中枢性鎮痛剤：中枢で痛いと感じるところを抑えるもの。例えばモルヒネ、オキシコドン、フェンタニルなどの麻薬系鎮痛剤、ペンタゾシン、ブプレノルフィンなどの非麻薬系鎮痛剤が含まれる。炎症を抑えるわけではないため、熱は下がらない。

鎮痛剤の使用方法は、このように痛みを抑える場所（機序）が異なるために、WHOでは、第1段階は前述の末梢性鎮痛剤（消炎鎮痛解熱剤）を使用し、それで痛みがとりきれなければ第2段階は弱オピオイド（麻薬系鎮痛剤）である中枢性鎮痛剤を併用し、それでも不十分であれば第3段階で強オピオイドであるモルヒネを併用することを推奨している（図表2-2-4）。

しかし、麻薬系鎮痛剤の使用に関しては、まだまだ薬物依存をはじめとする悪いイメージが強く、その誤解を解くことが肝心である。副作用について考えてみると、末梢性鎮痛剤であるNSAIDsでは、COX-1、2阻害の作用機序による胃潰瘍をはじめとする消化性潰瘍、腎障害が起こり得るため、使用量に上限がある。麻薬系鎮痛剤は使用開始の1〜2

週間に吐き気と眠気（通常は消失する）が起こり、その後は便秘があるが、制吐剤、緩下剤の併用で対処できるものが多い。また、使用量に上限がなく、痛みの程度によって増量できる。身体依存に関しても、痛みのある状態での麻薬使用では起こらないことが明らかにされている。

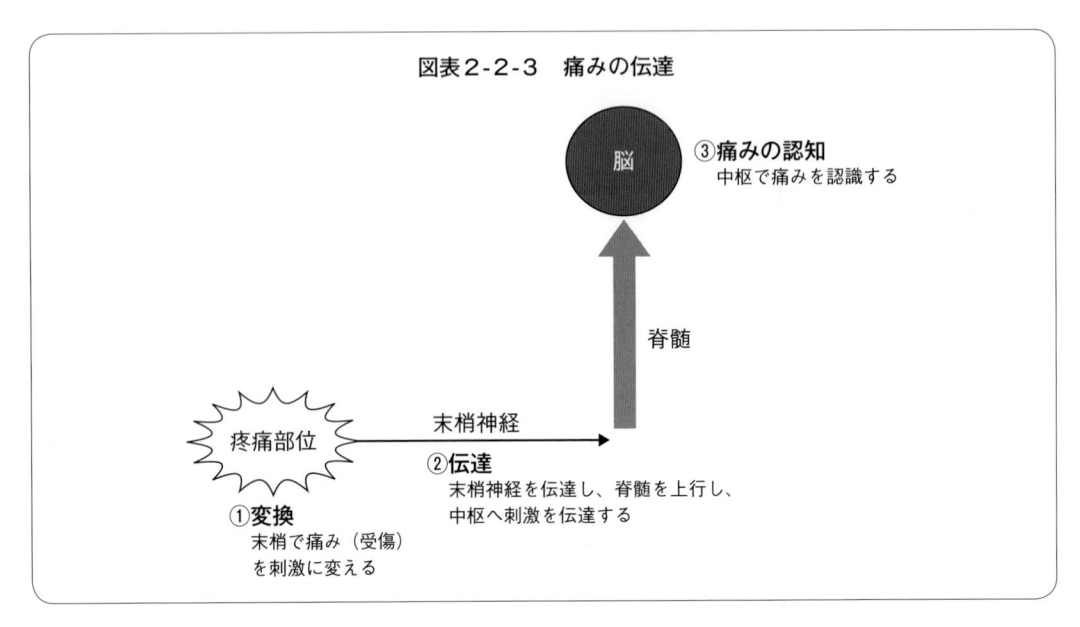

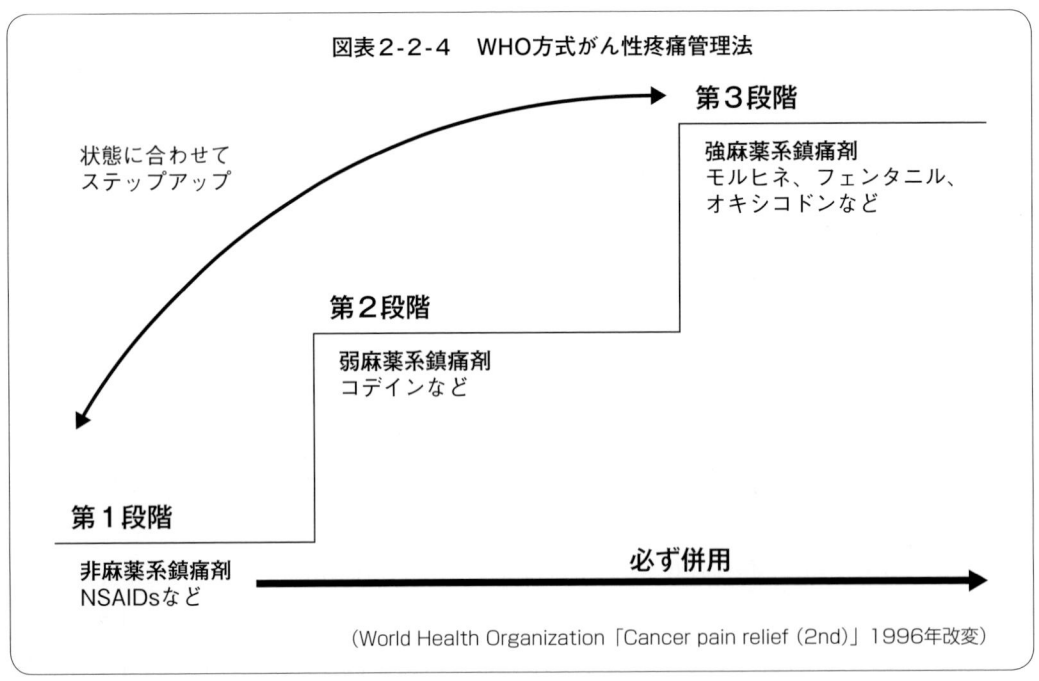

**図表2-2-3　痛みの伝達**

③痛みの認知
中枢で痛みを認識する

脊髄

末梢神経

②伝達
末梢神経を伝達し、脊髄を上行し、中枢へ刺激を伝達する

疼痛部位

①変換
末梢で痛み（受傷）を刺激に変える

**図表2-2-4　WHO方式がん性疼痛管理法**

第3段階
強麻薬系鎮痛剤
モルヒネ、フェンタニル、オキシコドンなど

状態に合わせて
ステップアップ

第2段階
弱麻薬系鎮痛剤
コデインなど

第1段階
非麻薬系鎮痛剤
NSAIDsなど

必ず併用

(World Health Organization「Cancer pain relief (2nd)」1996年改変)

それぞれ鎮痛剤の詳細については、今回は詳述しない。次に在宅緩和医療とその連携について述べていく。

## 第3節　在宅医療

2006年6月、がん治療の普及、均てん化を目指し、がん対策基本法が制定された。緩和ケアの項目では図表2-2-5に見られるように、早期からの介入と在宅医との連携がうたわれている。在宅（緩和）医療が注目され、診療報酬改正、在宅使用薬剤の緩和、麻薬処方に関する薬剤師法改正など国の政策にもそれが表れてきている。

では在宅医療とはどのようなものか、在宅医療を成り立たせるための連携とはどのようなものか、について述べていく。

在宅医療は、入院医療と異なり、主目的が「病気を治す医療」から、家族と楽しく自宅で過ごす（生きる）ことを「支える医療」へと目的が変わってくる。入院と在宅医療は、図表2-2-6に示すようにそれぞれの利点、欠点が交差することがわかる。

簡単にいうと、入院であれば、医療者（医師、看護師）が状態変化を観察し即時対応できるのに対し、在宅では家族が状態変化を見て、医療者に連絡し、医療者は家族の連絡で推察し、訪問を行う。連絡を受けてから準備にとりかかるため、訪問に時間がかかってしまう。これが在宅の欠点になる。

また、入院では患者は「客」であるが、在宅では「主（ホスト）」となり、患者は自分の「城」で家族と楽しく自分の好きなときに好きなことができる。これが在宅の最大の利点である。

しかし、そういう在宅医療を行うためには、医療連携が重要になる。

**図表2-2-5　がん対策基本法における緩和ケアに関する記載**

第三章　第二節
（がん患者の療養生活の質の維持向上）

| | |
|---|---|
| 第十六条 | 国及び地方公共団体は、がん患者の状況に応じて疼痛の緩和を目的とする医療が**早期から適切に行われるようにすること、居宅においてがん患者に対しがん医療を提供するための連携協力体制を確保すること**、医療従事者に対するがん患者の療養生活の質の維持向上に関する研修の機会を確保することその他のがん患者の療養生活の質の維持向上のために必要な施策を講ずるものとする。 |

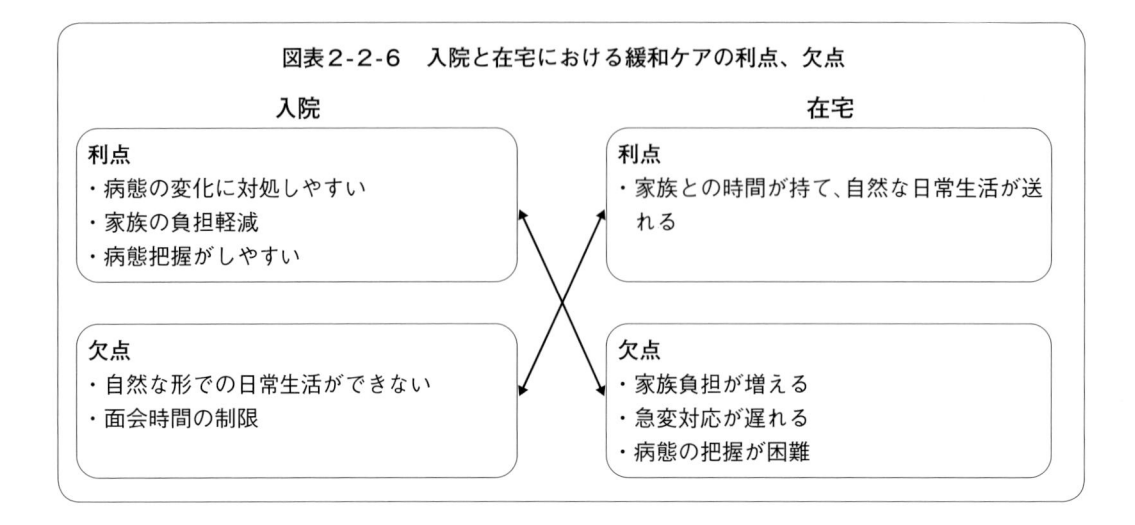

```
図表2-2-6  入院と在宅における緩和ケアの利点、欠点
```

**入院**

利点
・病態の変化に対処しやすい
・家族の負担軽減
・病態把握がしやすい

欠点
・自然な形での日常生活ができない
・面会時間の制限

**在宅**

利点
・家族との時間が持て、自然な日常生活が送れる

欠点
・家族負担が増える
・急変対応が遅れる
・病態の把握が困難

## 第4節　在宅医療連携

　在宅医療連携には大きく3パターンが考えられる。1.在宅ケアの現場での「医療―看護―介護」の三位一体の連携　2.「病―病」「病―診」連携　3.緩和ケア病棟（PCU）との連携――である。

　在宅緩和ケアの現場では、「医療―看護―介護」の三位一体の連携が必須である。訪問看護ステーションとの連携の場合には特に、訪問看護の特質を理解し、チームワークをもって情報の共有化に努め、入院との違いを理解し、看護師の精神衛生管理に配慮が必要である。

　また「病―病」、「病―診」連携は、大病院からの一方通行の連携になりやすい。その中間に、在宅移行準備、緊急対応を含めた対応のできる在宅療養連携病院としての機能を持つ病院の存在も必要であると考えている。

　緩和ケア病棟との連携では、緩和ケア病棟の利点・欠点を家族に十分理解してもらい、希望があれば早期から紹介対応していく必要がある。

　在宅緩和ケアは、医療連携なくしては不可能な医療である。

## 1. 在宅ケアの現場での「医療―看護―介護」の三位一体の連携

　緩和ケアにおいて大病院（がん拠点、大学など）は在宅医との連携が推進され、病診連携が重要視される。だが、在宅医療の現場ではそれ以上に医療―看護―介護の三位一体の連携が必須である。

　訪問看護との連携の問題点としては、次のようなものが挙げられる。

①医療・看護・介護の三位一体の連携が不可欠である。
②医療・看護は医療保険、介護は介護保険と分かれるために、舵取りがしにくい。
③入院ケアと在宅ケアの違い。
④訪問看護の限界。
⑤在宅医師の甘え。

以下、上の①〜⑤の問題について詳しく見ていく。

①②：在宅によるがん緩和ケアは介護保険と医療保険が混在する。そのため、医療保険は医師、看護師、介護保険はケアマネジャーをはじめとする介護職と船頭が２つになりやすく、現場ではその調整に難渋することがある。図表２-２-７のように社会的連携のなかで三位一体の連携が不可欠であり、その船頭は医師が介護保険も熟知したうえで舵取り（調整）をしなければいけない。

③：入院ケアと在宅ケアの違いは、図表２-２-８に挙げるとおりであるが、在宅は家族のなかに医療者が入っていくため、家族ケアが重要になる。

④⑤：訪問看護は、医師の指示があって動けるものであり、図表２-２-９のような訪問看護との連携における利点と欠点がある。特に情報の共有化がタイムリーにできていない緊急事態（急変時など）の対応も、十分にカンファレンスなどをしておかなければ、看護師を悩ませてしまうことがある。それが看護師らの燃え尽き症候群につながれば、ゆくゆくは患者、家族、医師も困ることになる。医師が自分たちの責任を看護師に任せるのではなく、夜間も含め一番に対応していくように心がけていかなければ、継続性があり、患者・家族にとってよい在宅医療を提供することはできない。

これらの問題点に対する連携の工夫としては、
①看護、介護との連携の調整。
②緊急対応の予測を厳しく。
③看護師とのカンファレンス、情報の共有化に努力する。
④看護師との合同研修の開催。
⑤訪問看護師の精神衛生管理に配慮。
⑥そして三者の「あ・うん」の呼吸。
などである。これらができるようになれば、患者・家族にとってよりよい在宅緩和ケアを提供できるようになると考える。

図表2-2-7 在宅緩和ケアにおける医療連携

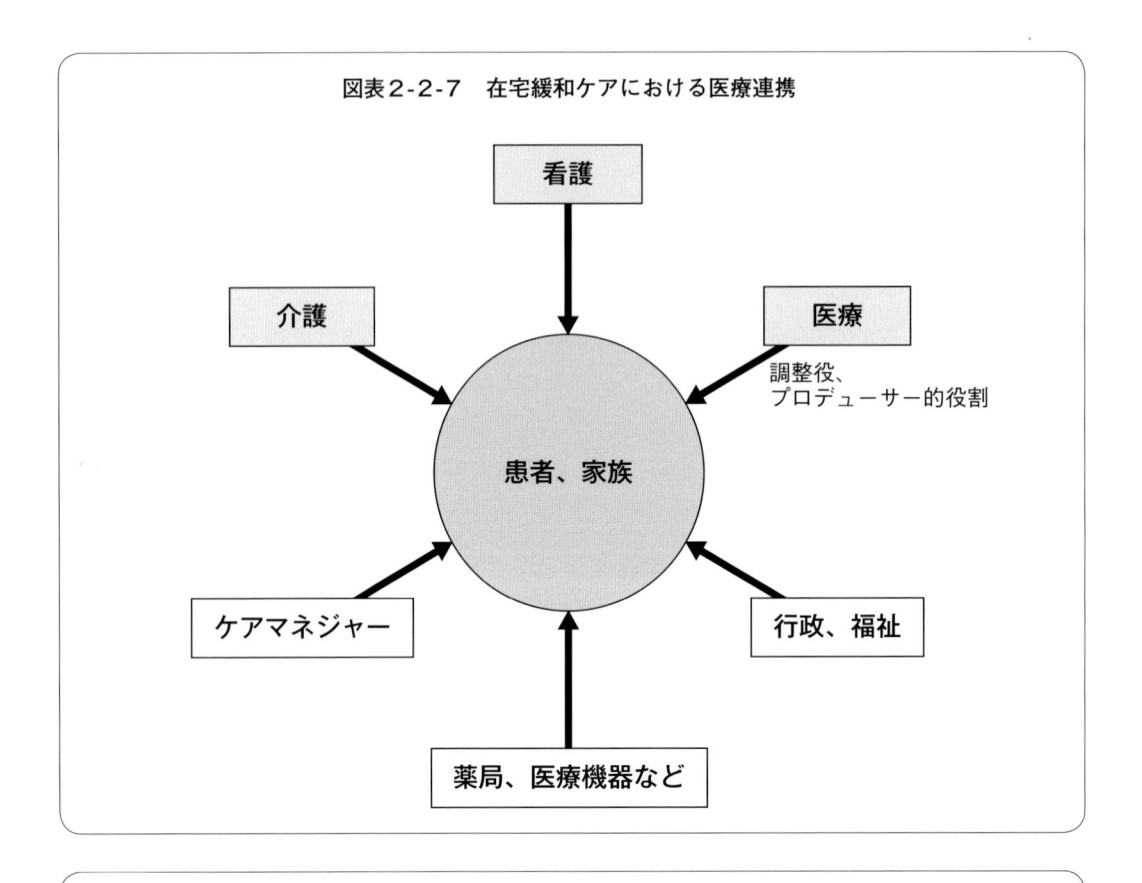

```
              看護
               ↓
  介護              医療
    ↘            ↙   調整役、
                     プロデューサー的役割
         患者、家族
    ↗            ↖
ケアマネジャー       行政、福祉
               ↑
         薬局、医療機器など
```

図表2-2-8 入院と在宅の違い

| 入院 | 在宅 |
|---|---|
| ①治療が主目的 | ①ケアが中心 |
| ②患者治療が中心 | ②患者、家族ごとにケア |
| ③家族が来院 | ③医療者が家族のなかに |
| ④医療保険のみ | ④医療、介護保険 |
| ⑤医師が中心 | ⑤医師＋看護師＋ホームヘルパーの連携 |
| ⑥薬剤に制限はない | ⑥在宅で使用できる薬剤は限定される |

図表2-2-9 訪問看護ステーションとの連携

| 利点 | 欠点 |
|---|---|
| ①緊急対応 | ①情報共有化 |
| ②家族不安解消 | ②ステーションによる技量の差 |
| ③医療処置 | ③処置などの区分け |
| ④看取り教育と看取り | ④医療材料の提供 |
| ⑤家族・遺族ケア | |

## 2.「病―病」「病―診」連携

　図表2-2-5のようにがん対策基本法が施行された。がん拠点病院は緩和ケアにおいて地域の在宅緩和ケア医との連携が要件とされており、医療連携の重要性が取り沙汰されているが、ここでは実際の病―診、病―病連携の問題点について考える。

　著者が勤める要町病院は、図表2-2-10のようにがん専門病院、大学病院、緩和ケア病棟などから、治療病院と緩和ケア病棟との中間的立場として、在宅を含め当病院、当ホームケアクリニックに患者が紹介されてくる。

　実際の在宅移行は紹介された時点から、図表2-2-11のように介護保険導入、訪問看護導入、在宅での医療処置準備、苦痛のコントロールを行い、当病院から当クリニックなどの地域の在宅医師に移行する。つまり当院が在宅療養連携（支援）病院としての機能を担うことになる。在宅療養連携病院の機能として、以下が挙げられる。

①在宅移行への準備。
　　ア．介護保険　イ．かかりつけ医選定　ウ．訪問看護
　　エ．在宅必要処置（CV、PEG、HOTなど）
②在宅からの緊急対応入院、検査など24時間対応、かかりつけ医の代行（休日など）。
③特別養護老人ホームなどの夜間看取り往診。

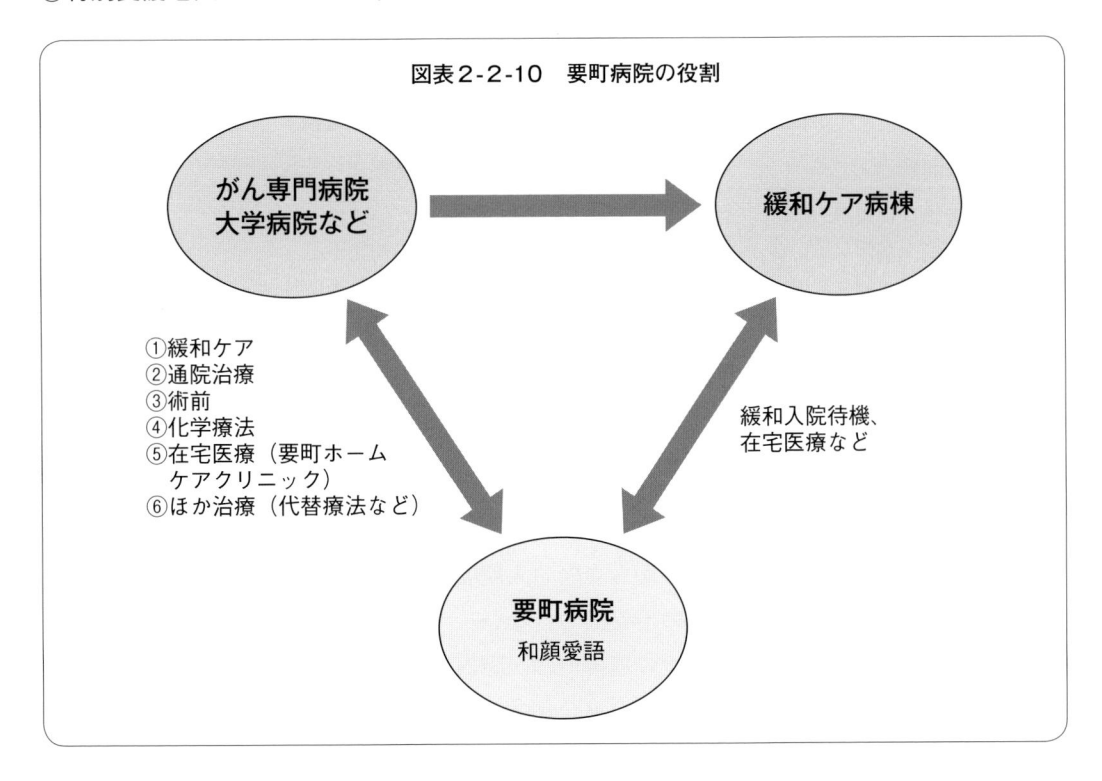

図表2-2-10　要町病院の役割

- がん専門病院・大学病院など
- 緩和ケア病棟
- 要町病院（和顔愛語）

①緩和ケア
②通院治療
③術前
④化学療法
⑤在宅医療（要町ホームケアクリニック）
⑥ほか治療（代替療法など）

緩和入院待機、在宅医療など

## 図表2-2-11 病—診連携（在宅療養連携病院の役割）

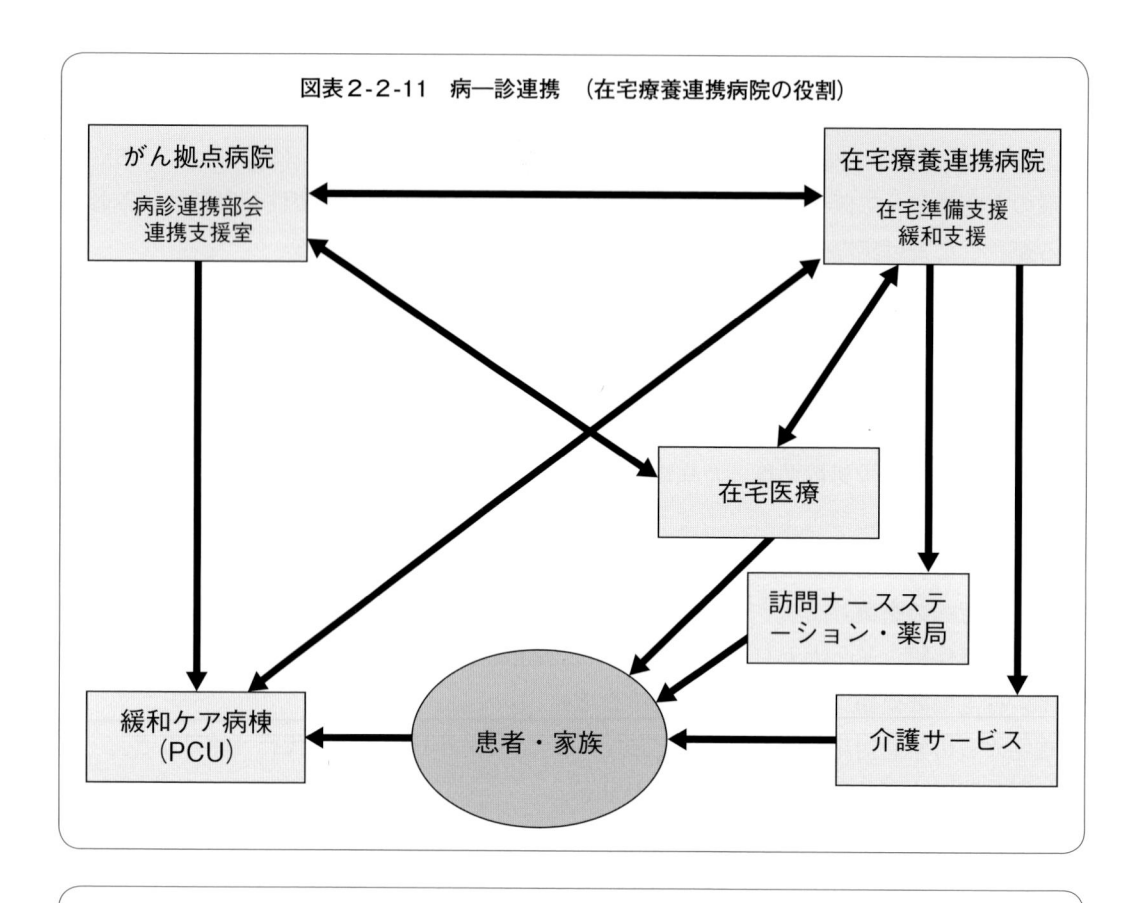

- がん拠点病院
  - 病診連携部会
  - 連携支援室
- 在宅療養連携病院
  - 在宅準備支援
  - 緩和支援
- 在宅医療
- 訪問ナースステーション・薬局
- 緩和ケア病棟（PCU）
- 患者・家族
- 介護サービス

## 図表2-2-12 緩和ケアにおける病診連携の問題点

**病院側の問題点**
① 顔が見えない連携
② 介護保険を熟知していない
③ 在宅の現場を知らない
④ 緊急入院が難しい
⑤ 併診が困難
⑥ 家族ケアが不十分

**診療所側の問題点**
① 顔が見えない連携
② 緩和ケアの知識不足
③ 緊急対応連携が不十分
④ 24時間対応困難
⑤ 併診対応を好まない
⑥ 在宅処置（CVポート、PEG、腎カテなど）対応が困難

④かかりつけ医からの緩和ケアの相談。

このような病院がないと、在宅医からの緊急入院要請を紹介元病院で受ける例はまれであり、在宅医、患者家族の緊急時の不安はつきない。

紹介元病院（治療病院）と診療所の連携では、図表2-2-12のような問題点がある。

病院主治医は在宅医療の経験が少ない場合が多く、介護保険、訪問看護システム、在宅医療の可能範囲などの認識が不足している。また同様に診療所側にも問題点があり、緩和

ケアの知識不足、緊急対応不十分などがある。共通の問題点として、「顔の見えない連携」「併診困難」などが挙げられる。

これらの問題点を明確にし、お互いに話し合い不十分な点を埋めていくことが早急に必要である。そのためにも当院のような小回りのきく病院が間に入って「在宅療養連携病院」として機能を果たす必要がある。

## 3. 緩和ケア病棟（PCU）との連携

緩和ケア病棟は年々増えている。緩和ケア病棟の施設基準には、看護師など医療従事者の手厚い体制、家族に対するケアの充実（家族付き添い、ファミリーキッチンなど）、機械入浴の整備などが挙げられる（図表2-2-13）。しかし、希望者が多く、入棟審査会などがあり、緊急では入れないのが欠点である。また施設によっては本人家族が希望するワクチン、サプリメントなどの代替療法が使用できないところもある。

そして一番問題なのが、本人や家族の緩和ケア病棟への理解が不十分なため、「見放された、何もしないで死にいくところ」というイメージが強い点である。

当院を紹介された患者が前医から緩和ケアを勧められたときに、緩和ケア病棟についての詳細な説明が少ないようだ。そこで当院では、紹介初診時に「緩和ケア病棟は、死にいくための病棟ではなく、症状をコントロールして、希望によっては在宅移行も含め退院もできる、積極的な症状コントロールをする病棟である」と患者、家族に説明し、そして施設基準、本人、家族ケアの充実などの緩和ケア病棟のよい点を紹介し、在宅ケアとの連携も可能であると説明する。希望があればその時点で紹介状、受診予約などの準備を並行して行っていくようにしている。

以上のような連携を軸として、それぞれが相互理解を深め、患者、家族に対応していかなければ、緩和ケア、特に在宅緩和ケアは成り立たない。

---

**図表2-2-13　緩和ケア病棟の施設基準のポイント**

①手厚い看護（患者1.5人に看護師1人以上）。
②病棟、病室が広い。
③寝たまま入れる浴槽の完備。
④家族ケアの充実（家族の控え室、ファミリーキッチン、談話室など）。
　　　　　　　　　　　　　　　　　　　　　　　　　　　　　　　　　　　など……

---

## おわりに

緩和ケアは特別な医療ではなく、医療の原点である「傾聴、共感、手当」を基本にした

ケアであり、それに「ユーモア」が加わり緩和ケアとなる。そして緩和ケアの実現のためには、医師だけでは何もできず、図表2-2-14のように家族もチームの一員（スタッフ）、また第2の患者として含めた、医師、看護師、パラメディカルスタッフからなるチーム医療が必要である。特に在宅ケアでは、緩和ケアを実現するためには、前述した医療連携が必要不可欠であることを理解しなければならない。

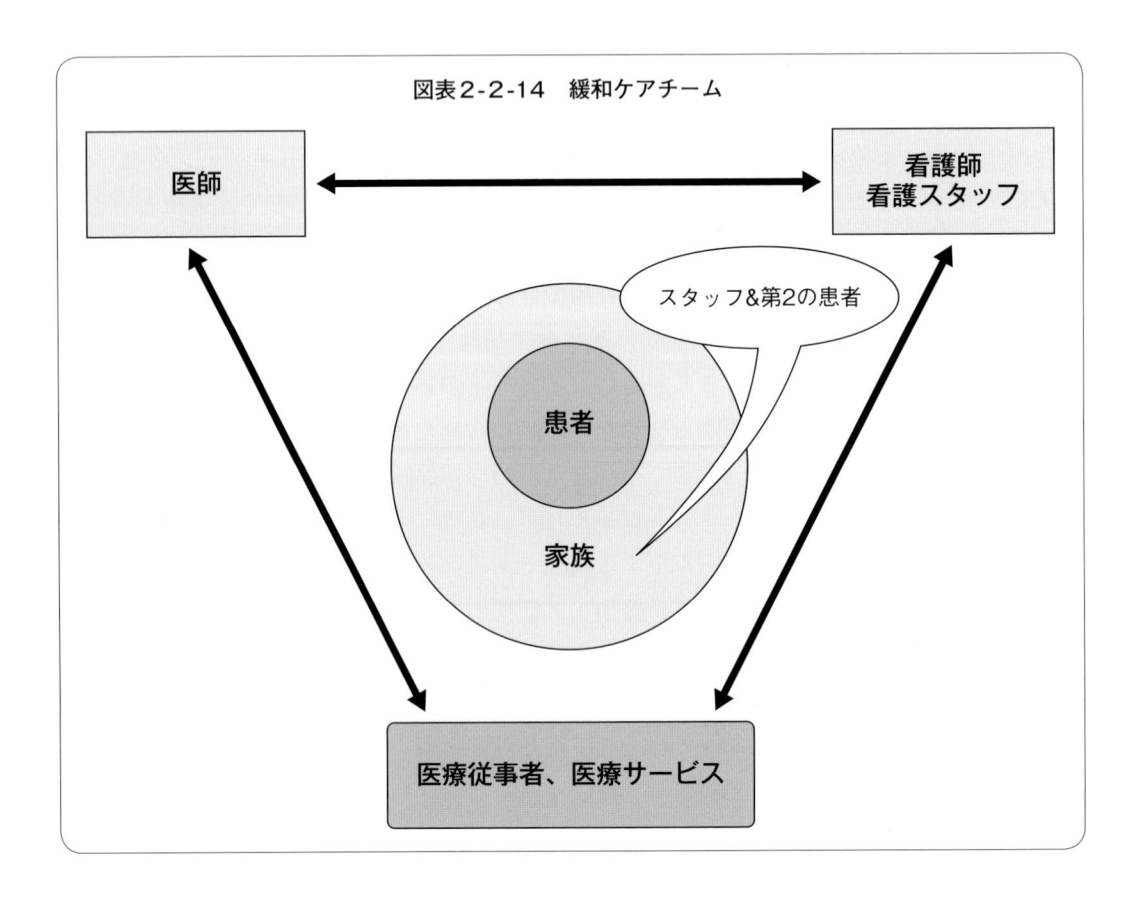

図表2-2-14　緩和ケアチーム

```
        医師 ←――――――――――→ 看護師・看護スタッフ
              ＼                ／
               ＼  スタッフ＆第2の患者
                ＼   患者
                 ＼  家族
                  ＼  ／
               医療従事者、医療サービス
```

◆病院紹介

医療法人社団愛語会　要町病院
〒171-0043　東京都豊島区要町1-11-13
TEL：03-3957-3181　FAX：03-3959-2432
消化器がんセンター専用　TEL：03-3995-5541

■病院分類　　救急告示病院、一般外来受付
■診療科目　　内科、消化器科、循環器科、呼吸器科、神経内科、放射線科、外科、整形外科、麻酔科
■職員数　　　130名（うち看護職員数56名）
■病床数　　　150床

◆プロフィール

**吉澤　明孝（よしざわ・あきたか）**

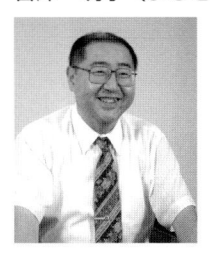

1959年生まれ。1985年、日本大学医学部卒業。1989年、同大学院修了。日本大学医学部麻酔科、癌研究会附属病院などの勤務を経て、1995年より医療法人社団愛語会要町病院で副院長として内科・ペインクリニック・緩和医療・在宅医療を担当、現在に至る。また2006年から医療法人社団和顔会要町ホームケアクリニックを開設し、院長として在宅医療を継続している。

日本ペインクリニック学会認定医、日本麻酔学会指導医、東洋医学会認定医、レーザー医学会指導医、緩和医療学会暫定指導医、在宅医学会認定指導医など。

慈恵医科大学麻酔科学教室非常勤講師、東京医科歯科大学非常勤講師、日本緩和医療学会代議員、全国在宅医療推進協会副理事長、JPAPオピニオンリーダー、日本在宅医療学会評議員、日本呼吸リハビリテーション学会評議員、CART研究会副代表世話人、城北緩和医療研究会世話人、多施設緩和医療研究会世話人なども務める。

# 第3章
# 急性期病院から在宅へ
―― チームで行う退院支援・退院調整・医療ケア連携

京都大学医学部附属病院 地域ネットワーク医療部　師長
退院調整看護師
宇都宮　宏子

## はじめに――退院調整看護師の役割

　私は2002年7月に「急性期から在宅への移行支援」を専門的に行うため、京都大学医学部附属病院へ「退院調整看護師」として着任した。

　病棟・外来を横断的に関わる看護師として、看護部管理室付での着任。看護部という位置付けで取り組みができたことが、効果的に業務を進めることにつながった。「地域ネットワーク医療部師長」として、地域ネットのMSW（医療ソーシャルワーカー）と協働で病棟、外来医師、看護師からの「支援依頼」を受け、退院調整・在宅療養支援（外来患者）を行っている。

　また、当院での取り組みを通して、厚生労働科学特別研究事業「退院調整看護師養成プログラム作成」の委員として関わり、現在全国の退院調整看護師養成研修や、医療機関、看護協会、がん関連の退院支援研修の講師としても活動している。

　これらの活動を通して、2つの提案をしたい。

　まず、急性期病院に入院することを極めて特殊な場合であると認識してはどうだろうか、ということだ。すなわち「まず、入院」という発想から「家にいながら提供できる医療」を考える。

　例えば高齢者の場合、疾病によって起きていることか、加齢によることか、対応策としてどのような医療提供が可能か、入院医療が必要か、外来通院や在宅医療で提供可能かをかかりつけ医が考える。もちろん患者・家族に提示、説明をして方向性を決める。

　かかりつけ医が、在宅であれ施設であれ居宅の地域に訪問して、いま必要な医療のあり方を「生活を支える医療」の視点で考えるのだ。

　次に、「退院から在宅生活への移行期」と「終末期を迎える時期」には、看護師によるマネジメントが必須と考えてほしい。現況でのケアマネジャーは、介護保険制度を活用するためのマネジメントになっていないか、ケアマネジャーと医療の連携をどのように強化

できるか。在宅で、訪問看護師が生活療養のリーダーになっているように、急性期でも看護師が、病院という環境で提供している医療を生活の場で継続するために安全性を確保し、患者にとって継続可能な医療管理にアレンジする必要があるのだ。つまり、入院中にチームでカンファレンスを行い、生活の場に帰すための方向性を検討するのである。

## 第1節　退院支援の実例とサポート体制への課題

　退院支援とは、患者が病気や障害を持ちながらどのような生活を送るか、そのために必要な医療や看護や介護を患者・家族に提示し、サポート体制を整えることである。

　当院に着任して8年目に入り、主治医から、「患者が外来通院中に、患者の病態予測に基づく在宅療養のサポート体制を整えてほしい」という依頼が出るようになった。

　特にがん患者に対しては、骨転移・脳転移などのように、治療が厳しい状況になり、日常生活に影響する可能性のある所見のときに、主治医が患者・家族に病状説明をしたあとに、「これからの療養の仕方について地域ネットの看護師と相談してください」と、私を紹介する。外来主治医は、前もって外来診察室の同席依頼をしてくれるので、どのような説明がされたかも一緒に聞きながら、患者・家族の相談に入ることができる。

　私は面談室で、患者としっかり向き合い、「医師からの説明をどう理解し、どう受け止めているか」、そして「どう生きたいと考えているか」を、患者の言葉・表情から読み取ろうと集中する。もちろん事前に患者の電子カルテには目を通し、主治医に情報を確認しておく。しかし、主治医が伝えたつもりでいても、患者にとってつらいニュースは、受け止められない、記憶できないこととして「聞いていない」ことになっている場合も多い。

　私は、病態予測から、これから起きるであろう症状や、生活面での変化を伝え、その対応策を提示する。「これから、病気と上手に折り合いをつけながら、誰とどこで過ごしたいですか？　あなたの生活を支える医療の仲間をつくっていきましょう。そのお手伝いをするのが私の役割です」と話す。患者は、「大学に切り捨てられた。もう手がないと言われた」という怒りの表現から、少しずつ前向きに考えるようになる。そして「もちろん、ぎりぎりまで家がいいに決まってるよ。できればずっと家がいいさ」と、家族のほうを見て語り始める。あきらめきれない治療への想いは、主治医に戻し、他院への情報提供書を依頼するよう提示する。

　私は、この「あきらめたくない」という想いを尊重する配慮が必要だと感じている。その一方で、あきらめられない家族に対して「日々、昨日とは違う症状の変化に不安を感じている患者がいることをわかってほしい。家族にも言えない、家族だからこそ言えないつらい思いを語れる在宅医療の仲間を持つことが、患者を支え、患者らしく生き切ることを可能にする」と説明する。

退院支援を経験し、いま多くの外来患者の支援をしていて感じることは、外来通院中の患者・家族は、家・地域での生活を送っているので、その生活を維持するために必要な在宅医療や在宅ケアの導入は、非常にスムーズであるということだ。一旦、入院生活に入ってしまうと、「入院すればきっとよくなる。だから主治医も入院を勧めたのではないか」「家にいて家族に迷惑をかけることはできない……」というように、「生活の場に戻ること」のハードルが高くなっていく。

　多くの、がん治療を専門にしている医療機関では「治療中心の病院だから」という理由で、終末期の入院を拒否したり、退院勧告をしたりするケースもあり、患者・家族にとっても、医療者にとってもつらい場面に遭遇する。

　「治療できない＝死」ではない。その先に「最期を迎えるまで、誰と、どこで、どう自分らしく過ごしたいか」という人生にとって重要なテーマがある。

　特に患者は、がんであることを告知され、治療を始めたときから、この時期がくることを意識している。痛みやつらい症状に苦しみながら過ごすのは嫌だ、なるべく家族と一緒に家にいたいが迷惑はかけたくない、どうしたらいいだろうと、考え始める。

　いま、がん治療は多くが外来治療に移行しており、患者が一人で受診し、治療・再発・転移というつらい病期を受け止め、孤独に病気と向き合うことが多くなっている。外来化学療法も根治目的ではなく、緩和目的であるのに、患者一人で通院していれば家族は「まだ大丈夫」という現実と乖離した認識で、急変したときに初めて現実を知ることも多いのだ。

　「外来通院中の患者の生活をどう支援するか」――外来看護の基本ともいうべきこの課題を、急性期病院が真剣に考え、早急に取り組む必要がある。

## 第2節　在宅経験から医療現場へ

　私は訪問看護・ケアマネジャーの経験を通し、人は、どんな病気や障害を抱えていてもいままで住み慣れた地域で暮らしたい、できることなら最期の瞬間まで家にいたいという思いを持っていることを知り、自宅で生きるために必要な強さや優しさ、向き合う家族の強さ、地域の力を教えられた。

　しかし、在宅療養していた患者が一旦入院するとなかなか退院できなかったり、帰りたいと望む患者に「在宅」という選択肢が一度も提示されず、病院で最期を迎える患者・家族が多いという現実がある。

　急性期の医療従事者は在宅医療や訪問看護の知識が少なく、在宅療養をイメージできない。24時間医療者のいる「入院医療」から、医療者もいない、家族もいない生活の場に移行するアレンジが、急性期医療の経験だけではできないのだ。

私は、急性期から、生活の場への移行支援「退院支援」に、専門的に看護師が介入する必要性を感じて病院へ戻ってきた。
　いま、全国的に「退院支援スクリーニング」というかたちで、入院時に患者情報から退院支援の必要性を判断し、早期からの介入を進めている医療機関が増えている。しかし多くの病院で、その判断は「独居・高齢夫婦」とか「介護保険の認定がある」というような背景を持つ患者に偏っているように思う。
　私は急性期の場合、入院目的から医療・看護の継続をすること（例えば転移部位によってADL・IADLの低下が予想できる場合、退院時にサポートの必要性を予測することなど）が重要なポイントであると考えている。つまり医療と生活を連動してアセスメントすることが重要なのだ。
　当院も最初は患者・家族の「帰りたい」という言葉から退院支援が始まった。
　病棟から地域ネットに退院調整の依頼がくると、私が病棟に出向き情報を集める。主治医・病棟看護師から、いまの病状や今後の病態予測、患者・家族への説明内容、これからどのような症状や生活障害が出てくるか、そのとき家族の介護力はどうなのか、を確認するためだ。すると、医師と看護師間で情報共有されていない、患者の想いや家族の想いを看護師が聞いていない、などの問題が出てきた。日々の診療補助業務やケアを安全に提供することが優先され、患者のこれからのことを話し合う場面がなかったのだ。

## 第3節　退院支援・退院調整の3段階

　前述のような問題点を踏まえ、私は、急性期病院における退院支援・退院調整のプロセスを3段階に分け、どの段階を誰が担うか、院内全体のシステムとして構築することを勧めている（図表2-3-1）。

### 1. 第1段階：退院支援が必要な患者のスクリーニング

　第1段階は、退院支援が必要かどうかの第1回目のアセスメント。図表2-3-2にあるように「入院決定から」なので、外来場面である。
　「入院後48時間以内に、①〜④の4つの情報」——これは退院支援を考えるときに必要な情報である。
　そして⑤の入院目的から、どのような状態で退院を迎えることになりそうかをざっと予想し、①〜④の情報とすり合わせて、支援の必要性を判断する。

### 2. 第2段階：ケア継続のための看護介入とチームアプローチ

　急性期の現場は、常に「いま」が勝負、いわゆる横軸で患者を診ている。つまり、今日

## 図表2-3-1 退院支援・退院調整の3段階プロセス

### 第1段階
**退院支援が必要な患者のスクリーニング**

入院後48時間以内

・退院支援が必要な患者の早期把握

・病棟看護師から患者・家族と退院について話し始める

### 第2段階
**ケア継続のための看護介入とチームアプローチ**

入院2日目～1週間以内

・退院後も継続する医療管理・処置（医療上の検討課題）やADLの低下・リハビリテーションの状況から必要となるケア（生活・介護上の検討課題）をアセスメント

・医療チームによるカンファレンス開催、自立した在宅療養が可能か検討、方向性を決定

・患者・家族と退院するころの状態のイメージを共有

・病棟看護師が中心になりチームアプローチにより退院支援を展開

### 第3段階
**地域・社会資源との連携・調整**

・退院調整看護師と医療ソーシャルワーカーが中心となり、地域の在宅サービスや社会資源との連携・調整

・退院前カンファレンスにより情報の共有・退院後の方向性のすり合わせ

・退院に向けた準備（医療材料、書類など）

---

## 図表2-3-2 退院支援第1段階のポイント

**退院支援第1段階**
（外来での入院決定～入院後48時間以内）

**入院患者から、退院支援が必要かどうかの特定**
**情報確認・必要性の共有・動機付け**

①入院前の生活状況（ADL・IADL）
②家族状況・介護体制（サービス利用の有無）
③住宅環境
④自宅以外からの入院……どんな場所？　戻れる？
⑤入院目的……医師が目指す、退院を考えるころの状態

→①～④の情報から、退院支援が必要かどうかを検討する

---

の患者の状態、今日患者にどんな医療提供するか、ケアは何が必要か——である。

しかし、退院支援は、患者を縦軸、時間軸でとらえることである。

そして患者が抱える多くの情報を総合的にアセスメントして、「患者はどう生きたいか」

の軸に向かって調整していくことが、入院医療から生活の場面に患者を移行することになる。

　第2段階は入院から1週間以内の時期である。その後の入院経過において、1週間に1度の割合で、「医療提供が終了すると医師が考えているころに、患者がどのような状態になるか」を医師・看護師間で共有するための「退院支援カンファレンス」を開催する時期でもある。

　退院支援に積極的に取り組んでいる医療機関では、この「退院支援カンファレンス」に退院調整看護師やMSW（医療ソーシャルワーカー）、または在宅スタッフ（同じ法人の訪問看護ステーションや近隣の在宅医）も参加し、「在宅療養のイメージができるような工夫」をしている。

　例えば長崎OPTIMでは、医療機関の緩和ケアチームのカンファレンスに、「長崎在宅Dr.ネット」に所属する在宅医や訪問看護師が毎回参加し、緩和ケアについての知識を得るとともに、病院側が抱えている「退院困難事例」に対して退院調整のアドバイスをする「地域で在宅医療推進」をする仕組みをつくっている。

　第2段階では看護師の存在が非常に重要である。看護師には2つの大きな役割がある。すなわち診療補助業務と、生活療養上の世話・指導である。

　急性期は診療補助業務が優先され、転倒や事故から守るために患者を管理している。患者ができることでも、危ないからと看護師が行ったり、介助したりすることで患者を守ってしまうこともある。しかし、退院後も看護師がつきっきりというわけにはいかない。看護師は、患者や家族ができる方法で生活療養上の世話・指導を継続する必要がある。

　リハビリ室では平行棒内を何往復もしている高齢者が、病室に戻ると寝たきりで、看護師に介助されて車いすに移乗したりすることはないだろうか？　骨転移や脳転移があって、リハビリを行っている患者には、「退院後の生活」を患者とともにイメージして、ベッドサイドでもすべての看護師が同じ目標でケアを提供することが必要なのだ。

　患者は、残された家族への思いや、やり残している仕事や家族の一員としての役割に何もできない自分への苦悩・怒りを背負っている。「家に帰って子どもたちが学校から帰ってくるときに『おかえり』と、笑顔で迎えたい」と願っていた患者は、退院後、自宅で痛みを感じることが少なくなるケースもあるという。

　「患者はどんな時間を誰と過ごしたいと願っているのだろうか？」と、患者に対して興味を持つこと、患者の声なき声に耳を傾けることが看護の大切な役割ではないだろうか。

　退院支援は担当の看護師が一人でできるものではない。患者・家族も含め、チームで行うことが大切である。第2段階では退院を可能にするために、医師、看護師、リハビリスタッフ、薬剤師、MSWのそれぞれの役割をチーム内で共有し、時間設定も行う。在宅医療を行う際、患者・家族は何を覚える必要があるのか、自宅環境を整えるために家族は何

をするのか、それぞれの役割分担と時間管理をするのが、退院調整看護師の重要な役割である。

高齢者やがん患者の終末期の場合、時間を費やすことで、家にいられる時間が短くなることもある。入院中に医療処置の教育を全部終わらせることより、「ここまで指導しています。あとはお願いします」というように、訪問看護や在宅医に託すことも可能である。大切なことは、きちんと継続するということだ。

第2段階は、病棟看護師を中心に病棟医療スタッフが主体的に展開する。退院調整看護師は、この段階にコンサルテーションをすることで、サポートする。現場スタッフをサポートしながら、「帰れるための医療・看護介入」を考えていく。そのため、退院調整看護師には、在宅医療の経験やイメージが持てる工夫（在宅医や訪問看護のアドバイスを受け入れる仕組み）が必要なのだ。

## 3. 第3段階：地域・社会資源との連携・調整

この段階では、患者の望む療養を可能にするために、経済的な状況も踏まえ、社会保障制度や社会資源を活用し、退院後も負担なく支援継続できる方法を考える。

その際、MSWと退院調整看護師が協働できるようにすることが望ましい。

当院では、人工呼吸器をつけて自宅退院する患者もMSWが担当制で受け持ち、病棟看護師と協力して調整している。MSWは、病院の専門職のなかで医療知識を持たない職種であるからこそ、患者・家族に一番近い存在として支援することもできるのだ。また社会保障制度の知識を持つため、患者の経済的な問題も含めて支援できる。

ただ、家族との面談には時間をかけるMSWが多いが、一歩進んで、患者のベッドサイドに行って、患者の想いに耳を傾けるMSWが増えてほしいという願いはある。もちろん、在宅医や訪問看護師に医療問題を情報提供する場面や、在宅での工夫を相談するときには、退院調整看護師が一緒になって対応にする。

## 4. 地域とのネットワーク構築

私は退院調整部門で何より大切なことは、「地域とのネットワーク構築」だと考えている。

在宅医、訪問看護、ホスピス、地域医療機関の情報を持っているだけでなく、顔の見える関係をつくっていくことが必要であろう。

退院後に、在宅で何か問題が起きた場合、退院調整部門が病院との窓口になることもある。地域と病院をつなぐ窓口になることが大切だ。

また、在宅に向けてアセスメントするときに、医療上の検討課題（図表2-3-3）を考えることも退院調整看護師の大切な仕事である。患者・家族にどのように説明して、患者・

### 図表2-3-3　在宅支援アセスメントのポイント①（医療上の検討課題）

```
医療上の検討課題
```

〈入院目的・入院形態〉
①再入院…在宅療養評価
②がん患者
　　症状コントロール目的入院
　　そろそろ治療継続困難
　　　⇒療養の方向性を決める
③難病・慢性疾患で医療管理継続が必要
④ADLが大きく低下
　　　⇒脳血管障害・骨折など

★病状確認・治療状況
　　今後の予測
★本人・家族への説明内容
　　理解・受け止め・どうしたい
★退院後の医療管理のポイント・管理能力
★在宅医療処置・管理能力
　　在宅酸素・経管栄養・中心静脈栄養管理・人工呼吸器・インシュリン・ドレーン類など

家族はどのように理解し受け止め、そしてどうしたいと考えているのか。患者は、自分の病態を説明されることで、どのようにしたら家にいられるのか、そのために自分が覚えなくてはいけないことは何かと、主体的に病気に向き合うようになり、入院中の依存的な様子から大きく変化する。

その際、医療管理上の課題は、退院後の医師の管理、「通院だけでいいのか、在宅医が必要か」と「訪問看護が必要か」の２点を考える。現在の症状だけでなく、今後の病態予測に基づき、「どのような管理や処置が必要か」によって紹介医やかかりつけ医に戻すことで大丈夫か、在宅専門医や緩和ケア外来通院による管理が必要かを検討する。別の在宅医に変更することが患者の生活の質に大きく影響することが予測される場合は、かかりつけ医と相談する。

地域医師会でも在宅医療推進への取り組みは始まっており、「在宅医マップ」や「在宅医療協力リスト」などを作成し、公開している医師会も多い。退院調整看護師は医師会とのネットワーク構築にも一役を担ってほしい。

一極集中になることは危険である。外来もしながら、在宅医療ができる開業医の存在が重要で、決して重装備在宅医療に特化した在宅専門医だけが可能な在宅ケアであってはならない。

京都府医師会では、地区医師会をサポートしながら在宅医をさがす「在宅医療サポートセンター」を立ち上げ、退院調整部門やケアマネジャーが「在宅医が見つからないために帰ることをあきらめない地域にしよう」と取り組んでいる。

## 第4節　訪問看護の重要性

　在宅療養で、患者や家族が病気や障害とどう向き合って、どう生きるかを支えるのが訪問看護だ。症状が進行したとき、訪問看護師にきてもらえたら在宅医療が可能かなど、患者・家族が選択できるように早くから訪問看護師と患者をつないでいく必要がある。かかりつけナースが必要ということだ。

　訪問看護は、短い時間で患者・家族との信頼関係を構築する必要があるため、ケアと一緒に医療処置や管理を依頼することを勧めている。

　例えば、IVH管理を依頼する場合、入浴やシャワー浴介助の際に、同時に刺入部消毒や、ルート交換・プライミングを依頼する。もちろんクローン病のように、長期間中心静脈栄養管理が必要な場合は、患者が完全に自立するまで入院中に指導していくことが大切であるが、がん患者に栄養補給のために導入する場合は、なるべく医療処置を家族が担わないで介護できるようなサポート体制で臨むことが必要である。

　また、ドレーン類、例えばPTCDチューブ管理と入浴介助と一緒に依頼すれば、看護師は患者のケアを通じてコミュニケーションを行い、想いや苦悩を傾聴する機会になる。

　訪問看護は、介護認定を受けている高齢者でも末期がん、神経難病の多くは医療保険給付の対象になり、回数制限もない。がん患者、神経難病患者への訪問看護は必須だと考えている。

　ALS患者、特に球麻痺型で、呼吸機能や嚥下機能低下が出現する場合、これからどこまで医療を受けて生きていくか、人工呼吸器をつけるのか、経管栄養を受けるのか、などを患者が自己決定する過程を病状評価と合わせて、訪問看護師に支援してもらう。

　医療上の問題を考えるとき、最後に重要なことは「在宅療養が困難になったときにどうするか」ということである。がん患者の場合は「ホスピス病棟」という選択肢もあるが、認知症や脳梗塞後などでは介護の問題が非常に大きい。また長期化する場合は、退院時に、どのような対応策があるかを考えることは、家族にとって安心にもつながる。

　介護施設がこれらに十分対応できるかというと、かなり問題はあるが、患者の病態予測とともに介護者評価もしながら、在宅メンバーにサポートを依頼し、家族支援を継続してもらうことも重要な「退院調整」なのである。

## 第5節　ADL・IADLからの生活介護上の課題

　私が、第2段階の「退院支援カンファレンス」に毎週参加する病棟があるが、そこで病棟看護師たちと、時間をかけてディスカッションする内容が、ADL（日常生活動作）・

IADL（手段的日常生活動作）からの生活介護上の課題であると考えている。

　病棟・病室で行っている安全管理上のADL、リハビリ室で機能上可能なADL、そして患者がこうしたいと考えている生活のイメージ、この3点をすり合わせ、折り合いをつけていく（図表2-3-4）。

---

**図表2-3-4　在宅支援アセスメントのポイント②（生活介護上の検討課題）**

生活介護上の検討課題

①ADL評価
　食事・排泄・保清・更衣・移動（室内・室外）
　いま病棟で提供しているケア⇒リハビリ室で可能な状態
　　　　　　　　　　　　　⇒本人が望む状態
②家屋評価
　自立度J・A：転倒予防／自立度B・C：ベッド回り動作
　細かくアセスメント
　環境調整で自立できるか、人的サポートが必要か
　入院前の生活状況と比較してどこが低下？
③介護力評価
　医療・生活介護どの部分？
★この3点のすり合わせ。退院時に、どこを目指すか。介護介入は？　リハビリは？

---

　どのような方法でなら、患者・家族にもできるかを、患者・家族と一緒に考えることが必要だ。生活の場に帰ると、医療者が予想できないほどの力を発揮する患者がいる。患者なりのやり方で、自立する方法を考えていく。

　脳血管障害や大腿頸部骨折などのケースでは、急性期病院から、回復期リハビリ病棟への転院が多くなる。転院の場合には、「患者が障害を残した状態でも生きるイメージが持てる」ことが大切で、転院までの看護の関わりが、後に大きく影響する。

　私は、退院後の医療管理やリハビリ・看護が適切に提供されることでADL改善やQOL向上につながることから、急性期での退院調整に看護師が専門的知識を持ってマネジメントすることに意義があると考えている。

　病棟では、担当看護師が毎日交替することも多く、安全性を第一に考えると、患者自身ができることまで看護師が介助してしまうことが多い。特に高齢者の場合、肺炎は治ったけれど寝たきりになることも多いなどの現実がある。入院前、発症前の活動状況を把握し、医療提供と同じくらい重要な位置付けで「帰せる状態を目指すための看護介入」が必要なのである。ここが看護の腕の見せ所となる。

　例えば、一人暮らしの高齢者の退院調整をするときに、排泄・摂食動作にどの程度人的

サポートが必要かが、退院後のケアプランに影響する。自分で尿器に排尿できて、何時間かおきにホームヘルパーがきて捨てるだけで自立できるのか、尿意もなくオムツ内で排尿し、何時間かおきに交換するホームヘルパーが必要か、電動ベッドのリモコンで自分で起き上がり、座位保持ができて、ベッド横のポータブルトイレに移乗できるのか、誰かの介助がないと移れないのか、住宅環境調整で自立できるのか、人的サポートが必要か。患者のできること、できないことの正確なアセスメントとその状態を目指すベッドサイドでの看護介入が大きい。

ナースステーションで看護師と医師が考えることでも、患者を巻き込んで一緒に考えることが重要だ。必ずしも席上に上がらなくてよい。当院の看護師は、「患者さんは、○○のように考えています」とか「患者さんは○○のようにしたいとおっしゃっています」と、医療チームでカンファレンスをするまでに患者と「生活場面のイメージ」を共有し、そのためのゴール設定を患者と一緒に始めて、そのことをカンファレンスで伝えている。

生活場面のイメージは「退院するときのイメージ」である。それを目指すためにどのようなリハビリ、薬剤指導、栄養指導、看護介入が必要かを医療チームで考えることが重要である。

## 第6節　事例から考える退院支援

ではここで、ある患者の事例から、退院支援について具体的に考えていこう。

60歳／男性／膀胱がん、脊椎転移、肝転移、糖尿病（インスリン自己注射）

1年前、脊椎転移に対して後方除圧固定術施行、照射治療、その後リハビリで杖歩行まで可能になる。化学療法は継続していた。今回は、化学療法目的で入院したが、入院後麻痺が出現。脊椎への浸潤によるもの、肝転移もあり、積極的治療の効果がないと判断され、今後の療養について主治医より相談を受ける。

主治医から家族には余命3か月程度と伝えられ、家族は自宅療養を考えていた。

患者は、前回の経験からリハビリをして杖歩行になって、またアトリエで絵を描くこと、そしてもう一度個展を開くことを強く望んでいた。

家族は妻と長男、近隣に長女がいるが小さい子どもを抱えていて介護に協力できない状況にあった。病棟では、ベッド上の生活で、痛みもあり、疼痛コントロールのためにオピオイドが処方されていた。

患者が回復を望んでいたので、妻の手を借りてポータブルトイレに移ろうとするが、ほぼ下肢に力が入らない状況で、妻に怒りをぶつけていた。

膀胱がんに対して、治療が困難な状況にあることは患者も家族も理解していた。脊椎転移により下肢麻痺が起きていることも理解し、家族は回復困難ということも理解してい

る。一方、患者は「リハビリでよくなる」と考え、そうならない怒りを抱えていた。

まず最初に患者の生活のイメージをどう持てばよいのか整理が必要だと考え、泌尿器科主治医に確認し、直接、整形外科の医師に相談した。

「体幹維持も厳しい」と言われ、立位や歩行は骨折のリスクが高く、また骨折すれば治療法はないので、薬剤によるコントロールしかない、とのこと。患者が望む生活イメージを伝えると、「短い人生をどう生きるかは患者次第。ずっと寝たきりでいなさいとは、言えないな」と整形医は答えた。そこで妻と泌尿器科主治医と相談し、整形医師から、病態説明とリスクについて患者自身にインフォームド・コンセント（IC）してもらうことを提案した。医療者として把握している情報を患者に伝えないままに、選択させることはよくないと考えたのだ。

患者はIC後、「薬剤で眠気が襲ってきて、意識がぼーっとすることがある。これ以上、そのような状態になったら絵なんか描けない。寝たままでいい。おしっこも管のままでいい。ただ寝ては描けないからベッドで座って絵が描けるようにしたい」と訴え、自分の生活のイメージを自分自身で変えていった。

*

病気や障害が、どう生活に悪影響を与えるのか、専門家である医療者が持っている情報——これはデータからの情報だけとは限らない。医療者、特に看護師が持っている経験からの生活のイメージなども含める——を患者に提供することが、これからの看護師に必要な役割ではないだろうか。

医師は命を助けることを優先する教育を受けてきた。看護師は、急性期だけでなく、慢性期・終末期も含めて、人が生きるすべての過程に寄り添う医療・看護を学んでいる。医師中心、生命維持のための医療中心の現場から、生活の場に患者を戻すためには、看護師の果たす役割が大きい。

患者と目指す生活のイメージが共有できたら、医療面・介護面での調整・工夫に入る。疼痛管理が必要な末期がん患者の在宅療養には、在宅医・訪問看護による24時間体制の在宅医療体制を整える。

このとき、がん以外の疾患がないかも考える。事例患者の場合は糖尿病があり、いままでインシュリン自己注射をしていたが、患者の状態から妻が自己注射を代行する必要があり、妻への指導が病棟看護師によって開始された。

今後の病状進行によっては、インシュリン量の調整・停止も必要になり、糖尿病科医師には、糖尿病に関する医療情報提供も準備してもらい、在宅医へ移行した。

入院が必要となった場合の想定は、妻や子どもたちと相談していく。病棟看護師や医師の情報から、また家族との面談を繰り返しながら、介護力の評価をする。「最期まで看られそうな家族だな」とか「介護量が増えたら、継続は難しそうだな」などと、先を読んで

準備をする。

　「何が起きるかわからない。いざというときにどうしたらいいだろうか」という家族の不安は、退院調整の専門家が「○○のような状況が予想されるから、いまは大丈夫でも先のこととして入院という選択ができるように準備しませんか」と提案する。がん患者の場合、「ホスピス」は「死ぬ場所」というイメージがあり、「ホスピスだけは嫌」という家族が多いのが現実である。私は「症状を緩和してくれる専門家がいる病院」と説明し、患者のがんの状況により、症状を和らげないと家にいることも苦痛になる可能性があること、そのときにホスピス入院という選択ができるように準備しておくことを説明する。

　日本の多くの緩和ケア病棟では亡くなる直前に入院することが多いが、いくつかの緩和ケア病棟では、「急性期・在宅・ホスピス」という緩和ケアのトライアングルを目指し始めている。患者に必要な医療やケアがきちんと提供されるためには、間をつなぐ「リエゾン機能」が重要になる。

　事例の患者は60歳だったが、末期がんという特定疾病に該当し、介護保険が適応になった。介護保険申請をし、認定結果を待たずに、暫定でサービス利用を考えるため、ケアマネジャーを決め、退院調整看護師が電話・書類のやりとりをしながら、退院調整を進めた。退院調整看護師からの情報をもとに、ケアマネジャーは、家族と家屋評価を行い、ベッドを置くアトリエの床材を絨毯からフローリングに変更すること、外出のためのスロープ設置、寝たままで入れる訪問入浴サービスの手配、端座位保持が可能なタイプの電動ベッドを調べるなどの準備を進めた。

　その後、退院調整看護師は在宅医・訪問看護の調整に入る。末期がんのため、事例の訪問看護は医療保険給付になる。「退院時共同指導」という報酬評価がついたが、これはすべての患者に必要であるとは考えていない。退院後、自宅でサービス担当者会議を開催することでスムーズに在宅療養を再開できる場合もある。

　たとえ介護保険給付であってもケアマネジャーと役割分担を明確にして、「訪問看護に何を依頼するか。病状が今後どうなるか。在宅との連携をどうするか」といった医療問題に関する調整をケアマネジャーに伝えたうえで直接、退院調整看護師が進めたほうがより効果的で効率的である。

　この事例では、患者は3か月間自宅で療養し、最期の瞬間まで描き続けた。まだ小さな孫がいたのだが、彼女が「つながっている命」という題の作文を書いたそうだ。おじいさんの生き切る姿を見て「人は最期まで自分らしく生きることができる」ということと、「人は必ず死ぬ」という2つの大事なことを教えてもらった、毎日を一生懸命頑張って生きたいという内容だった。

　患者がどう生きたいか、何をしたいかを患者と一緒に考え、家族と一緒に悩み、共有することで、患者、家族は前を向ける強さを持てるようになる。そのことを教えてくれた事

例だった。

## 第7節　退院調整・在宅療養支援の取り組みと課題

### 1. 退院カンファレンス

　退院前カンファレンスは、病院と地域のバトンタッチの場である。末期がん、難病、医療依存度の高い小児、また新規でサービス導入になった場合や、医療管理が必要になった患者の場合など、いわゆる「医療の連携」が必要な患者には、退院前カンファレンスがスムーズな移行につながる。そして高齢者や末期がん患者の場合、「在宅看取り」につながると考えている。

　在宅医、訪問看護師、ケアマネジャー、家族、病院主治医、看護師、退院調整看護師、MSW、リハビリスタッフなどのメンバーで、「急変時の対応、看取りの可能性」を話しておく。「何かあったら救急車で」ではなく、「どのようなことが起こり得るか、そのときに何ができるか（できないか）、在宅で看取りをする可能性があること」などを家族の前で、急性期医療スタッフから在宅スタッフに伝えることで、家族にも覚悟ができることが多い。

　「何かあったら救急車で」とすると、家族は必死で患者の状態を見ておかなければと考え、緊張した状態でいることになる。家に帰るということは普通の生活を送るということ、そのなかに患者の望む時間が残されているということの共有が、退院前カンファレンスでできていると、在宅看取りにつながることが多い。

　ある在宅医が「病院医師が、亡くなる可能性のあることをきちんと言葉にしてくれることで、家族は僕たちを信じてくれる。そこから初めて在宅医療が可能になるんです」と話していた。なかなか在宅医からは病院医師に言いにくい話なので、退院調整看護師も同席して、確認するようにしている。

　在宅医や訪問看護師が「家で最期を迎える風景」を紹介すると、家族は「家が好きで帰るんだもの、病院で何の治療もできないなら、そのほうがきっと喜ぶでしょうね」と想いを語り始めるそうだ。

### 2. 退院支援・退院調整

　退院支援・退院調整は、患者に関わる医療チームが、適時、適切に関わることが重要である。がん治療が外来にシフトされている現在、外来看護師が、どのように関わるかが今後の課題といえる。

　当院では、がん患者に対して外来での支援が多くなっている。

外来医師から、そろそろケモ（化学療法）のメニューが最後で、今後について相談にのってほしいとか、骨転移や脳転移のようにADLに影響するような転移が見つかり、症状コントロールが必要な患者のために、在宅療養やホスピスについて相談にのってほしいという支援依頼がくる。
　その際は、医師の外来での診察場面に同席して、今後の療養を考えるようにしている。
　生活療養支援や地域医療連携を効果的に進めるうえでは、主治医が患者・家族に病態予測を説明できているかが重要なポイントになる。医師からの病状説明後、看護師が生活の場をイメージした説明をして、患者・家族と一緒の生活を再編することが、納得・安心した退院・在宅療養へとつながるのだ。
　退院支援を開始する際は、まず「これからの生活療養について一緒に考える看護師です」と自己紹介する。そして、家族が理解できていないことや「どのような症状が出てくるか」という点を患者の前で主治医に確認することから、イメージの共有化を始めるのだ。
　当院では、外来看護師も「退院支援コース」の研修に参加する。部署には「退院支援担当者」を配置し、外来での生活療養支援に主体的に取り組めるように退院調整看護師がサポートしている。

## 3. 外来リエゾン・病棟リエゾン看護師（織田病院の取り組み）

　佐賀県の織田病院では、外来リエゾン・病棟リエゾン看護師が配置され、統括する師長がいる。
　外来で、患者の入院申込みがあった時点で、家族状況、家屋状況、介護サービスの利用状況を患者・家族から聞き取り、「今回の入院は、○○日くらいですから、帰れるように入院中に○○の準備をしましょうね」というように、退院支援が開始される。また、高齢者の場合、入院という選択ではなく、在宅医療や訪問看護を導入することで在宅継続の選択ができるような支援を、外来リエゾンが中心になって展開している。
　さまざまな在宅サービスを効果的に活用し、急性期病床も適切に利用できるよう、リエゾン看護師が、患者に必要な医療・ケアを提供できるよう機能しているのだ。
　それによって、「入院期間は短いが、帰ってからのこともきちんと考えて対応し、医療が必要なときは、適時受け入れてくれる医療機関」という信頼感を生んでいる。
　大学病院のような規模の大きい医療機関では、織田病院と同じ取り組みは困難かもしれないが、方法としては、外来通院中の患者への支援を中心にして、システム化を進めることがポイントになる。
　前述したように、がん患者に対しては、自宅での生活をイメージして「生活療養」に関する「気づき」を外来看護師が持てることが大切である。そのため、職員教育を行ったり、外来受診時のアセスメントシートの利用を進めたりして、専門部署への支援につない

でいくのだ。

## 4. 当院での現況と課題

　8年目に入る取り組みだが、「家に帰りたい」と希望する患者・家族への支援に1つひとつ対応し、「がん末期でも家に帰れるんだ」「家で看取りができるんだ」という成功体験を当院医師・看護師たちが繰り返してきた。そんななかで退院支援を進めるうえで必要な情報力やアセスメント能力が高まり、地域の訪問看護師や在宅医、ホスピスとの連携の進め方を身につけてきた。

　いまでは神経難病、がん関連、脳血管障害、慢性疾患の医療連携のあり方や、どのタイミングで地域ネットに相談すればよいかを医師たちは理解し、外来通院中に支援依頼を出すようになっている。

　看護部としては、現場の看護師カンファレンスを OJT として位置付け、定期的にカンファレンスに参加し、「生活者として見る」ための訓練を続け、第1段階・第2段階を現場の看護師とともにシステム化してきた。そしてその現場を支えるために「退院支援コース」という教育システムを構築し、毎年20～25名の研修生を送り出し、彼らが各部署での中心的存在になって仕組みづくりを進めている。

　2006年の改正医療法で「病院または診療所の管理者は、退院後も療養が必要な患者に対して保健医療サービスまたは福祉サービスを提供するものと連携を図り、適切な環境のもとでの療養の継続に配慮しなければならない」と追加責務が見直された。これにより、医療機関は、退院後の生活へのスムーズな移行が義務付けられた。脳血管障害の医療連携パスでも、急性期から直接自宅に戻る場合や回復期リハビリ病棟から自宅に戻る場合、そして回復期を経て療養病棟や施設から自宅に戻る場合、医療機関から自宅＝生活の場に戻る場合の「退院調整」がカギとなり、これが安定した在宅療養へつながっていく。

　2008年度の改正では、急性期での後期高齢者のみに退院調整加算が評価されている。2010年には、看護師と社会福祉士の両者を配置して退院調整を提供している病院を評価している。対象年齢も拡大し、NICUからの退院調整評価も加わった。

　退院調整看護師養成研修のためのプログラム作成の研究にも携わり、医療法改定の影響もあり、全国で養成研修が増えていることから、病棟・外来に勤務する看護師が退院調整を学びたいと、研修会はいつも定員を超える。

　看護師が病院内の軸になり、患者の生活を支える医療・医療連携をシステム化することが、いまの医療界には重要なことである。

　具体的には、第1段階・第2段階では病棟・外来看護師が主体的に動くための教育・システムづくりをまず進めること。

　そして第3段階を担う退院調整部門には MSW と退院調整看護師、そして前方連携を

つかさどる事務職がチームになって協働することが望ましい。

また、第2段階のまだ退院が決定してない段階で、地元の在宅医や訪問看護師が出張・派遣のスタイルで退院調整をサポートする体制づくりが急務である。医療機関のスタッフだけで退院調整を進めると、どうしても重装備の医療で帰すことになり、安全な在宅医療とはいえない。

病院という垣根を越えて「地域で安全な在宅療養を守る」ためにも、退院調整チームに在宅メンバーが早期に介入できるシステムを構築する必要がある。

## おわりに

7年間の取り組みを通じて、いま強く感じていることは、住民も巻き込んだ地域づくりの必要性だ。

住民は、食べられなくなったら胃ろうをつけてほしいと願っているだろうか、病院で最期の瞬間まで抗がん剤投与を続けたいと考えているだろうか。これは我々医療者だけが出せる結論ではない。自分のこととして、どう生きるか、どう老いるか、どう最期の瞬間まで自分らしく生きたいかを、住民も一緒に考えていく必要がある。

「老いても、がんになっても、家にいたいと思ったら、帰れる地域をつくっていく。あなたのおうちに帰ろう。あなたも、わたしも仕事が終われば家に帰る。それと同じように人生という仕事が終わるときは家に帰ろう」（「おかえりなさいプロジェクト」より）。

◆病院紹介

京都大学医学部附属病院

〒606-8507　京都府京都市左京区聖護院川原町54
TEL：075-751-3111（代表）

- ■診療科目　内科、循環器科、小児科、精神科、神経科、神経内科、外科、整形外科、形成外科、脳神経外科、呼吸器外科、心臓血管外科、産婦人科、眼科、耳鼻咽喉科、皮膚科、泌尿器科、放射線科、麻酔科、歯科口腔外科、血液内科、腎臓内科
- ■職員数　1,747名
- ■病床数　1,182床（2009.7.1～）

◆プロフィール

宇都宮　宏子（うつのみや・ひろこ）

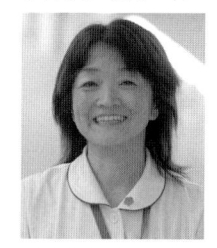

1980年、京都大学医療技術短期大学部看護学科卒業。その後、大阪・函館・高松の医療機関で看護師として勤務、高松の病院で訪問看護を経験し、在宅ケアの世界に入る。1993年、京都の訪問看護ステーションで勤務、介護保険制度創設時、ケアマネジャー・在宅サービスの管理・指導の立場で働きながら、病院から在宅に向けた専門的な介入の必要性を感じ、2002年7月より、京都大学医学部附属病院で「退院調整看護師」として勤務する。現在、京都大学医学部保健学科非常勤講師、京都大学大学院医学研究科人間健康科学系専攻非常勤講師、聖路加看護大学臨床教授、京都府医師会地域ケア委員会。京都大学医学部附属病院では看護部管理室所属で地域ネットワーク医療部師長として勤務。退院調整看護師専任。
主な著書に『ナースのための退院調整』（共著、全国訪問看護事業協会監修・篠田道子編、日本看護協会出版会）、『チームで行う退院支援』（共著、医療経済研究・社会保険福祉協会医療経済研編、中央法規）、『病棟からはじめる退院支援・退院調整の実践事例』（編集、日本看護協会出版会）。

# 第4章 地域で暮らし続けるために
―― 多職種連携と街角ホスピス

医療法人財団千葉健愛会 あおぞら診療所 院長
川越 正平

## はじめに――あおぞら診療所の概要

 あおぞら診療所は、医師3名のグループ診療の形態で1999年、千葉県松戸市に開業し、開設時より在宅医療を診療活動の中心に据えて地域医療に取り組んでいる。2004年、同市内に分院を開設し、さらに2009年には高知県高知市に診療所を開設した。現在は3つの診療所で常勤医師8名、非常勤医師10名、研修医2～3名常時配属という体制である。
 診療にあたっては、通院困難な在宅医療ニーズを有する患者からの依頼を拒むことなく受け入れ、がん、神経難病、脳血管障害、整形外科疾患、認知症、精神疾患(統合失調症等)、内部障害(心不全、腎不全、肝硬変等)、若年障害者(交通外傷後、脳性麻痺、低酸素脳症等)、先天性疾患など、多彩な患者を地域で支えるべく努力している。

## 第1節 24時間365日の安心を提供する

 在宅療養を開始するにあたって、患者の一番の不安は、急な病状変化に際しての対応である。当院では、病状の変化があれば24時間いつでも相談にのること、必要があれば緊急で訪問する体制があることを明確に伝えている。
 実際には、「24時間の安心」を提供することができれば、夜間休日に緊急で訪問しなければならない病態はさほど多く生じない。むろん、診療が必要な事態と判断した場合、患者宅に速やかに駆けつけることが何よりの安心につながる。当院では在宅導入後の初めての問い合わせに対しては、軽微な変化であってもひとまず診療に赴いたうえで、緊急性はないことを確認するよう心がけている。患者、家族にそういった経験を重ねてもらうことによって、在宅における24時間対応の実際について理解が深まり、「24時間の安心」を体感してもらうことができると考えるからである。
 一方、24時間365日揺るぎない対応を保証することは医療を提供する側にとっても負担

は小さくない。そのため、複数医師体制を構築することは、その責務を担う医師にとっても大きなメリットがあるといえる。

## 第2節　生命と生活を支える6つの視点

「在宅」という言葉が示すように患者は自宅にあり、そこには患者家族の日常生活がある。「生命」を支えるための訪問診療であると同時に、その土台となる「生活」を支えることが在宅ケアであることを忘れてはならない。それでは、生活を支えるということは具体的にどういうことであろうか。

生活を支えるために重要な6つの視点を図表2-4-1に示す。要介護者が安定した生活を継続するためには、食事、排泄、睡眠の3つの要素が極めて重要であることは間違いない。加えて移動、清潔、喜びとQOL（Quality of Life：生活の質）に深く関わる要素も重要視し、在宅療養を支援したい。

図表2-4-1　生命と生活を支える6つの視点

食　事
排　泄
睡　眠
移　動
清　潔
喜　び

## 第3節　在宅における全身状態の見方

高齢者は一般に症状が乏しく、あったとしても非特異的な症状を呈することも多い。だからこそ、「在宅療養ノート」を関係者全員が記入するなど、家族やホームヘルパーを含めたチームが状態変化を見逃さない戦略が重要である。全身状態を把握するにあたって有用な指標を図表2-4-2に掲げる。

図表2-4-2　全身状態の把握に有用な指標

食欲
意識の状態
身のこなし
体温
呼吸の様子

## 1. 全身状態を最も反映する指標としての「食欲」

　図表2-4-2に掲げた5つの項目はいずれも重要だが、全身状態を見極めるうえで最も大切な指標を1つ挙げるとしたら「食欲」であろう。

　例えば、同じように咳と痰を呈する患者であっても、「38.5℃の発熱があるものの、3食食べることができている患者」と「37℃前半の微熱だが、食欲がなく食べられない患者」では、後者のほうが重篤な病態である可能性が高い。このように、急な病態変化を呈する患者には「食事や水分を摂れているか？」「次の食事を食べたいと思うか？」を問うことが、全身状態を把握するための重要なカギとなる。

## 2.「意識の状態」と「身のこなし」

　次に重要なのが「意識の状態」や「身のこなし」である。日ごろ、清明な患者の意識が混濁しているならそれは看過できないし、いつもは車いすに軽介助で移乗できる患者が下半身に力が入らず、移乗できないとしたら、その事実は重く受け止める必要がある。

## 3.「体温」と「呼吸の様子」

　バイタルサインが全身状態把握に有益な情報であることはもちろんだが、在宅においては医学知識を持ち合わせていない患者や家族、ホームヘルパーからの報告をもとに判断しなければならないため、話はそう単純ではない。そもそも、バイタルサインを測定してもらおうにも患者宅に測定機器がなければ不可能である。家族の力量にもよるが、血圧や脈拍を正確に測定し報告してもらえることは少ない。

　そのような場面では「体温」と「呼吸の様子」に注目してもらうのが現実的であろう。体温については測定の部位や方法が不適切であったり、予測式の電子体温計を用いているにも関わらず測定時間が短すぎる場合など、実際より低い値が出てしまう恐れもある。そういった条件を踏まえたうえで、報告された数値より実際の体温が低いことはないだろうという予想のもと、判断材料の1つとすることは可能である。一方、呼吸数のカウントも、慣れていない家族には困難だ。そこで、あくまでも家族やホームヘルパーの主観をもとに「苦しそうな呼吸かどうか？」を報告してもらうことによって、病態把握の一助とするのが現実的である。

## 4.「何となくおかしい、元気がない」＝「Not Doing Well」

　問診は不可能であり、身体所見をとるにあたってもかなりの困難を伴う新生児科の医師が、救急で運ばれてきた新生児にどこまで侵襲的な精査を行うかを判断する際に最も重視するのが「Not Doing Well」と称する直感であるという。

在宅において寝たきり患者や認知症患者の全身状態を把握するにあたっても同様のことがいえる。図表2-4-2に掲げた指標を踏まえたうえでの「何となくおかしい、元気がない」という直感力を磨くべく、在宅医療に従事する医師も臨床経験を積み重ねる必要がある。

## 第4節　地域における患者情報の分断と「顔の見える関係づくり」

　1992年に老人訪問看護ステーション制度が始まり、2000年の介護保険制度創設とともに介護支援専門員（ケアマネジャー）がケアプランを立案することになった。以来、医師と訪問看護師、介護支援専門員は、異なる場所の異なる設立母体の事業所でそれぞれ働いているという現実がある。医師と看護師が病棟のナースステーションという同じ空間で顔を突き合わせて働いている病棟医療と、在宅医療が決定的に異なるのがこの点だ。同じ病院内ですら、日ごろ勤務していない病棟で入院患者を担当した場合、「やりにくさ」を体験したことのある医師は少なくない。

　複数、多職種のスタッフが連携する状況下では、正確な情報を共有することが本来の前提条件である。ところが地域連携の現場において、事はそう単純ではない。

　例えば、診療所のカルテには患者の血液検査の結果報告書が存在するが、訪問看護ステーションの看護師はそれを常時閲覧することは通常できない。病院からの診療情報提供書も診療所のカルテには存在するが、訪問看護ステーションのカルテにはファイルされていない。

　このような在宅における患者情報の分断や連携の困難性について明確に認識したうえで、「顔の見える関係づくり」を能動的に目指すことが地域連携の第一歩といえる。

## 第5節　訪問看護が在宅ケアの根幹を支える

　診療にあたっては、生活を見据えた医療・ケアを患者に一貫して提供すること、そして家族を丸ごと支えるという視点が不可欠だろう。複数医師による体制で診断や治療について支えるのは当然だが、訪問看護師こそ在宅ケアの根幹を支えると認識している。そのような考え方のもと、訪問看護師を中心とした多職種からなるチームが地域で協働するスタイルを追求している。

　具体的には、24時間の緊急訪問に取り組む訪問看護ステーションと密な連携を心がけている。当院と5名以上の患者について連携している市内6つの訪問看護ステーションとは月に1回、合同カンファレンスを開催。連携しているすべての患者について1～2時間の時間を費やして情報交換を行い、顔の見える関係づくりを目指している。連携上のさらな

る工夫として、院内にそれぞれの訪問看護ステーションを担当する常勤看護師を配置して、情報共有の窓口を担ってもらった。1週間に1度定期連絡を行い、それぞれが訪問診療や訪問看護で得た情報を交換している。急性増悪や合併症併発時には、連日のように連絡を取り合っているのである。

## おわりに──地域のなかで最後まで過ごせる居場所「街角ホスピス」

　当院は在宅医療を中心に実践し、多くの在宅死を支えている。しかし、当院のかかりつけ患者であっても、約30％は入院死亡の転帰をたどる。

　その入院理由について調査したところ、うち30％は「家族介護の限界」「独居」など病状以外の理由で在宅療養を断念していた。病状が不安定な状態で入居させてもらえる介護施設はまずないため、急性期病院への社会的入院を余儀なくされる。疼痛緩和の急性期治療はもちろんのこと、家族負担軽減のための短期レスパイト入院を緩和ケア病棟に、デイホスピスとしての機能を療養通所介護に担ってもらうことは今後ますます重要となる。

　前述の「家族介護が破綻した結果、入院を余儀なくされた患者が30％にものぼった」という調査結果は、実に示唆に富んでいるように思う。つまり、介護を支える居宅サービスやがんを患っていても入居することができる介護施設を充実させることによって、在宅緩和ケアを大きく推進することができる可能性があるのだ。

　実際に、当院では地域のグループホームや有料老人ホーム、いわゆるケア付き住宅、特別養護老人ホームなどでの看取りも多くの経験を重ねている。地域のなかで最後まで過ごせる居場所の選択肢を増やす「街角ホスピス」と呼び得る存在の実践が重要だと考えている（図表2-4-3）。

図表2-4-3　看取り機能を担い得る居場所

| | |
|---|---|
| 特定機能病院 | 高度先進医療 |
| 急性期病院 | 救命救急・急性期医療 |
| 緩和ケア病棟 | 緩和治療急性期やレスパイト入院 |
| 中小病院 | 亜急性期入院医療 |
| 有床診療所 | 医師の配置と24時間の看護 |
| 老人保健施設 | 医師の配置と24時間の看護 |
| 特養・ナーシングホーム | 24時間の看護 |
| 有料老人ホーム | 24時間の介護と日勤帯の看護 |
| 在宅・グループホーム | 家族と訪問看護 |

◆病院紹介

**医療法人財団千葉健愛会　あおぞら診療所**

〒271-0074　千葉県松戸市緑ケ丘2-357
TEL：047-369-1248　FAX：047-369-1247

■病院分類　診療所

◆プロフィール

**川越　正平（かわごえ・しょうへい）**

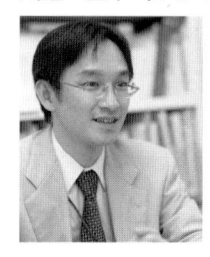

1991年、東京医科歯科大学医学部卒業。同年、虎の門病院内科レジデントとなる（前期2年、後期3年）。1996年、虎の門病院血液科医員となり、1999年、医師3名によるグループ診療の形態であおぞら診療所を開設、院長を務め、現在に至る。
日本内科学会、日本在宅医学会、日本緩和医療学会、日本プライマリ・ケア学会、日本家庭医療学会所属。日本内科学会総合内科専門医、東京医科歯科大学臨床教授、日本在宅医学会幹事、全国在宅療養支援診療所世話人、緩和ケアプログラムによる地域介入研究　連携促進Gリーダー、虎の門病院がんサポートチームメンバーを務める。
著書に、『初期プライマリケア研修』（共著、医学書院）、『学生のためのプライマリケア病院実習』（共著、医学書院）、『レジデント臨床基本技能イラストレイテッド』（編集、医学書院）、『君はどんな医師になりたいのか』（共著、医学書院）、『プライマリ・ケア救急』（編集、プリメド社）、『在宅医療・介護基本手技マニュアル改訂第2版』（分担執筆、永井書店）、『明日の在宅医療　第2巻在宅医療の諸相と方法』（分担執筆、中央法規）、『案ずるより任せるが吉　在宅医療』（厚生労働科研成果物）、『在宅緩和ケアのための地域連携ガイド』（厚生労働科研成果物）、『事例から学ぶ在宅緩和ケアの実際』（分担執筆、青海社）など。

# 第5章 医療から福祉に高齢者ケアの軸足を転換したスウェーデン

福祉の勉強会ホスピタリティ☆プラネット　主宰
藤原　瑠美

## はじめに——エーデル改革15年後をレポートするにあたって

　1992年1月、スウェーデンはエーデル改革という高齢者の医療・福祉改革を断行した。本稿は、スウェーデン南端スコーネ県にある、人口3万人のエスロブ市における改革15年後の現況レポートである。

　筆者は2005年から2年間で現地を5回訪問、通算230日の取材をした。6,000枚の写真と130本のインタビューテープが残り、2009年に『ニルスの国の高齢者ケア　エーデル改革から15年後のスウェーデン』(ドメス出版) を上梓した。

　現地で、エーデル改革の果実ともいえる、健康で自立した高齢者たちの生活に出会った。同市の65歳以上で介護を受けている人の比率は12.5％ (2005年)。同年のスウェーデン全体の15％と比べても低い。高齢者の健康は、市の良好な財政運営を先導していた。18億6,683万クローナ (約291億円) の歳出に対する構成比は、高齢者13.3％、障がい者11.6％、子ども29.6％である (図表2-5-1)。

　日本を省みると、医療を頼りに人生最後の日々を暮らす高齢者が少なくない。それは本人の生活の質にとっても、限りある原資の分配という意味でも、理想的な過ごし方とはいえない。エーデル改革は、医療 (キュア) から福祉 (ケア) へと、高齢者福祉の軸足を転換した改革である。

　スウェーデンは枠組み法のなかで地方自治が営まれているため、290ある市の高齢者福祉の運営は一様でない。そのためエスロブ市の事例が、スウェーデンを代表するとはいえない。スウェーデンと日本の税制や社会制度の違いも考慮する必要がある。しかし、人間が幸せに生きるニーズ自体は変わりないはずである。エスロブ市の事例は、日本の高齢社会の現況を映し出すいい事例 (鏡) になると思う。

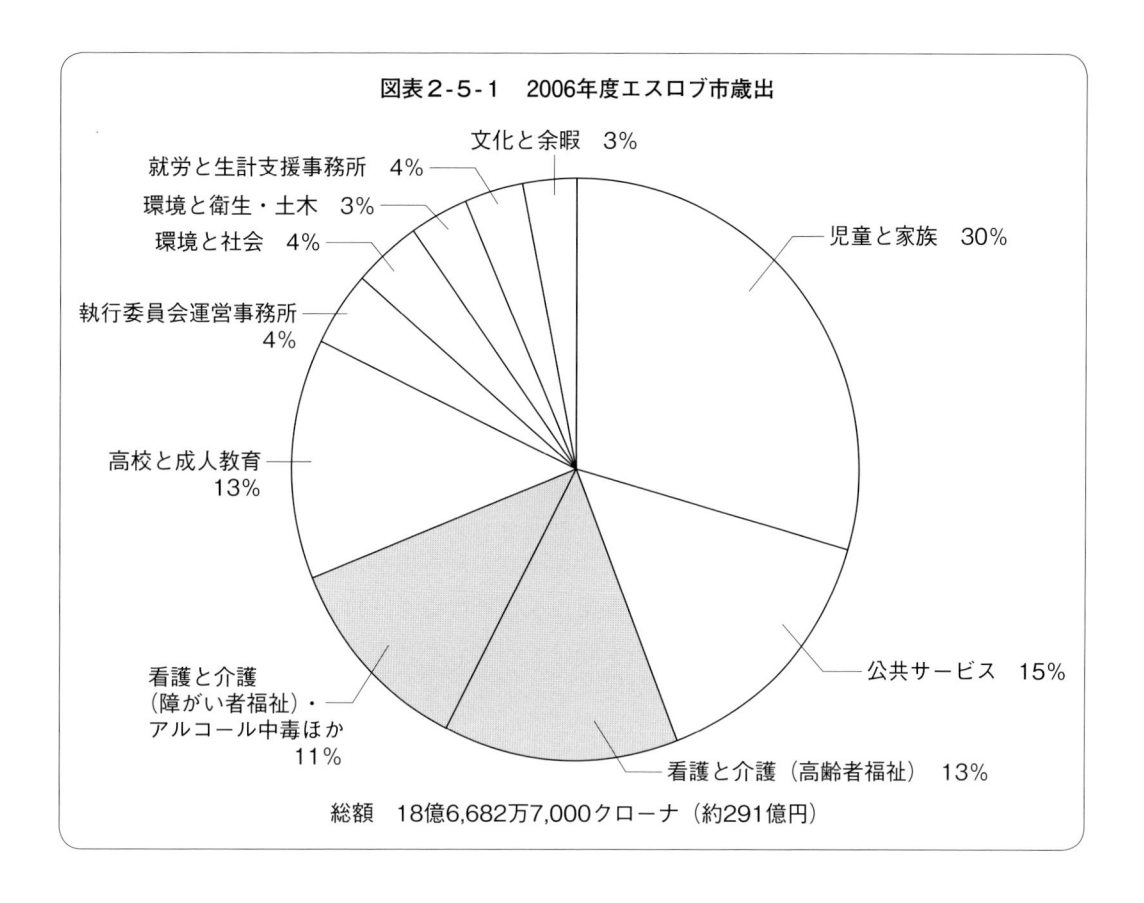

図表2-5-1　2006年度エスロブ市歳出

- 文化と余暇　3%
- 就労と生計支援事務所　4%
- 環境と衛生・土木　3%
- 環境と社会　4%
- 執行委員会運営事務所　4%
- 高校と成人教育　13%
- 看護と介護（障がい者福祉）・アルコール中毒ほか　11%
- 看護と介護（高齢者福祉）　13%
- 公共サービス　15%
- 児童と家族　30%

総額　18億6,682万7,000クローナ（約291億円）

# 第1節　「オムソーリ」という古い言葉を見直す

## 1. 北辺の貧しい国だったスウェーデン

　スカンジナビア半島の中央に南北に伸びるスウェーデンは、日本の1.2倍の国土に933万人（2009年時点）が住む。人口は南半分に集中、南は樺太（サハリン）と同じ緯度で、メキシコ湾流（暖流）の影響で気温が緩和されているものの、農業条件は厳しく、19世紀末まで北辺の貧しい国であった。

　スウェーデンでは、1860年代から1930年の間、約120万人が新大陸アメリカに移民した。当時の人口が約400万人というから移民の規模がわかる。地理・風土・歴史がスウェーデン人の心情に与えた影響は計り知れず、オムソーリ（Omsörg）という古い言葉を生んだ。これは「相手を気づかう」とか「お互いにかばい合う」という、英語のケアに近い、「お互いに助け合って生きる」という意味を持つ言葉である。

## 2. オムソーリの介護

　訓覇法子著『スウェーデン人はいま幸せか』（日本放送出版協会）には、スウェーデンの「未来研究審議会」に委託された「社会福祉プロジェクト」の最終報告書に「オムソーリ」という言葉が登場するという記述がある。

　エスロブ市の「看護と介護部（Vård och Omsörg）」は、2003年から組織の呼称にオムソーリ（Omsörg）を使っている。高齢者と障がい者のケアを担う、840人の公務員組織だが、看板表記や印刷物を通じて、市民がオムソーリという言葉を目にする機会を増やしている。

　高齢者福祉の制度面の整備が水準に達したスウェーデンは、オムソーリという言葉が持つ意味を見直し、人間的な行為の質を新たな目標にした。実際、筆者がエスロブ市の高齢者福祉の現場を歩きまわってみると、介護スタッフの働き方や言動に多くのオムソーリを発見した。それは、依存心を増長する過保護な支援ではなく、自立という潜在能力を尊重し、引き出すケアのあり方だった。介護を受けていてもその人らしく生きるような個別のニーズに対応。過剰な医療・介護をそぎ落とす合理化の基本にも、限られた社会資源の分配にも高齢者のオムソーリの思想が流れているように感じた。

## 第2節　エーデル改革

### 1. 1980年代、社会的入院患者が病院のベッドを占領

　エーデル改革では、入院医療の劇的な構造改革を実現した。社会的入院患者の削減である。1992年を基準年とすると、2004年には、内科28％減、外科48％減、老年科74％減、精神科62％減と、病床数の大幅な減少が見られる（図表2-5-2）。

　外山義著『クリッパンの老人たち』（ドメス出版）によると、1960年代のスウェーデンでは病院法で病院医療の充実と拡大がうたわれ、大量の病棟が建設され、その大半が慢性期患者で埋められていったという。1890年に高齢化社会（65歳の人口が7％以上）が到来したスウェーデン社会は、92年という歳月をかけ、高齢社会（同14％）へと移行した。その結果、1980年代には病院のベッドが、入院治療が終わっても受け皿が用意されていないために、行き場のない虚弱な高齢者たちに占領され、それが財政を圧迫していた。

図表2-5-2　エーデル改革以降の県の各診療科別の病床数の減少

(床)

|  | 内科 | 外科 | 老年科 | 精神科 |
|---|---|---|---|---|
| 1992年 | 14,006 | 15,367 | 7,983 | 1,1846 |
| 2004年 | 10,145 | 8,031 | 2,036 | 4,488 |
| 減 | −28% | −48% | −74% | −62% |

(出典：拙著『ニルスの国の高齢者ケア　エーデル改革から15年後のスウェーデン』伊澤知法「スウェーデンにおける医療と介護の機能分担より連携」より抽出〈『海外社会保障研究』156号〉)

## 2.「県が医療、市が福祉」という役割分担

　スウェーデンでは県と市の役割分担が明確で、二重組織ではない。医療、福祉は、日本のような健康保険や介護保険ではなく、地方税でまかなわれている。人々は所得税の10％を県税として徴収される。スコーネ県の歳出の9割は医療関連費に使われ、県の役割は医療に特化されている。さらに所得の20％の市税を払う。

　市税で、高齢者福祉、障がい者福祉、基礎教育（日本の義務教育に相当）、高校教育、文化活動、市民サービスなど、生活関連の領域がカバーされる。エスロブ市の自主財源比率は83％。透明な会計制度のため市民の目が行き届きやすい。

　一方、国に集まるのは国税・企業税・消費税などと社会保険料である。国民の8割は地方税（県税と市税）を徴収されるだけだが、2割にあたる高額所得者は、さらに20％、25％の国税を徴収される。国の歳出は、老齢年金や子ども手当、両親保険、傷病手当など、現金給付というかたちで家計に再分配される。社会保険料は雇用主負担のため、被雇用者は払わなくてよい[※1]。

　エーデル改革では、こうした県と市の税の分担で、市（福祉）が責任を持ち社会的入院患者の受け皿を用意することに決まった。もし受け皿を用意できなくて、県が経営する病院に社会的入院を続ける高齢患者がいると、市は県に「社会的入院費支払い責任」という入院費を払うことに決まったのだ。

## 3. 福祉の力で受け皿を用意する

　エーデル改革において、市の福祉の責任で、虚弱な高齢者の受け皿をつくるよう義務付けられたのは次の項目である。
①特別な住居（särskilda boendeformer）の新設。

---

※1　スウェーデンにおける被雇用者の社会保険料については、1992年までは事業主全額負担だったが、1993年から非保険者負担が導入された。本人負担は7％ぐらいであるが、エスロブ市では全額が雇用主であるコミューンが負担している。

②県所属の看護師、准看護師、作業療法士、理学療法士の市への異動。
③特別な住居における看護師の初期医療の実施。ただし在宅介護を受ける高齢者への地区看護師の訪問看護は、県との話し合いが終了した市から実施。
④各種在宅サービスの充実。
⑤MAS（医療責任看護師）の設置。

　上記に加え、エスロブ市ではアンダーナース（undersköterska）と英語読みする、医療の基礎的な勉強を修めた介護スタッフが育成されていく。1996年に発行された「エーデル改革の最終報告書」[※2]には、エーデル改革の成果として下記の成果が記載されている。
①入院医療の劇的な改革――社会的入院患者の大幅な解消。
②急性期病棟のベッド削減と入院日数の短縮化の実現。
③特別な住居の居住環境の向上。
④市の看護師の数の充実。

## 4. 県から市にマンパワーの大異動

　1992年1月1日、県の高齢者医療施設で働く看護師、准看護師、理学療法士、作業療法士が、市の公務員となるため大異動した（図表2-5-3）。特記事項は、医師が県の医療機関にとどまったことである。それによって県に働く地区医師に代わり、市の福祉部門に働く看護師が要介護の高齢者の初期医療を担うようになった。特別な住居における看護師の初期医療はすぐに委譲できたが、地区看護師（訪問看護）の委譲はスムーズに運ばなかった。これはエーデル委員会の提案に、医療を束ねる県連合が最後まで反対したためで、最終的に県と市の話し合いがすんだ市から委譲が行われることになった。

　15年後のいまも、290ある市の半分しか地区看護師の県から市（福祉）への委譲を完了できていない。2006年5月に法制化された「高齢者医療・高齢者ケア10か年国家戦略」では、訪問看護の市への一元化が唱えられている。

## 5.「特別な住居」――スウェーデンに「施設」は存在しない

　エーデル改革においては従来の高齢者施設が「特別な住居」（図表2-5-4）というケア付き住宅に変身、居住環境が向上した。いまやスウェーデンに「施設」という言葉は存在しない。特別な住居には一人ひとりの「住居」にキッチンがつくられ、シャワールームがある。エスロブ市に6つある特別な住居は、玄関など細部のつくりも住居を意識したものだ。普通の住居との違いは広さである。12坪が平均的広さだが、5種類のサイズがある。

---

※2　伊澤知法著「スウェーデンにおける医療と介護の機能分担と連携――エーデル改革による変遷と現在――」（『海外社会保障研究』156号）より。

図表2-5-3　エーデル改革後のコミューンの職種別職員の変遷

(人)

| 年 | 職種 | 准看護師 | 看護・介護助手 | 看護師 |
|---|---|---:|---:|---:|
| 1991年 | | 1,289 | 128,747 | 193 |
| | 100%に勤務換算 | 900 | 85,897 | 150 |
| 1992年 | | 24,837 | 147,453 | 8,244 |
| | 100%に勤務換算 | 18,472 | 98,093 | 6,604 |
| 1994年 | | 34,012 | 143,135 | 10,029 |
| | 100%に勤務換算 | 24,924 | 94,632 | 7,014 |

(社会保健庁「Ädelreformen Årsrapport 1995/Reviderad version」〈「社会保健庁」は、拙著『ニルスの国の高齢者ケア』では「社会庁」と表記している〉井上精一著『高福祉・高負担国家　スウェーデンの分析』一部抜粋)

図表2-5-4　特別な住居

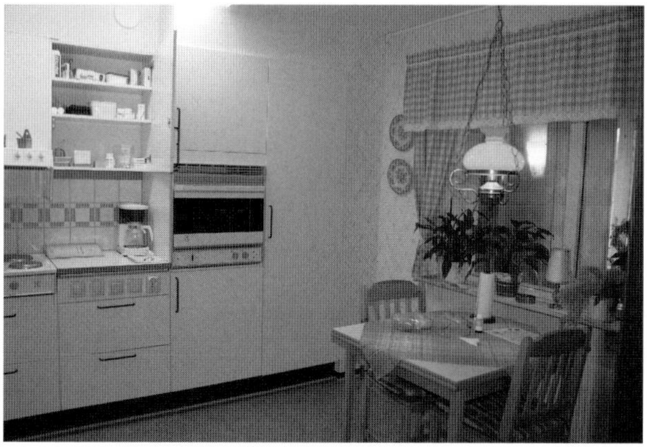

2000年にできた特別な住居の個人の台所。窓の外は廊下である

　スウェーデンの努力を物語るのは、エーデル改革の年、1992年から3年連続で自国の経済がマイナス成長を記録したにも関わらず、改革が粛々と進んだことだ。日本では「スウェーデンは経済不況の影響で福祉の質が下がった」とささやかれたが、エスロブ市の場合、1994年、1996年、1998年、2000年と改革の手をゆるめずに6つの施設を特別な住居に刷新している。

　高齢者は特別な住居になじみの家具や絵、刺繍の壁飾りなどを運び込み、人生の最期の日々を暮らす。施設臭のない居住空間が高齢者を健康にする。また一人ひとりの人生を大切に扱うケアの工夫が、入居者の健康につながる。

　ある施設長は「人間は社会的動物、私たちの仕事は一人ひとりの入居者の望みを叶える

こと」と語った。実際に施設長は、50名の介護スタッフの小集団活動を指揮しながら、個別なニーズに対応できるよう教育する。入居者の些細な習慣や好みの対応例は、歯ブラシや枕の硬さにまでこだわるというものである。個々人の嗜好を尊重した結果、認知症ケアユニットの入居者の認知症は進んでいない。認知症ケアユニットの場合、1ユニット8名を超えない配慮がある。

## 6. アンダーナースという介護スタッフの誕生

「エーデル改革で最も変わった点は？」という筆者の質問に、エスロブ市で長年介護教育に携わってきた教師は「アンダーナースの誕生」と答えた。

エスロブ市では、1992年以降、アンダーナースという、基礎的な医療の勉強を修めた介護スタッフを、市立高校と市の成人学校で教育し続けてきた。現在、エスロブ市では100％アンダーナースである。だがストックホルムなど大都市になると、10名前後が暮らす特別な住居の1ユニットに正看護師が1名配属され、あとはケアワーカー（vårdbiträdeä）という構成が多い。就労の場の少ない地方都市の場合、優秀な人材が介護スタッフとして働くからだろうか。

現在、エスロブ市ではアンダーナースの職域が広がっている。マンパワーユニット[※3]、在宅安全アラーム[※4]、在宅リハビリ、在宅緩和ケア、認知症ケアなど、専門的領域にも進出している（2009年時点）。

アンダーナース8名で構成される在宅緩和ケアチームは2006年にスタート。緩和ケア専門看護師と地区看護師が1名ずつ加わりアドバイスするが、主戦力はアンダーナースである。自宅でターミナルに入った高齢者に寄り添うのがその仕事だ。

介護スタッフが専門領域に参加することは、彼らのモチベーションにつながり、社会的地位の向上とともに、より多くの専門的サービスがニーズに合わせて提供できるという利点がある。エスロブ市は、2004年の社会省が推進する国レベルの「ケアの質と技術の開発委員会（Kompetensstegen）[※5]」の取り組みに先行していた。

---

※3　介護スタッフの休暇時に代替で臨時に働くスタッフのユニット。2005年時点では30名が働いている。優秀な人材がそろっており、給与体系は一般の介護スタッフと同じだが、より高給をとる。
※4　高齢者が腕時計型かペンダント型のベルを身につけ、緊急時にそれを押すと、本部に通じて、援助をするアンダーナースが駆けつけるという緊急時の通報ベル。スウェーデンでは普及している。
※5　2004年から始まった介護スタッフの能力向上の国家プロジェクト。専門性の育成や、新しい価値観を持つ新高齢者の対応を考え、コミューン（市）が主体になり運営する。

## 第3節　各種在宅サービスの充実

### 1. 介護を受けていても、一人暮らしをする高齢者たち

　スウェーデンの二世帯同居率は4％である。子どもは18歳で高校卒業と同時に家を出て自立していく。また伴侶を亡くした高齢者は子どもの世帯と同居することなく、一人暮らしを始める。しかし親子の交流は日本に比べて頻繁である（図表2-5-5）。

　筆者が訪問介護や訪問看護に同伴した際、日本では困難だと思われるケースでも、高齢者は一人暮らしをしていた。週4回、認知症のデイサービスに通う70代後半の女性、末期の肺がんの女性、リウマチを患い手が不自由な女性、95歳や100歳の女性も一人で暮らす選択をしている。人口500人のビリンゲ村の外れには、1843年に建った農家に、脳卒中で片麻痺となった87歳の独身男性が日に6回の訪問介護を受けて一人で住んでいた。彼は愛着のある実家を終の棲家にする決断を自らしたのだ。高齢者の独居は、本人の自立心、在宅を支える重層的なサービス、親族や地域の人々との絆があってこそ可能な選択だった。

　スウェーデン統計庁によると、エスロブ市では、訪問介護の利用時間が月12時間以内の人が、全利用者の49.5％を占める。1日5分の安否確認に相当する。起床介助があると15分、長くて30分の滞在時間だ。また数は少ないが長時間利用者もおり、午後には40分前後の散歩などのプログラムもある。長短の時間を使い分けることで、短時間訪問を増やせた。これで、少しの援助さえあれば自宅に住み続けることが可能な高齢者の数を増やすことができた。

図表2-5-5　高齢者が家族と会う頻度

(%)

| 頻度＼国 | スウェーデン | 日本 |
| --- | --- | --- |
| 毎日 | 31.7 | 13.5 |
| 週1回 | 37.6 | 16.7 |
| 年数回 | 3.9 | 37.9 |

（「1993年EU12カ国高齢者調査」より抜粋）

### 2. 訪問介護と家事援助サービスを切り離す

　エスロブ市では、訪問介護を家事援助（掃除、洗濯、料理）と切り離した。掃除、洗濯は、アンダーナースの専門チームが2週に1度巡回する。一方、料理ができない高齢者には、メニュー選択のある真空パックの調理食が、1週間分、民間業者から宅配される。介

護と家事の2つを分けたことで、アンダーナースが利用者と会話する時間を生み出せた。

　ベテランアンダーナースは、5分の安否確認でも、利用者と見事に交流している。会話力や人間関係力がアンダーナースの訪問を魅力的にして、利用者を孤立感から救う。長い訪問はプライバシーを損なう、とも考えられている。

　また訪問介護の目的は身体介助ではない。身体介助は補助器具などの道具で補える。むしろ外の郵便ポストから新聞や手紙を取り出す、ゴミを捨てるなど、ワンポイントの援助さえあれば、利用者が自宅に住み続けられるという視点での支援である。重要なのは、一人ひとりの存在を受容する対人的な表現、接遇と考えている。

　訪問介護は、社会サービス法[6]と、保健・医療サービス法[7]に準じて行われており、前者は、起床介助、ベッドメイキング、朝食準備、トイレ介助、トイレの掃除、ゴミ処理、新聞と郵便物の取り出し、マニキュア、ヘアカラーを巻くこと、食事を温めること、シャワー入浴、ペットの世話、買物、散歩、薬を飲んだかの確認、就寝介助などである。

　保健・医療サービス法に準ずる仕事としてはフットケア、インシュリンの注射、床ずれや皮膚の手入れ、採血などがある。

　このほかの在宅生活を支えるサービスには、訪問看護、リハビリ（施設・在宅）、補助器具アドバイス、在宅安全アラーム、電球交換などの便利屋、友愛訪問（年金生活者組合）、デイサービス、高齢者集会場、グードマン制度（日本の成年後見制度）などがある。

# 第4節　高齢者のリハビリ

## 1. 自立心を喚起するリハビリ

　スウェーデンでは高齢者リハビリは、医療（キュア）ではなく福祉（ケア）に属している。日本のように医師の許可がないとリハビリを施せないということはない。エスロブ市で高齢者の退院が決まると、すぐにリハビリスタッフが動き出す。社会的入院費支払い責任を考慮した行動である。

　脳卒中や心臓発作、大腿骨骨折など急性期の入院をしていた、エスロブ市の高齢者の退院通知を病院から受けると、間髪を入れずリハビリスタッフが病院に出向く。

　そして迅速に「リハビリニーズ」を問う書類を看護プランナーに送る。これはケアマネジャーに相当する職制だが、日本とは比較にならないほど自由裁量権がある。エスロブ市では、3人が社会サービス法に基づいたケアプランを立てるニーズ査定主事（Bistandsbedomare）、

---

[6]　1982年の社会サービス法（SoL：Socialtjänstlagen）の影響は大きい。児童福祉、家族福祉、生活保護、障がい者福祉、高齢者福祉の基本法。地方自治体から住民がサービスを受けるための枠組みをつくった法律。
[7]　1983年に施行された保健・医療サービス法（HsL：Hälso+och sjukvårdslagen）。全般的な保健と医療ケアの高い水準をすべての人に等しく確保するための法律。県と市町村の責任を明確にした。

1人が保健・医療サービス法に基づき、看護・リハビリプランを立てる看護プランナー（Vårdplanerare）として働く。看護プランナーはエスロブ市が独自に作った職制で、同市では地区看護師出身のベテランが担当している。

次に看護プランナーは、作業療法士と理学療法士を伴い病院を訪問、患者のリハビリニーズを査定する。そして「リハビリ不要」「地区保健医療センターでリハビリ」「在宅リハビリ」「ショートステイでリハビリ」の4段階に患者を査定する。ここで自宅に戻るか、リハビリ施設に短期滞在するか、特別な住居に移り住むかが決まる。とはいえ、まず優先されるのは高齢者本人の意思である。

## 2. 自宅が教室の在宅リハビリ

エスロブ市で、高齢者が自宅を使いリハビリをする在宅リハビリが始まったのは2005年6月である。スウェーデンではまだ新しい試みだそうだ。自宅での一人暮らしを可能にするのが目的の、オーダーメイドの自立支援である。以前は施設にショートステイをするリハビリを使っていたが、在宅のほうが実践的であり、ショートステイの5分の1の経費で運営できる。管理主任は費用対効果に注意深い。筆者が訪問介護に同伴したときに高齢者の自宅で垣間見たのは、誇らしげにベッドから自ら起き上がり、車いすのハンドルをつかんで立ち上がる、学習の成果を披露する高齢者の姿であった。

# 第5節　病院医療とかけ離れた高齢者の生活

## 1. エスロブ市には病院が1つもない

人口3万人のエスロブ市には病院が1つもない。医療機関としては、診療所の役割を果たす県立の地区保健医療センターが3つ、専門医が集まる県立の専門医センターが1つあるだけ。専門医センターには、眼科、耳鼻科、泌尿器科、皮膚科、小児科、乳がんのマンモグラフィーやレントゲンなど、専門医である個人開業医が集まる。日本のように医師は個々に開業していない。

地区保健医療センターには総合医が働いていて、地域の家庭医を勤め、一人で内科から眼科、皮膚科まで総合的に診ている。ここでは、ベテラン看護師が電話でパソコン画面を見ながら受付をする。病状を聞き、病院、地区保健医療センター、薬局という行き先を指示する。週7日の8～17時、土日は18時までというサービスで、休診の時間帯は、24時間対応の県の医療情報センターが患者を引き継ぐ。スウェーデンでは医療機関は県に属し、すべて県税でまかなわれる。

エスロブ市で急性期の病気になったときは、隣町の県立のルンド大学病院を使う。車で

30分の距離だ。スウェーデンの病院の役割は、急性期と精神医療に絞り込まれた。入院医療中心で、混雑する外来がない。スウェーデンには、高度医療を担う管区病院が9つ。県立中央病院と県立地区病院が合わせて79。地区保健医療センターが947あるだけである。

## 2. 医師に代わり、看護師が高齢者の初期医療を担当

　エスロブ市には、在宅と特別な住居で初期医療を受ける800人の高齢者と障がい者がいて、35人の市の職員である看護師が彼らの初期医療を担当する。22人が特別な住居、12人が地区看護師として訪問看護を担い、1人がリハビリ部門に働く。

　地区看護師（市職員）は自立した仕事をしており、人口1,500人の町の地区看護師は、地区保健医療センターに働く地区医師（県職員）と頻繁に連絡をとりながら、35人の患者を一人で受け持っていた。自分と医師の意見が違うとき、「自分の意見のほうが尊重される場合が多い」と語る。がん患者の在宅緩和ケアも行い、死亡に際して「死亡確認書」を書ける。これをもとに医師が「死亡診断書」を書く。

　スウェーデンでは地方自治が進み、地区看護師の位置付けは市ごとに違い、全国一様でない。ストックホルム県などいくつかの県では、高等訪問看護師が、がん患者を往診している。

　また看護師は、アンダーナースが行う医療行為を指導する立場にある。これは委任（delegation）にあたる。インシュリンの注射など、1対1で看護師がアンダーナースの能力を見極めて委任する行為である。またエーデル改革で生まれた医療責任看護師（MAS）は、社会庁の窓口となり、市が行う医療行為全般の責任を持つ。

## 3. 高齢者の連帯が健康を生み出す──集会場が果たす役割

　2006年に制定されたスウェーデンの「高齢者医療・高齢者ケア10か年国家戦略」に盛り込まれ、エスロブ市で高齢者の健康に寄与していると思われるのが、高齢者集会場である。ここには、介護家族相談窓口、認知症のデイサービス、市民が使えるレストランなどが併設されている。

　運営面で注目することは、高齢者のクラブ活動のかたちをとり、高齢者が自主的な運営をしていることだ。年金生活者組合、キリスト教教会、赤十字社などの全国的高齢者組織と共同で運営しており、市側は会場を提供し、100％勤務に換算すると3.9人の職員しか関わらない。「音楽の集い」「男の料理教室」「ビリヤード」「手芸クラブ」「体操クラブ」「ウォーキングクラブ」「英会話教室」「トランプの会」などがあり、どれもお仕着せでない点が重要である。

# おわりに──日本の可能性　社会資源の分配を単純明快に

　複雑に制度や現場の思いが絡み合った、日本の医療・看護・介護の糸を解きほぐすことは容易ではない。だがスウェーデンで、筆者が一番重要だと感じたのは、税の分配が市レベルの会計制度で明らかなことである（図表2-5-1）。日本でも、医療費を含めた高齢者、子ども、障がい者の分配（歳出）を、全国で統一した基準で単純明快に掲示することはできないか。国民（市民）がそれを簡単に知ることができ、さらに福祉先進国とも比較できるとすると、日本の現状が誰にも明らかに見えてくるのではないか。

　日本の地方自治体の会計制度は、特別会計と一般会計の2つに分かれている。介護保険、後期高齢者医療、国民健康保険医療など、高齢社会に欠かせない歳出は特別会計に含まれている。国は、地方自治体の会計を上記2つの会計を合わせた「普通会計」にして集計するのだが、国民には一本化した数字は目にしにくい。後期高齢者への医療費を含めた分配率が明らかにできれば、税や社会保険が、誰にどのように分配されているのかという現状がわかる。無駄な公共投資がいかに多いかも、分配から一目瞭然であろう。

　スウェーデンは、高齢者よりも子どもに多くを分配、基礎教育に厚く、女性が安心して仕事に打ち込める保育や学外保育にも手厚い。健康な子どもを育てることへの投資は、健康な大人、そして健康な高齢者を生み出すことにつながり、まさに予防・保健という考え方をしている。

　さらに日本では、介護スタッフの仕事のやりがいと社会的地位の向上をもたらす待遇改善が、急務である。ひいては高齢者の幸せを生み出すからである。基礎的な医療知識のある介護スタッフ育成も考えるべきだと思う。

　またEUが進めるヘルシーエイジングのキャンペーンでは、高齢者が連帯しながら社会貢献活動をする意義を唱えている。手近にできるのは、高齢者の社会参加につながる集会場づくりへの助成。その運営の先行事例をコミュニティ間で共有できればいい。高齢者は手厚い医療のなかで生涯を終えるのがいいのか、スウェーデンのように福祉による生活支援を受けて終えるのか。これからは、死生観を考慮したこの国民的な議論も必要だろう。

　次世代にきちんとした日本を引き継ぐ準備はいましかできない。団塊世代が元気なうちである。彼らが健康な老いを迎えるため、専門家にゆだねるだけではなく、住民参加の、地域レベルの準備が必要ではないか。

◆プロフィール

**藤原　瑠美（ふじわら・るみ）**

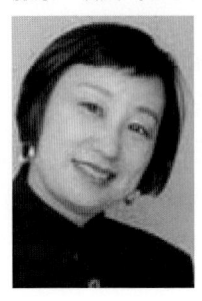

1968年、清泉女子大学英文学科卒業。銀座和光に入社し、1988年、宣伝企画部副部長、1996年、婦人用品部部長などを経て2000年12月に退職。1990年から、働きながら認知症の母の在宅介護を続け、2000年10月に自宅で看取る。2001年より市民のための福祉の勉強会を主宰。2005年よりスウェーデンの高齢者福祉の現地取材を続ける。福祉の勉強会 ホスピタリティ☆プラネット主宰。著書に『ボケママからの贈りもの』（ＰＨＰ研究所）、『残り火のいのち　在宅介護11年の記録』（集英社新書）、『ニルスの国の高齢者ケアーエーデル改革から15年後のスウェーデン』（ドメス出版）など。

# 第6章 訪問看護、一人開業の道
## ——日本中に星降るほどの訪問看護ステーションを

全国訪問ボランティアナースの会キャンナス　代表
菅原　由美

## はじめに——キャンナスを立ち上げた理由

　私は1996年、全国訪問ボランティアナースの会キャンナスを立ち上げた。
　自分自身の親の介護の経験から、24時間365日介護する人にとって、息抜きの時間がどれほど大切であるかを身にしみて感じていた。そして、家へ帰りたい、家で死にたいと思っている方々がどれほどたくさんいるかも知った。100歳になる義祖母を家で看取ったとき、ご近所の方々がうらやましい、ぜひあやかりたいということで、「菊の花（葬儀用の花）をください」と言われた。家で死ねるということは、うらやましいことであるのだ。しかし本来は、本人が望むならそうあるべきであり、何もうらやましいこと、ぜいたくなことではないはずである。では、なぜ皆がそう思うのかと考えたとき、死に対する不安、医療行為の問題など、医療職がそばにいないことによる精神的不安が、非常に大きいことに気がついた。
　私はたった10か月しか大学病院に勤めていない。私のナースとしての力量がいかにないかは、家族が一番知っているはず。しかし家族はそんな私をあてにし、私がいるから義祖母を家へ連れて帰ってこられたし、がんになった義母も連れて帰ることができたのだと気がついた。私がこの家に嫁いでこなければ、2人とも家に帰れなかっただろう。それに気づいたとき、「私レベルのナースなら、地域にたくさんいるはず。いまはナースとして働いていなくても、そのような人たちと力を合わせ、ターミナルケアとレスパイトケアのお手伝いをしたい」と考えた。
　そんなわけで、キャンナスの理念は、潜在ナースの掘り起こしとターミナルケア、レスパイトケアをサポートしていくことになっている。このような同じ理念を持つナースが増え、2010年現在キャンナスは39か所にまで広がっている（図表2-6-1）。

図表2-6-1　全国のキャンナス

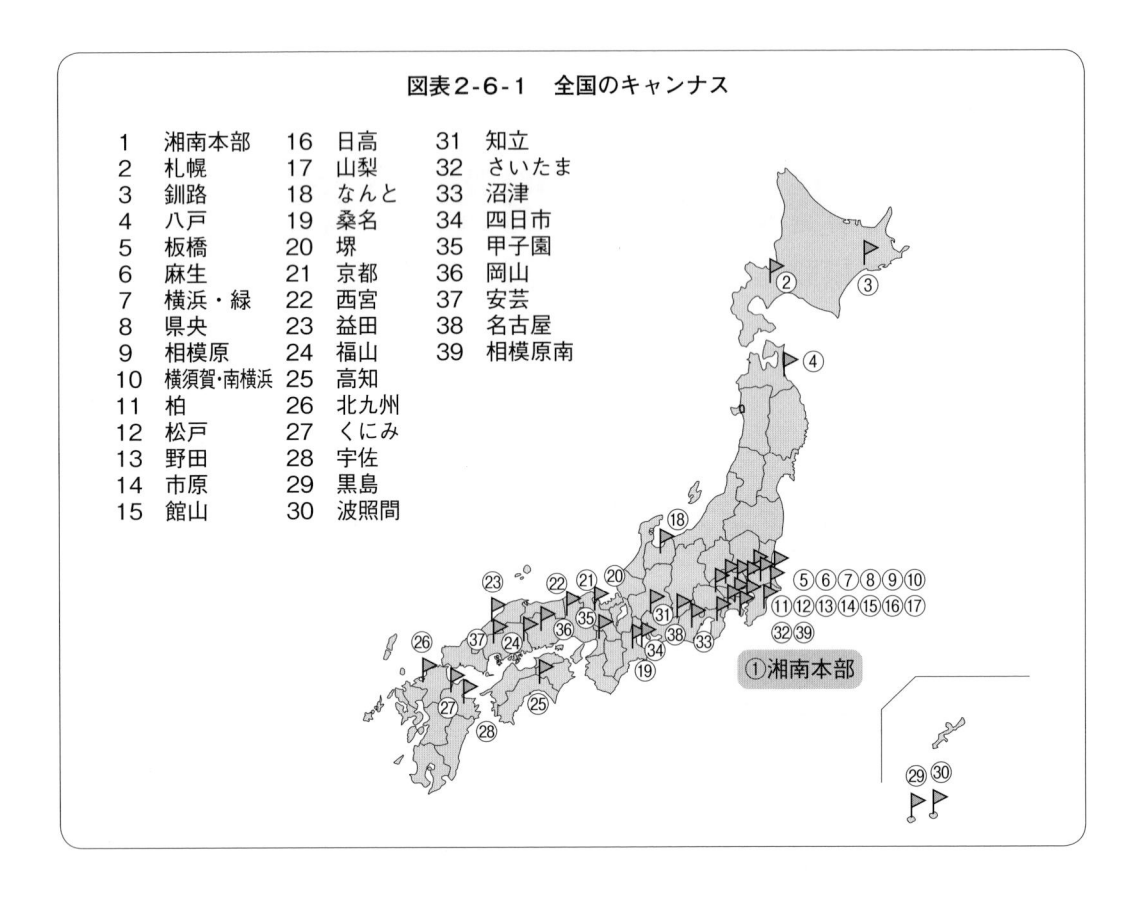

| | | |
|---|---|---|
| 1　湘南本部 | 16　日高 | 31　知立 |
| 2　札幌 | 17　山梨 | 32　さいたま |
| 3　釧路 | 18　なんと | 33　沼津 |
| 4　八戸 | 19　桑名 | 34　四日市 |
| 5　板橋 | 20　堺 | 35　甲子園 |
| 6　麻生 | 21　京都 | 36　岡山 |
| 7　横浜・緑 | 22　西宮 | 37　安芸 |
| 8　県央 | 23　益田 | 38　名古屋 |
| 9　相模原 | 24　福山 | 39　相模原南 |
| 10　横須賀・南横浜 | 25　高知 | |
| 11　柏 | 26　北九州 | |
| 12　松戸 | 27　くにみ | |
| 13　野田 | 28　宇佐 | |
| 14　市原 | 29　黒島 | |
| 15　館山 | 30　波照間 | |

# 第1節　全国訪問ボランティアナースの会キャンナスとは？

　キャンナスに対する要望はさまざまである。障害児、障害者、病児の依頼、病院の付き添いなど、地域の方のSOSには、できるだけ応じていく。できる、できないで考えるのではなく、どうしたらできるのかを考えお手伝いをする。各地の代表は、困ったときはお互いさまの気持ちを常に持ち、活動をしている。

　キャンナスには指示、命令の関係はない。各自、各支部が自己責任、自己決定のもとに自分にできることをできる範囲でやっていくことになっている。

　有償ボランティア（0～2,000円、支部により違う）なので、公務員だからやってはいけない、うちの病院は副業を禁止しているからダメといった上司からの声で、やむなく辞めていくナースがいる。自分の休みを何に使おうと自由である。有償でもボランティアなのだ。

　この問題に関しては、ある支部のナースが道を切り開いてくれた。その人は公立病院の正職員だが、キャンナスを立ち上げたら叱られたそうだ。そこで彼女は病院の顧問弁護士

に相談し、まったく問題なしと言われた。しかし、頭の硬い上司は、彼女がキャンナスの活動に参加することを認めない。それでも彼女は私に言った。「上司がダメと言っても、弁護士が問題なしと言っているので、このまま続けます。もしクビになったら出るところに出て、きちんと話し合うつもりです」と。

　本来、公務員こそボランティアに参加すべきであり、お金が問題なら、謝金（0～2,000円の利用料の75％）は全額寄付してくれたらいいのだが、文句をつける人間に限って文句だけで活動はしない。さまざまな声があるが、そんなナースたちにも、いつの日か自己決定、自己責任の大切さ、自己実現できることの幸せをわかってもらいたいと思っている。

## 第2節　開業看護師を育てるために

　「日本中に星降るほどの訪問看護ステーションをつくりたい。在宅ケアで困っている方々のために!!」という思いで、2008年11月にこの会をスタートした。現在の制度では、地域で困っている方々を支えたいという私たちの気持ちをかたちにしにくく、彼らの気持ちを無視するものとなっているような気がする。その制度を見直し地域を支えることのできる、そして自己責任、自己決定ができるナースが増えてほしい。プロとして自立したナースがたくさん出てきてほしい。そんな思いを込めて発会した。

　キャンナスを始めて13年。いろいろなナースに出会い、いろいろなナースが立ち上げにまで参加してくれ、自分の町の手伝いをしたいと考えていることを知った。この13年間に訪ねてくるナースの意識の変化と、地方の実態に触れ、潜在ナースの掘り起こしをして仲間を集め発会を行うという従来の方法だけでは、うまくいかないことに気がついた。

　潜在ナースなどいない人口500人の島、200戸の世帯が点在しているだけの町、そんな場所のナースは、物理的に一人でやるしかない。キャンナスでは、潜在ナースが自己研讃しながら自分にできることを、できる範囲でやっていけばよいことにしていた。しかし、訪問看護の経験17年のナースが仕事を辞めてキャンナスを立ち上げたり、その町で第1号の訪問看護ステーションの所長が仕事を辞めて、キャンナスを立ち上げるなどの事態が起きていた。

　実力のあるナースが、仕事を辞めてまでキャンナスをやっている。私はいままで、「一人のナースが勇気を持って登録してください。そうすれば一人の困っている方が助かるのですから」と言ってきた。しかし、実力があり、やる気のあるナースなら、登録だけではなく、キャンナスを立ち上げてもらうほうがよいと考えるようになった。

　彼女たちは何を求めてキャンナスを発会しているのか。それは困っている方々のため、制度や決まりに縛られることなく、自分にできることを精一杯やりたいというナースとし

ての使命感であり、自己実現をするためなのだ。

　しかし、キャンナスでは収入はまったくあてにできない。そのため、夫に収入があるなど、生活に困らない人にしかキャンナスの立ち上げができないのだ。

　キャンナスはボランティアだからそれでもいいのだが、全国で47％の市町村に訪問看護ステーションがないという実態を考えたとき、このような力のあるナースをこのまま埋もれさせてよいのか、と思うようになった。訪問看護ステーションとして制度内の仕事もしっかりとやって、地域を支えていくことの必要性と自己責任のもと自己実現を求め、地域の方々のために自分の力を生かしたい——そう考えている現役のナース、子育て中のナース、定年を迎えるナースたちが立ち上がり、制度でできることは制度で、できないことはキャンナスで、という新しい動きが大切であると考えるようになった。

　そんななか、2006年に病院のナースの配置基準が変わり、病院がナースを高額で求人するようになり、訪問看護のナースが次々病院へ移動し始めた。ゴールドプラン21では、9,900か所の整備を目標にしていたが、現在6,000か所どころか年々減っている実態がある。

## 第3節　ナースの自立

### 1. 看護師2.5人基準問題

　訪問看護ステーションを開始するには2.5人のナースが必要であり、3人のうち誰か一人が辞めたり、夫の転勤などでいなくなると閉鎖しなければならない。当面2人で何とか乗り切りたい、求人をかけて待つという猶予期間は市町村により3〜6か月あるが、そう簡単にナースはきてくれない。猶予を過ぎても利用者のためと頑張ってしまったナースが人員基準違反となり、数千万円の返金と指定取り消しを受けている実態もある。キャンナスのホームページには利用者家族から「うちにきている訪問看護ステーションが人員基準で閉鎖になりそうです。キャンナスさん、助けてください。おばあちゃんのケアはナースがいないと私一人ではできません。私たちの地域にはほかの訪問看護ステーションはないので、ここがつぶれたら私もつぶれます」などという悲痛な叫びとも思える声が寄せられる。

　なぜ、ナースは一人で開業できないのだろう。

　なぜ、2.5人という基準ができたのだろうか。

　2.5人の基準に関しては、介護保険開始前の1999年に、日本医師会が「看護師一人では質の担保ができないので5人は必要」と言ったことに対し、見藤隆子日本看護協会会長（当時）が「私たちを侮辱しています。多くの看護師を集めるのが難しい地域でだけ、一人で活動したいと言っているだけ。医師も一人で診療所を開いているではありませんか」

第6章　訪問看護、一人開業の道

と言い切ったと、日経新聞社の浅川澄一氏が2008年9月号の『コミュニティケア』で述べている。医師会5人、看護協会一人という主張があったため、その間をとって2.5人に厚生労働省が決めたという説と、日本の開業看護の草分けである村松静子氏が行う訪問看護が、当時2人の常勤ナースと産後のナース一人の3人だったため、産後のナースを0.5人と考えたとの説とがあり、本当のことはわからない。

## 2. 看護師たちが求めるもの

2007年10月、開業ナース大集合として初の大会を行った（図表2-6-2）。
その後、2008年7月に「日本中に星降るほどの訪問看護ステーションを！」というテーマで開業ナースのシンポジウムを開催した（図表2-6-3）。

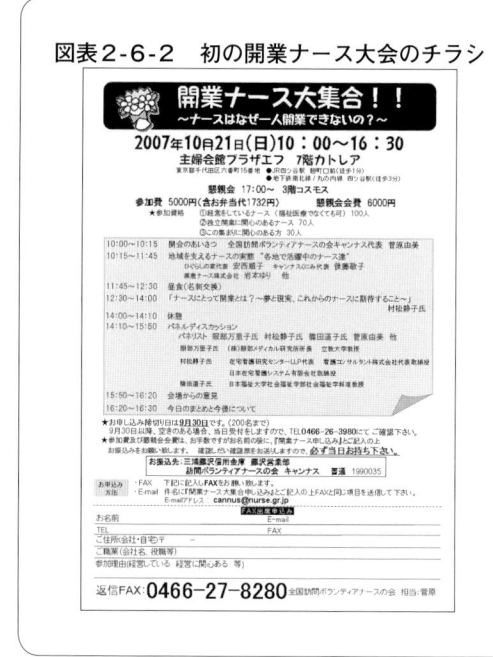

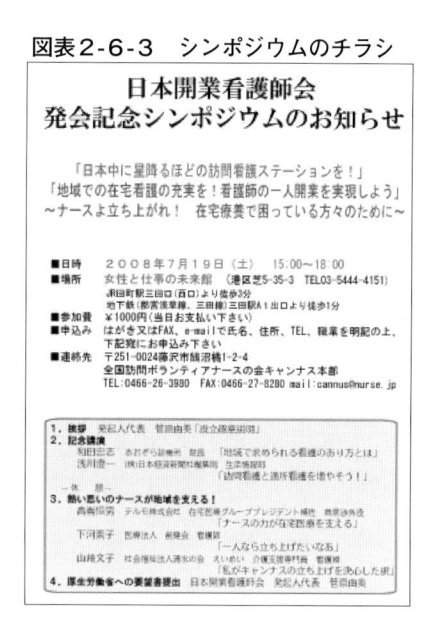

図表2-6-2　初の開業ナース大会のチラシ

図表2-6-3　シンポジウムのチラシ

このときの参加者のアンケート結果（112名）は、図表2-6-4のようになっている。
このように多くのナースが一人での開業を求めており、一般の方々もなぜ看護師が一人で開業できないのかと疑問を持っている。医師はもちろん、薬剤師、助産師、鍼灸師、ケアマネジャー、美容師など、国家資格を持っている人は誰でも一人での開業ができてよいはずだ。できないのはコ・メディカルばかり。これは長い間の医師の力の大きさを示すものにほかならない。
時代が変わった。世の中が変わった。人の心が変わった。そしていま、日本全体が大き

第2部 医療と介護の密接な連携（取り組み事例）

図表2-6-4　シンポジウムにおけるアンケート結果（112名回答）

**ナース一人開業は重要か**
- はい　94%
- どちらでもない　4%
- いいえ　1%
- 返答なし　1%

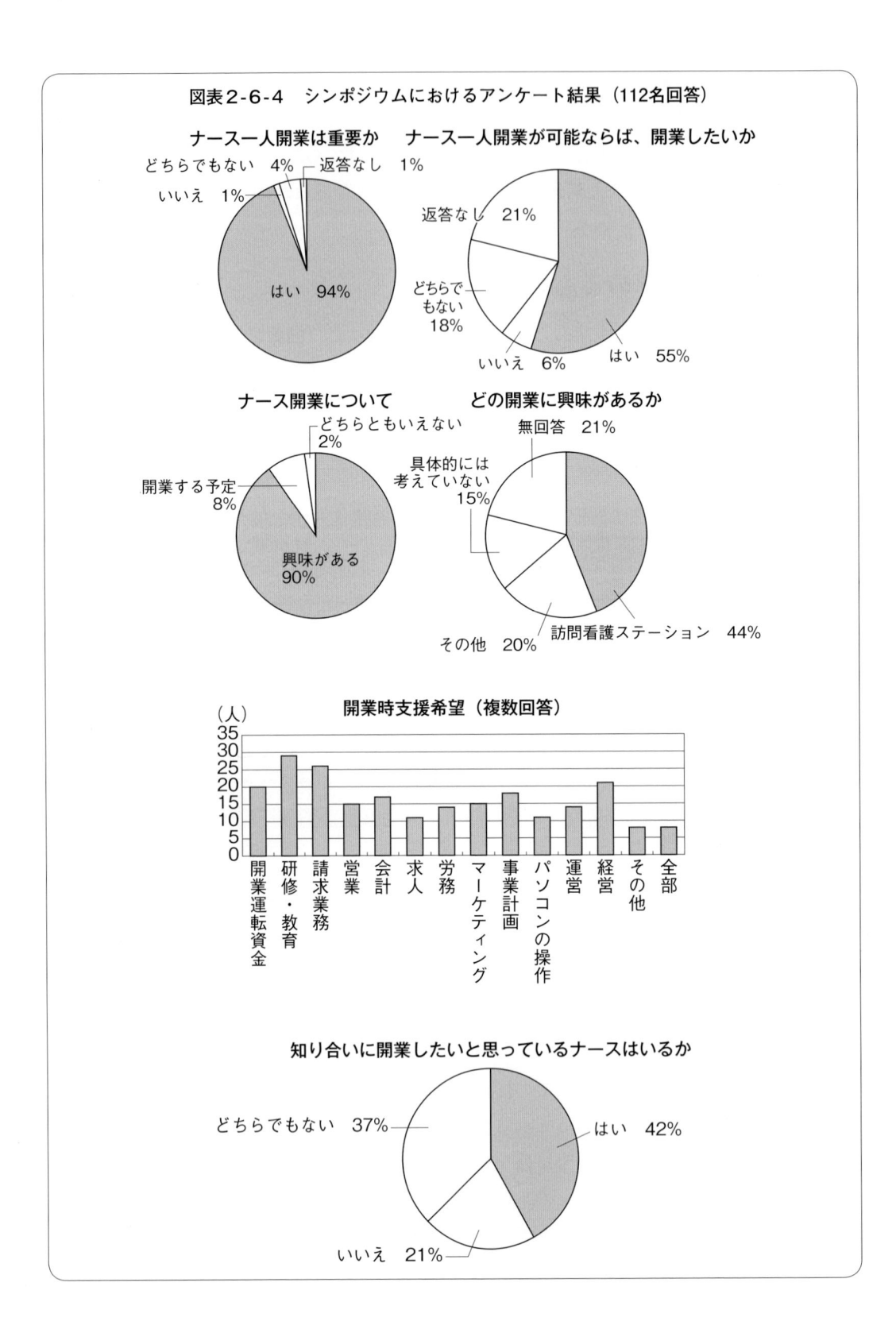

**ナース一人開業が可能ならば、開業したいか**
- はい　55%
- どちらでもない　18%
- いいえ　6%
- 返答なし　21%

**ナース開業について**
- 興味がある　90%
- 開業する予定　8%
- どちらともいえない　2%

**どの開業に興味があるか**
- 訪問看護ステーション　44%
- 無回答　21%
- 具体的には考えていない　15%
- その他　20%

**開業時支援希望（複数回答）**

項目：開業運転資金／研修・教育／請求業務／営業／会計／求人／労務／マーケティング／事業計画／パソコンの操作／運営／経営／その他／全部

**知り合いに開業したいと思っているナースはいるか**
- はい　42%
- どちらでもない　37%
- いいえ　21%

く変わらなければならないときにきている。

　少子高齢社会のなか、高齢社会に安心を与えるためには、安静に暮らせる町づくりが重要であり、そのために町の保健室としての訪問看護ステーションの役割は大きく、その土地に根ざした人がその役割を担うことが必要となる。また少子化を抑えるには女性が子どもを産み育て、そして働ける新しいシステムを早急につくる必要がある。育児などでいったんリタイヤしたナースはなかなか現場復帰をしない。ナースは3〜5年で仕事を辞めていくと言われており、これは社会として、地域としての大きな損失である。

## 3. 一人訪問看護ステーション

　ではどうしたらよいのか。それが一人での訪問看護ステーションなのである。

　アンケートにもあったが、皆が不安に感じているのは資金である。訪問看護ステーションは開設時の費用はほとんど不要だが、2.5人の人件費が大きくかかり、顧客50人を集め、黒字化するのに2年近くかかる。その間の費用は約2,000万円。そんな大金を持っているナースはなかなかいない。ところが、自宅で一人で、医師や鍼灸師などのように、マイカー、マイパソコン、マイ自転車でスタートしたら、オープン時ほとんど出費は必要ない。

### 図表2-6-5　月額収入概算モデル

**月額収入概算モデル**

訪問看護2……報酬　830単位（1単位10円）

| 週＼利用者数 | 2人 | 5人 | 10人 | 12人 | 15人 |
|---|---|---|---|---|---|
| 1回 | ¥66,400 | ¥166,000 | ¥332,000 | ¥398,400 | ¥498,000 |
| 2回 | ¥132,800 | ¥332,000 | ¥796,800 | ¥796,800 | ¥996,000 |
| 3回 | ¥199,200 | ¥498,000 | ¥996,000 | ¥1,195,200 | ¥1,494,000 |

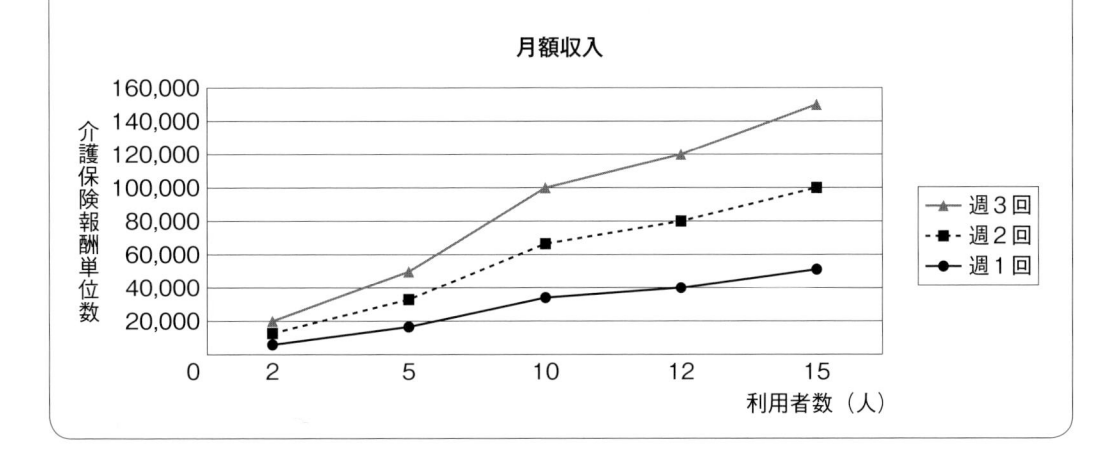

月額収入

人件費も自分の分だけである。図表2-6-5のような月額収入概算モデルになる。収入が増え、利用者が増えたらナースを雇えばよい。

一般のビジネスとして当然のことを行えば、何の問題もない。サンダルばきで行ける地域のなかで、10人のお客様を見つけ、午前中2件の訪問看護を週5回行う。子どもが寝た後、書類づくりをする。これで33万円の収入になるのである。10名のお客様なら地域のなかで見つかる。しかし、30人、50人といった利用者を見つけるにはテリトリーを広げ、営業、交渉など、ナース本来の仕事以外のことにも力を注がねばならない。

ナースの力を存分に発揮して地域を支えてもらうためには、経営や営業といったことができるだけ負担とならないようにする。そのためには一人が一番なのである。自分の給料は自分で稼ぐのだ。個人タクシーのような働き方を考えてもらいたいと思う。

今日まで訪問看護をリードしてきた先輩ナースの多くは、大きな組織のなかの訪問看護部としての長であり、独立開業者とは、まったく立場や見方が異なる。医師会、医療法人、財団法人など大きな組織がバックにあるなかでの訪問看護部のなかの存在と、ナースが自立し、独立し、自己責任、自己決定、自己判断することとは大きく違いがあるだろう。

大きな組織のなかの大きな訪問看護ステーション（医師なら病院勤務）もあれば、小さな組織の小さな訪問看護ステーション（診療所開業）もある。どちらの働き方が自分に合っているのか、考えてほしい。小さな訪問看護ステーションを開業したら、24時間できないではないかとの声が聞かれる。これに関しては在宅支援診療所の届出と同様、看診連携、看看連携などでクリアできると思う。

一人でやることがすべて正しいとは思っていないが、一人でもできるようにしてほしい。在宅支援診療所として手を上げたいが、そこには訪問看護ステーションがないので、届出ができないという医師からの声もある。

## おわりに──日本中に星降るほどの訪問看護ステーションを！

訪問看護ステーションは小学校区に1つ設置すべきと考えている。地域に住み、地域のことがわかるナースが町の保健室として、妊婦からターミナルまでのお手伝いをすることで、医療費の削減にもつながるだろう。例えば「赤ちゃんが夜中に発熱、どうしよう」「おじいさんが転倒した、どうしよう」「子どもが転んでけがをした、どうしよう」など。近い将来、こんな相談にもナースが応じ、ファーストチョイス、トリアージをしていくことも可能だと考えている。

子育て中のナースの力とともに、今後、定年を迎える団塊の世代の保健師やナースの方々の力も地域の宝である。それを利用しない手はない。何しろナースとは、人の役に立ちたい、困っている人や病んでいる人のお世話をしたいと思い、この道を選んだ人たちば

かりなのだから。

　日本中に町角保健室として訪問看護ステーションができ、人々が住み慣れた自分の望む場所で、その人らしく、その人の望むように生きることのできる社会、地域ができることを願っている。

　訪問看護ほどやりがいがあり、楽しい仕事はないと、私は思う。

　ナースの皆様、一緒に頑張りましょう！

　いまこそナースが立ち上がるとき。市民からも医師からもこんなに訪問看護が必要だと言われているのだから。自分の仕事にプライドを持ち、自己決定、自己責任をとり、行動を起こそう。考えているだけでは何も変わらない。勇気を持って、前へ出よう。

　社会が、時代が、ナースの自立を求めている。

　日本中に星降るほどの訪問看護ステーションを！！

---

◆団体紹介

キャンナス本部（湘南）

〒251-0024　神奈川県藤沢市鵠沼橘1-2-4
TEL：0466-26-3980　FAX：0466-27-8280
電子メール：care@nurse.jp

---

◆プロフィール

菅原　由美（すがわら・ゆみ）

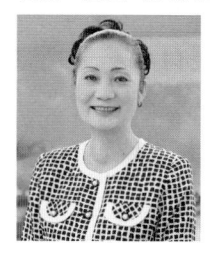

1976年、東海大学医療技術短期大学第1看護学科卒業。1977年より東海大学病院ICUに勤める。結婚、母の介護を機に退職し、その後企業の診療所や保健所に勤めるかたわら、夫の設立した会社の手伝いをする。1975年から20年間、日本赤十字救急法にて救急員養成の指導員を務める。1995年、阪神大震災の際にアジア医師連絡会のメンバーとしてボランティアに参加。その後クロアチア、サラエボにも行き活動する。県の委嘱を受け、3人の知的障害児の里親となる。2005年、『日経WOMAN』（日経新聞社）の「ウーマン・オブ・ザ・イヤー2005」のリーダー部門受賞者の7位にランクインする。2008年、開業看護師を育てる会を設立、理事長就任。2009年4月、市民が求める看護師像「ナースオブイヤー」のナースオブイヤー賞、インディペンデントナース賞を受賞する。

読売新聞に、「支える気持ち『看護の技術　地域のために』」「顔」など連載。主な著書に、『いけいけ！ボランティアナース』（アニカ）、『がんの在宅医療』（共著、中外医学社）。

# 第6章 事例

# 最期まで普通の暮らしを
## ——ひぐらしのいえ・キャンナス松戸の取り組み

ひぐらしのいえ・キャンナス松戸　代表
安西　順子

## 第1節　ひぐらしのいえ・キャンナス松戸の紹介

　千葉県松戸市は、高齢化率18％で地方からの呼び寄せ老人も多く、数年後には27％に迫る勢いの、東京のベッドタウンである。ひぐらしのいえは、そんな松戸市のほぼ中央に位置する。2004年2月に、名前の由来の地「松戸市日暮」に、築35年の民家を利用した小規模の宅老所（小規模通所介護中心の制度外のお泊まりなど包括的なケアの実践）を開所した。

　利用者は、認知症をはじめ、脳血管障害後遺症、HIV感染症、ALS、胃ろう・吸引の必要な方、自立支援（高次脳機能障害・知的障害者・児）利用者など。さまざまな障害を持った方々が一緒ににぎやかな日常を過ごしている。

　それと同時に、真夜中の服薬管理をはじめ、結婚式の同行、認知症の方の見守りなど、制度ではまかなえない部分の補完的ケアとして、訪問ボランティアナースの会キャンナス松戸の活動を行っている。

## 第2節　さまざまな経験による学び

　開所から2年近く後の2005年11月末、ひぐらしのいえ最初の利用者になるNさん所有の土地に、戸建て住宅を新築し、現在の八ヶ崎に引っ越した。

　2007年6月には新たに個室9名のひぐらし荘を開設。こちらもいままでどおり、小規模多機能や高齢者専用賃貸住宅、グループホームなど、どの制度にも属さない宅老所というかたちをとった。制度に縛られず、利用者の気の向くままに過ごせて、自由に利用してもらえるようにとの思いからだ。家族から「ひぐらしで長期にお泊まりができたら、ぜひ利用したい」との要望があった。宅老所とは、通い慣れたデイサービスでなじみのスタッフがいる場所に部屋があり、一緒に夕飯を食べ、泊まっていくという、まかないつきの下宿

第6章 事例 最期まで普通の暮らしを

**図表2-6-6　ひぐらしのいえの様子**

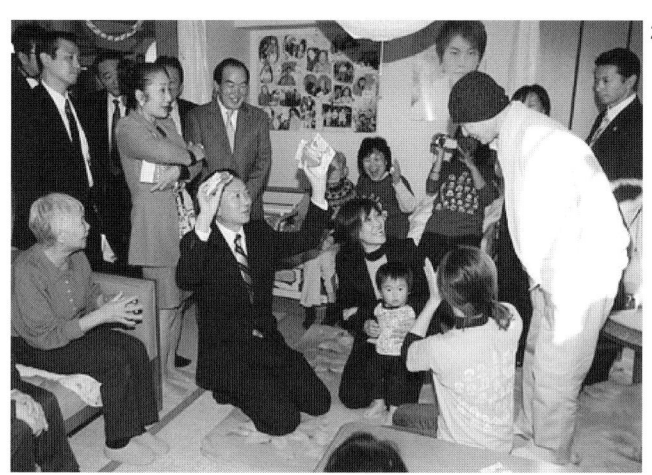

2009年12月12日、鳩山由紀夫首相がひぐらしのいえを視察

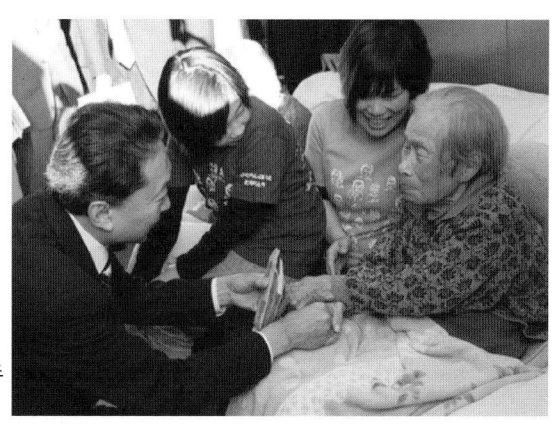

利用者一人ひとりに声をかけ、握手をする鳩山首相

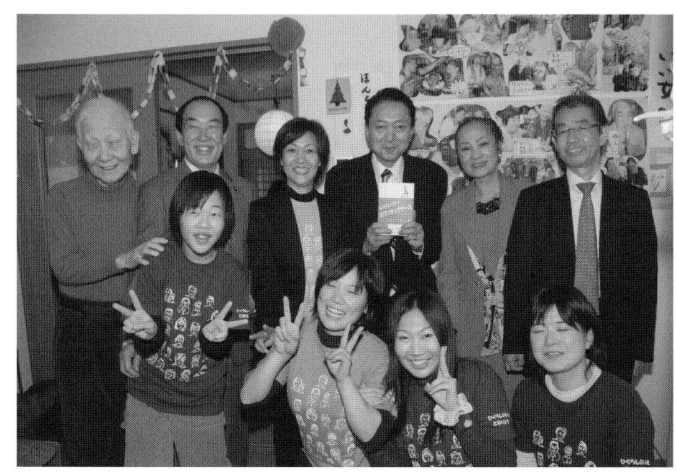

鳩山首相（後列右から3人目）とひぐらしのいえのスタッフたち

95

屋のイメージである。開設後すぐに通所利用者のなかから4名の方々の長期滞在希望があった。ほかにターミナル期の3名、退院後の滞在に1名と、一時は8室の利用にまで至る。

そのなかに、このひぐらしのいえの顔ともいえるALSのKさんの利用があった。彼は、40代後半の働き盛りで、難病に倒れ、自宅のベッドでの生活で数年間過ごしていたが、担当の保健師とケアマネジャーの勧めで、デイサービスと宿泊を利用することになった。そのころの彼のリビングウィルは、「人工呼吸器はつけない、このまま人生を終える」というものだった。ひぐらし荘ができて、家族に迷惑をかけたくないとの思いから、最期をここで迎えるつもりで入居し、1か月後にそのときがやってきた。残されたわずかな命に最大限尽くそうと、泊り込みの家族とスタッフが交替で、24時間不眠不休の介護をしていたその矢先、突然「呼吸器をつける」と文字盤での意思表示があり、急転直下、緊急入院して呼吸器をつけることとなった。こうして、人工呼吸器をつけた彼の24時間ケアが、家族の協力のもと始まったわけだが、結論からいうと、半年しか持たなかった。

人工呼吸器をつけた方のケアは、介護職にとっては未知の領域で、さまざまな医療職との切れめのないケアが始まった。担当医の指導のもと、気管と口腔からの吸引をマスターし、家族の同意も得て、呼吸器の点検や管理も行い、いつ呼ばれるかわからないセンサーの音に、ハッとして駆け付け、真夜中に吸引の音をとどろかせていた。ひぐらし荘にはALSの方のほかにも、末期がんの方や認知症の方がいらしたので、大変緊張を強いる業務になっていたと思う。

さまざまな職種の方々が関わり、いままでに経験をしたことにないような学びの連続の毎日がひぐらしのいえを成長に導いてくれたと思っている。ほかでは真似できない、すごいケアをしているんだという自負の反面、精神的重責と身体的疲労が重なり、半年後には妻、スタッフと相次いでバーンアウトしていった。Kさんにはやむなく、近くの病院に入院していただいた。このことは、利用者と当時のスタッフに対して大変申し訳ないという思いがありいまでも消えていない。どうしたらよかったのかと、現在まで悩み続け、あのころを思うと胸が苦しくなる。

在宅ケアを推進するうえで、看取りは避けることができない。介護職の医療行為の問題が浮上するなか、一般的に評価が低い介護の世界に、何とか一石を投じることができればとの思いで、「大変な人ほど受け入れよう！」と突っ走ってきたひぐらしのいえに、転換期がやってきた。5年目のその年は、ひぐらしのいえ始まって以来の4名の常勤スタッフの入れ替わりがあり、落ち着かない1年になった。そんな日々でも、ひぐらしのいえのデイサービスの利用者は、毎日外から新鮮な風を吹き込んでくれる。

HIV感染症の方の受け入れについても、「どこにも受け入れてもらえないのなら、うちで看ようじゃない!!」との若い女性スタッフの言葉に、スタッフ一同突き動かされ、何度

も勉強会を重ね、受け入れ可能となる。そのことは、ほかのデイサービスや施設では受け入れが消極的だったことへの働きかけの機会にもなり、「ひぐらしで看られるのなら、うちでも！」と近くの小規模デイサービスでの受け入れが開始された。いままで、スタッフ一丸となって学び、頑張ってきた成果は、ほかの事業所へ好影響したのだと本当にうれしく思う。

イレウス（腸閉塞）術後の方のケアでは、腹痛を起こし嘔吐を繰り返す場合に、大量皮下点滴という、腹部の皮下内に細い針で点滴注射をすることがある。緊急性がある場合は、在宅医の指示により処置をすることもあった。

## 第3節　看取りの経験で感じたこと

がんの方の看取りにも関わった。

Mさん（85歳）は肺がん末期ではあったが告知されずに、本人は元気になろうと健康食品を飲み、在宅酸素5ℓ、処方薬はほとんどない状況だった。家族は仕事の合間や夜遅くに、毎日面会に駆け付けて、ときには好きな寿司をつまんで、亡くなる前日の夕食までビールを飲み、静かに息を引き取った。

ひぐらしのいえでは、がん末期の方や老衰で、数名の方が最期のときを迎えているが、直前まで、自分らしく普通の暮らしを満喫されていた。

95歳で独居の女性Tさんは、亡き夫とともに築いてきた古い家の庭先に、雑草1本も生やさず、四季折々の草木の手入れをして、愛情ある「この家で、死にたい」と、常々口にしていた。2か月ほど前、強い腰痛のために、動けなくなったと連絡が入った。普通に考えると緊急入院かと思われたが、在宅主治医と家族、そして本人の強い希望もあり、自宅で療養することになった。X線写真を撮っていないので確定診断はなく、入院しても安静にしているしかないので、痛みは坐薬でコントロールし、日中はデイサービスを利用して、夜間は、娘の介護を受けて療養した。デイサービスでは、トイレとお風呂は介助を受けながらも、最期の日まで自分の足で歩いて行き、食事も皆と一緒に好きなものを食べ、帰り際に、いつもどおり「バイバイ」と手を振った顔が「なんだか青白いね」と思っただけで、いつもと何ら変わりない1日だった。その4時間後に、自分のベッドで息を引き取ったと連絡が入った。最後の2日間ぐらいは下血もあったので、もしかして何らかの大きな病気にかかっていたのかもしれない。しかし「95歳だもの、大往生だよね」と誰もが思った。

検査や薬漬けで病院のベッドに縛られるより、疎遠だった娘との和解の時間もできて、最期の日まで普通の暮らしを守り通すことができた彼女の生き方に、残念な思いと同時に、なんというあっぱれな95歳かと、どの関係者も敬服している。高齢者のピンピンコロ

リとはこういうものかもしれない、と。

## 第4節　訪問看護ステーションの必要性

　高齢になり、認知症が進んだり、身体が不自由になっても、普通の暮らしを続けることができる人は幸せだと思う。その環境が身近にあるかどうかが、明暗を分けることとなる。これからは、多額の費用が必要となる箱物（施設）に期待はできない。その代わり、地域ケアの充実に期待が寄せられている。

　「安心できる老後」とは、「安心して死ねる」場所があるかどうかではないだろうか。「在宅で看取りを」と簡単に言うが、その過程には、吸引や胃ろうなどの医療行為が身近に必要になってくる。医療・介護の両輪がうまくかみ合ったところに、安心できる看取りがあるのだ。

　介護職の最も身近な協力者として、訪問看護師の一人開業を認めようという動きがある。「日本中に星降るほどの訪問看護ステーションを!!」――、これは在宅ケアを支える中心として、活躍できる潜在看護師を発掘し、サンダルばきでケアに行くことができる看護師をつくろう！　というもの。子育て中でも空いている時間を有効に使い、困っている人のために、「できる範囲での活躍の場」を提供する、社会の重要な資源となることだろう。

　超高齢社会を迎え、介護の担い手になる若い世代が少なくなる一方で、要介護者は増え、近い将来、現実問題として「野たれ死」する人が出ないように祈るばかりである。

　星降るほどの訪問看護ステーションが地域にたくさんできることで、在宅医療と介護の架け橋となり、地域を巻き込んで機能する社会のシステムづくりを、真剣に考え実現することが大切ではないだろうか。

◆プロフィール

安西　順子（あんざい・よりこ）

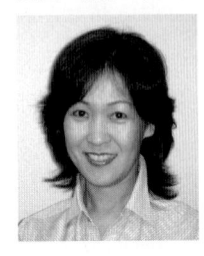

1978年、国立看護学校卒業。防衛医科大学校病院勤務、保健センター、診療所、総合健康推進財団の訪問指導などを経て、1995年より医療法人訪問看護ステーション勤務のかたわら2級訪問介護員養成に携わる。2000年2月、生活協同組合に入職し福祉事業子会社の事業立ち上げ（人材育成・訪問介護・通所介護）に従事する。2003年9月、有限会社プラン・ウエスト設立。2004年2月、宅老所・デイサービスひぐらしのいえ、2007年6月、高齢者・障害者の長期お泊まり可能なひぐらし荘、2009年8月、デイサービスとなりんちを開所。現在に至る。

# 第7章 在宅福祉の村「泰阜」の挑戦
## ──高齢者が自分らしく生きるために

泰阜村役場住民福祉課地域福祉係　係長
池田　真理子

## はじめに──泰阜村の概況

　長野県泰阜村は県の南部に位置し、総面積64.54km²で、山林が87.2％を占める典型的な過疎の農山村である。2009年11月1日時点で人口1,919人、高齢化率38％と高齢化が進んでおり、高齢者のみで生活している世帯が全世帯の4割を占め、独居高齢者も徐々に増加してきている。また村内には19の集落が山間に点在しているが、そのうち6つの集落は高齢化率50％を超える、いわゆる限界集落である。

　交通の便も悪く、首都圏からは5時間かかり、こうした事情から企業誘致もこれといった観光も進まない状況。しかしながら、豊かな自然に恵まれ、四季折々の景色も美しく、心豊かに生活できる場所といえるかもしれない。

　泰阜村は、1874年に誕生して以来、昭和の合併や平成の合併に左右されることなく、130年余の間、泰阜村のままで経過してきた。こうした村で、村の人々は代々引き継がれた家を大切にし、田畑を耕し、山を守りながら暮らしてきた。

## 第1節　泰阜村の変遷

### 1. 人口と高齢化率

　1935年に5,844名を数えた人口も、満洲開拓や戦争で激減し、さらに昭和30年代後半から40年代にかけての高度経済成長期から一気に若者が都会へ流出したこともあって、1975年には、2,800名余と半減してしまった。以後も減少傾向に歯止めはかからず、2008年にはいよいよ2,000人を切っている。

　一方高齢化率は、1985年に全国平均より25年も早く20％を超え、超高齢社会を迎えた。さらに2005年に38.4％と村民3人に1人以上が高齢者という時代を経験した。それ以後は

高齢者数、高齢化率ともに減少に転じている（図表2-7-1、2）。

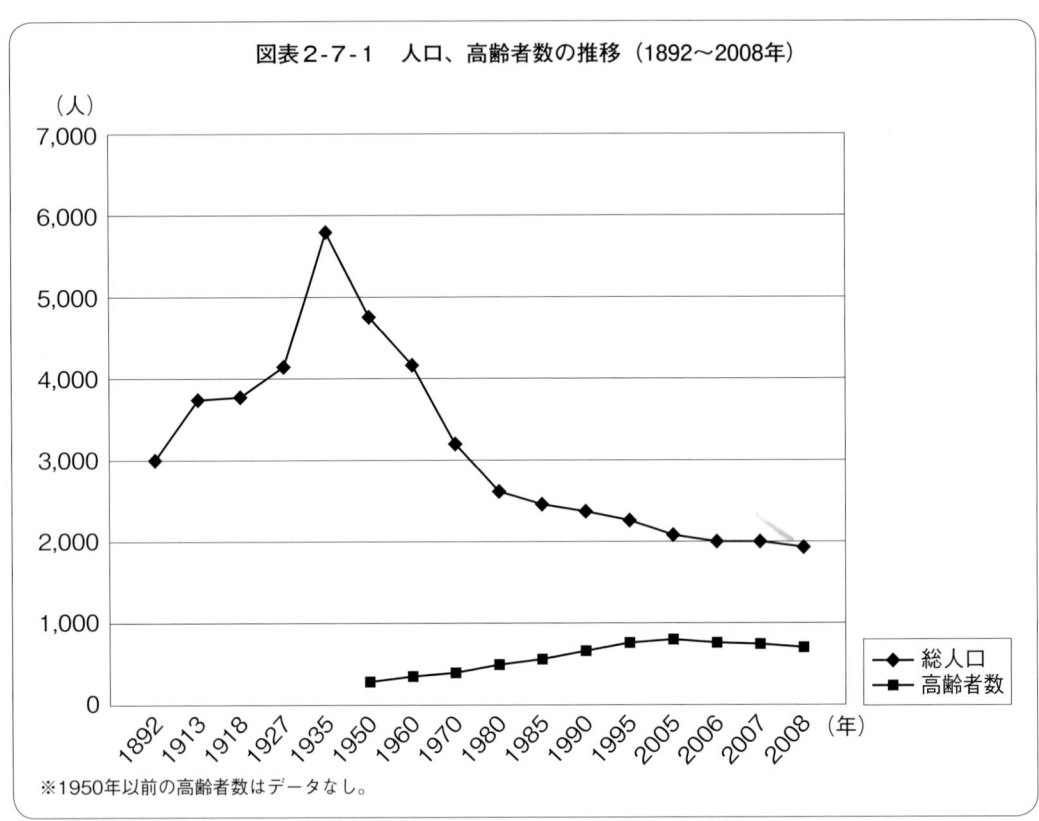

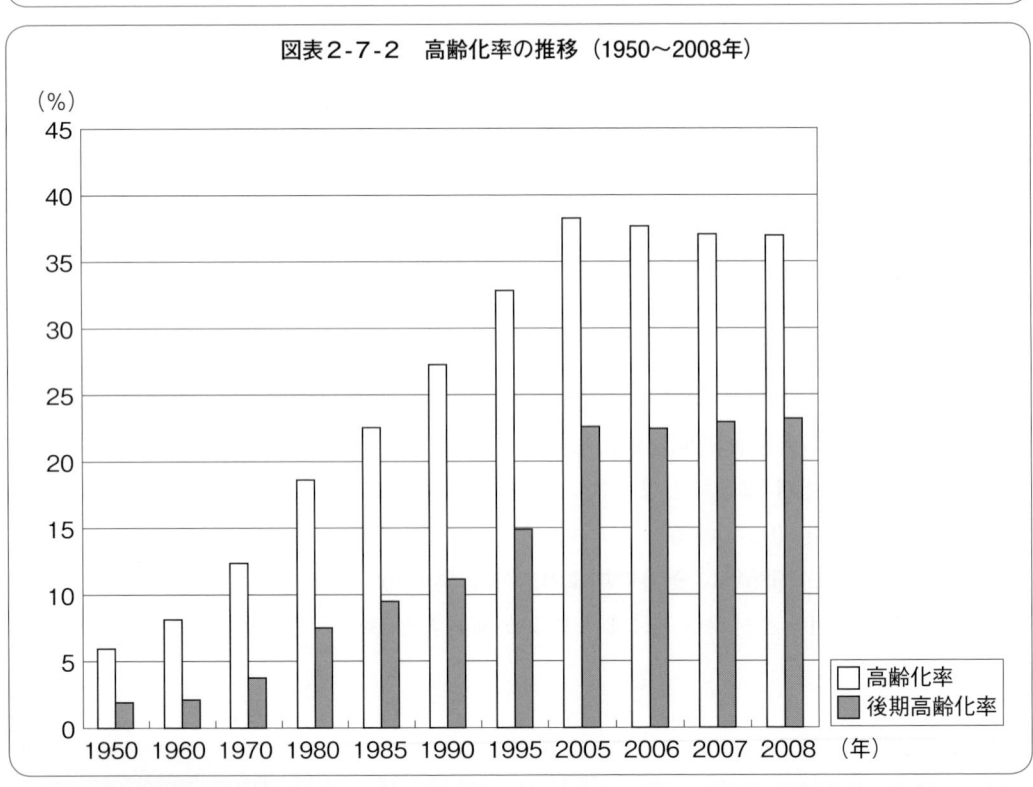

**図表2-7-1　人口、高齢者数の推移（1892～2008年）**

※1950年以前の高齢者数はデータなし。

**図表2-7-2　高齢化率の推移（1950～2008年）**

## 2. 時代の流れと高齢者の介護

　昭和30～40年代の経済成長期には若者は都会へと出て行ったが、高齢化率は低く、村ではコンニャク、養蚕、林業などが盛んな時期でもあり、高齢者を含めた村民はそれらに関わり暮らしを立てていた。

　しかし、昭和40年代後半から50年代にかけて、大企業の下請け工場が設置され、一般家庭への内職の発注、女性たちの工場勤めが始まる。こうしたことにより介護の担い手不足が発生し、高齢者が家庭で介護を受け続けることが困難になってきた。

## 第2節　泰阜村の在宅福祉事業の始まり

### 1. 在宅福祉事業のきっかけ

　1984年2月に泰阜村診療所に網野という医師が赴任した。網野医師は診療のなかで、村の高齢者のおかれた状況に対して多くの疑問を抱いた。それらの解決案を村へ次々提案したことから、泰阜村は在宅福祉事業に向けて大きく動き出すことになる。

　医師が往診すると、高齢者が隠居部屋で一人さみしく寝かされ、枕元には冷たくなった食事がおかれ、風呂にも何年も入っていない状況だった。もちろん、介護という言葉すらない時代で、入浴サービスなどもなく、泰阜村だけが特別ではないのだが……。さらに、在宅では介護ができない、介護する人がいないなどの理由により、高齢者本人が望む望まざるを問わず、やむなく施設や病院へ送られるという事例があちらこちらに見られるようになった。こうしたことの結果は在宅死亡率が物語っており、1985年には在宅で息を引き取った高齢者は約30％という状況にまでなっていた（図表2-7-3）。高齢者の福祉向上のためには、これらの状況を何とか改善しなければならなかった。

　また、泰阜村では昭和40年代から、保健師が中心となって、胃検診、結核検診、循環器検診などを積極的に推進してきた。しかし網野医師が赴任した年から3年連続して、胃検診で見落としがあり、熱心に検診を続けていた方々が死亡するという事件が発生。それをきっかけに検診の有効性や科学的根拠をさぐる活動が始まった。結果として村ではすべての集団検診をとりやめることになるが、検診をはじめとする保健師の地域への保健予防活動そのものにも問題提起がなされた。

　それは、「人は老いることによって、何かしらの疾病や障害を持つものであり、いつまでも健康であり続けられるわけではないのにも関わらず、保健はそれを認めようとせず、老化そのものさえも認めていないのではないか」「健康幻想を否定しなければ、高齢者福祉を充実させることはできないのではないか」というものであった。

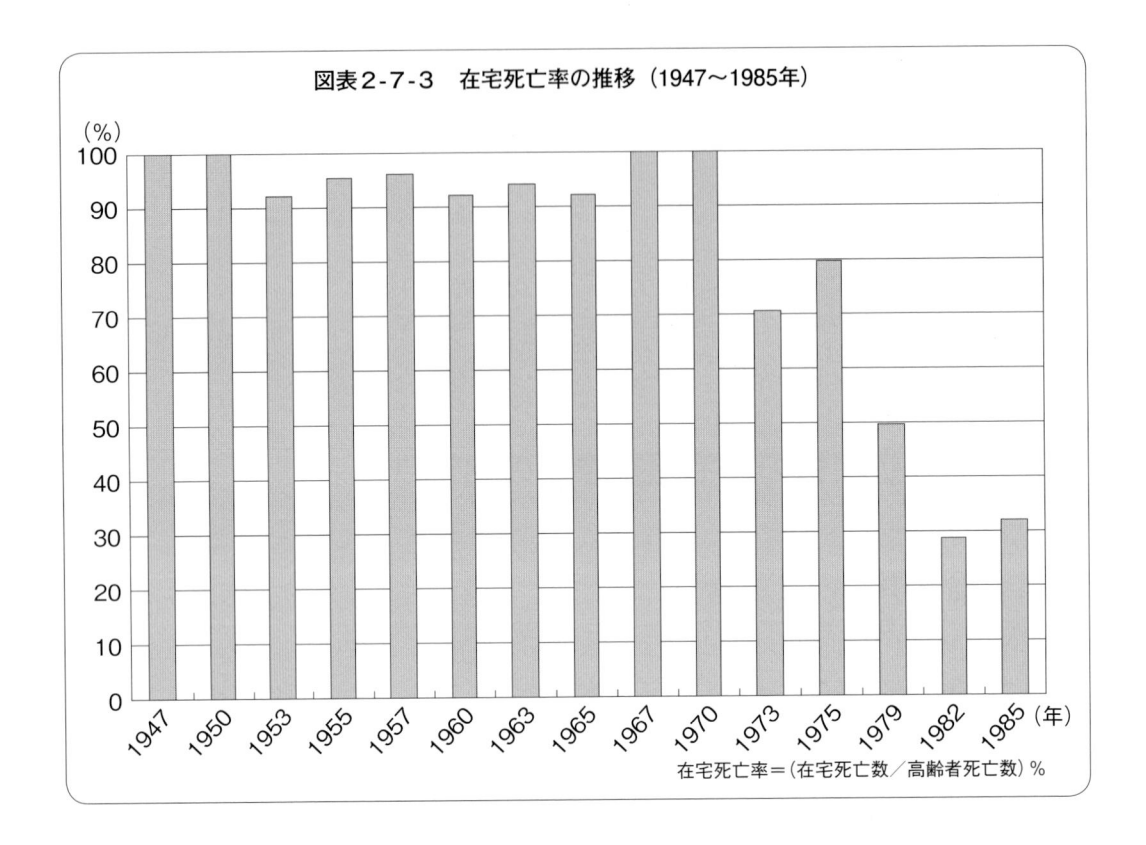

図表2-7-3　在宅死亡率の推移（1947〜1985年）

在宅死亡率＝（在宅死亡数／高齢者死亡数）％

当時、高齢化率がすでに20％を超えており、全国平均を20年以上先行していたと思われる。まだまだ高齢化対策にいまほど目が向けられていない時代であり、国や県や市町村、国内のどの自治体にも、その対策について参考にできるものはなかった。

そこで村は、網野医師を中心に、スウェーデンやデンマークなど北欧の進んだ高齢者福祉対策などを参考にしながら、村の今後のあり方を議論し、手探り状態で在宅福祉事業を進めていくことになった。

## 2.「老いと死」について

当時の保健、医療従事者は、ごく当たり前のことであるにも関わらず、人が老いること、死ぬということから目をそらしていた感は否めない。

人間である以上、必ず老いること、障害を持つこと、病気にかかること、死ぬことは避けられない現実であるということを、まず受け入れることが第一歩だった。そのうえで、どんな状態になっても住み慣れた自宅で最期まで暮らし続ける支援をすることこそ、高齢期という人生の最後のステージを充実させることにつながるという結論に達する。それには、村が行った高齢者へのアンケートの結果でも、高齢者のほとんどが在宅で暮らし続けることを希望していることが裏付けになっている。

## 第3節　在宅福祉推進第1期（1985〜1999年）

### 1. 在宅福祉事業の推進

　泰阜村の在宅福祉事業は1985年ごろから始まったが、事業を進めるうえでいくつもの障害が立ちはだかっていた。
　その1つは、スタッフの不足。
　まず高齢者の食事、入浴などの生活を支援することから始まったが、当時のスタッフは、村には非常勤の老人家庭奉仕員（現在のホームヘルパー）が3名いただけだった。そのうち2名は徒歩、1名はバイクでの移動であり、一人が1日1件訪問するのがやっとという状況。そこで、徐々にホームヘルパーの増員を図る。支援が必要なケースには、回数を制限することなく、1日に必要かつ充分な回数を訪問することにより、高齢者が在宅で暮らし続ける支援を行ってきた。
　また脳卒中後遺症など、自宅で療養を続ける高齢者のために、医師による在宅医療とともに、訪問による看護の提供が必要になっていた。通常、訪問看護は医療機関から提供されることが大半だが、村では行政として訪問看護師を採用し、徐々に増員していった。その結果、高齢者は入院をすることなく安心して在宅での療養が続けられ、自宅で終末を迎えることができるようになった。
　さらに、訪問介護、訪問看護などのサービスの利用料は、年金額も少なく苦しい生活を余儀なくされていることを考慮して、すべて無料とした。
　これらの事業に取り組んでから3年後の1988年には、それまで30％程度まで落ち込んでいた在宅死亡率が、70％近くまで回復してきた（図表2-7-4）。
　事業を進めるうえでの障害の2つめは、縦割り行政による医療と福祉、保健、3部門の連携不足。
　集団検診の検討を行い、健康幻想を否定して福祉を重視しようという取り組み以来、保健師は診療所に勤務する体制をとった（後に保健師2名のうち1名は福祉担当となる）。さらに、ホームヘルパーや訪問看護師も診療所に勤務する体制をとり、保健と医療、福祉の機能を診療所に集中させるという方法で連携を図る。当初は保健衛生グループ、次に保健福祉グループという名称のグループ組織として活動し、どの部門からの情報もタイムリーに共有でき、役割連携もスムーズに行うことができるようになった。
　現場では、各部門の連携がとれ、在宅事業もスムーズに動き出したが、最後まで障害となったのが「役場福祉係」と「予算」の問題だった。例えば福祉器材などの早急な購入を要望しても、実際予算権限を持つ役場の福祉係に現場の緊急性が理解されないという具合

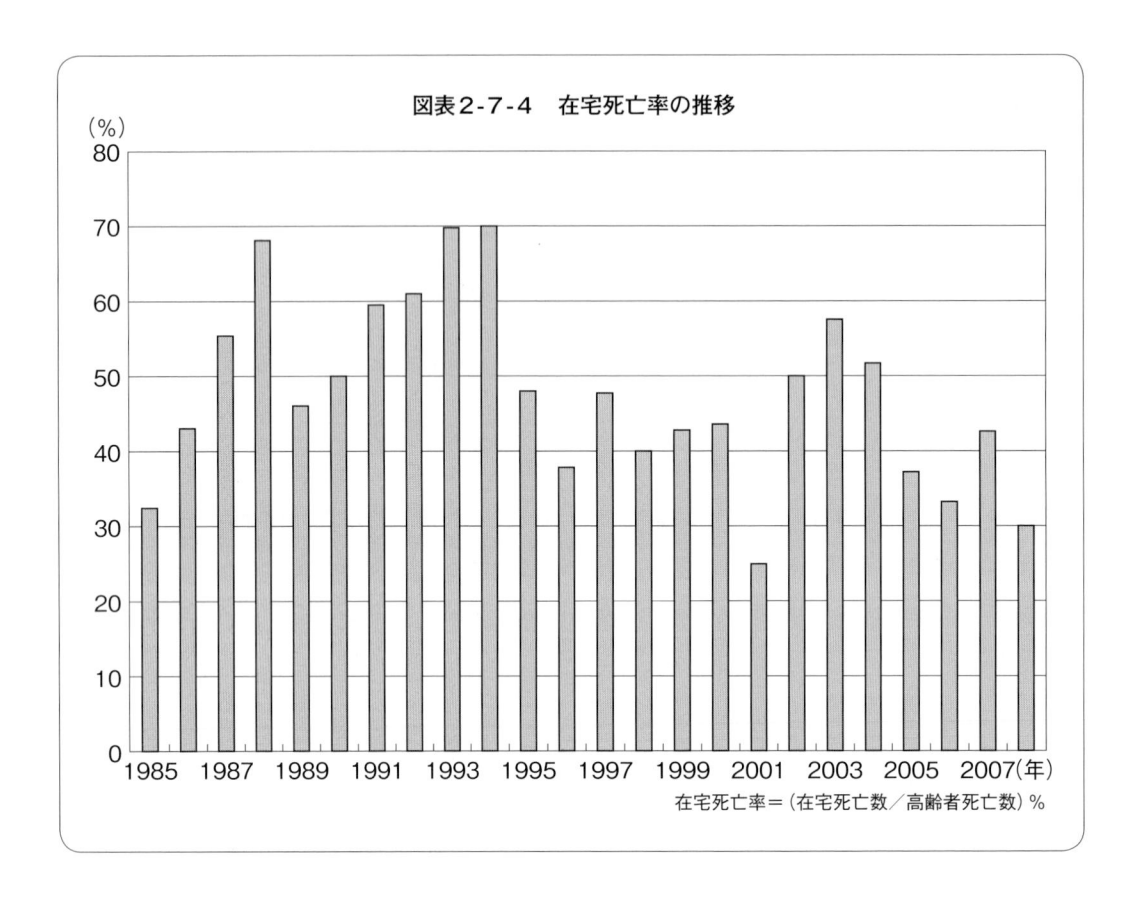

図表2-7-4　在宅死亡率の推移

在宅死亡率＝（在宅死亡数／高齢者死亡数）％

　だ。グループ組織をつくることで縦割り行政の弊害をなくそうとしたが、結局すべてを改善することができず、権限を保健福祉グループに移し、役場は金を出すが口を出さないという、半ば強引な方法での解決となった。
　そのほかの課題も数多くあった。それまで何年も自宅で入浴することができなかった寝たきりの高齢者への在宅入浴を1984年に開始。ベッド、車いす、エアマットなどの福祉用具を無料で貸し出し、オムツの支給事業を始めるなど、在宅での介護を支えてきた。1988年には給食サービスを開始し、高齢者の楽しみとともに栄養改善に取り組む。
　それから、脳卒中後遺症の方々のリハビリを兼ねた社会参加の会や、独居や認知症の高齢者を支える会、独居高齢者のお風呂の会など、地域のボランティアが中心となって企画運営する地域デイサービスを支援し、高齢者が地域で暮らし続けるためのサポートをしてきた。
　1992年には診療所の周囲に独居高齢者のためのケア付き住宅を設置し、さらに介護者の負担軽減のためのショートステイと独居高齢者の楽しみの場を併せ持つ施設「デイサロンかたくり」をスタートさせた。
　また当時の高齢者の多くは国民年金で生活していたため、有料化となっていた老人医療費がかなり生活を圧迫していた。そこで診療所の老人医療費の窓口負担無料化、患者輸送

車の利用料無料化などを行い、必要な医療は十分に受けられる状況を整備してきた。

しかし、当時は家族介護が当たり前の時代。村が多額の予算を投じて高齢者の世話をすることに批判も出始め、サービスを受けたくても、周囲の目を気にしてなかなか受けられないケースもあった。そこで村では、村民、ボランティア、障害者や介護者などを対象に「福祉問題検討会」を随時開催し、村の在宅福祉事業に理解を深めてもらう努力を重ねてきた。この間の泰阜村の福祉事業の歴史は図表2-7-5のとおりである。

図表2-7-5　泰阜村在宅福祉事業の経過

|  |  |
|---|---|
| 1984（昭和59）年 | 網野医師着任／老人家庭奉仕員（3名）／在宅入浴開始 |
| 1985（昭和60）年 | 在宅入浴専門ヘルパー採用（1名） |
| 1986（昭和61）年 | 診療所患者輸送無料化 |
| 1987（昭和62）年 | 訪問看護師採用（2名）／保健衛生グループ発足（保健と医療の統合） |
| 1988（昭和63）年 | 保健衛生グループから保健福祉グループへ（保健、福祉、医療統合　診療所へ集中）／給食サービス開始／地域デイサービス開始（認知症高齢者を地域で支える会）／診療所老人医療窓口負担無料化 |
| 1989（平成元）年 | 訪問看護師（3名）／ホームヘルパー（4名）／集団検診廃止／国保税引き下げ |
| 1990（平成2）年 | 訪問看護師（5名）／ホームヘルパー（4名）／在宅入浴ヘルパー（3名）／廃家を利用したケア付き住宅試行 |
| 1991（平成3）年 | ホームヘルパー（6名） |
| 1992（平成4）年 | デイホーム設置によりデイ、ショートステイ事業開始／ケア付き住宅2戸設置 |
| 1993（平成5）年 | 夜間ケア事業開始 |
| 1995（平成7）年 | ホームヘルパー（10名）／福祉バス運行開始（無料）／網野医師退職 |
| 1996（平成8）年 | ホームヘルパー（11名） |
| 1997（平成9）年 | 24時間ホームヘルプサービス開始（夜間専門ヘルパー4名増員） |
| 1998（平成10）年 | 在宅福祉支援センター設置 |
| 1999（平成11）年 | デイサービス開始／介護認定審査開始 |

## 2. 在宅福祉の理念と3原則

村では、泰阜村の発展に尽力した我々の大先輩である高齢者に、幸せな老後と最期を提供するのは村（行政）の役割と認識している。

また、北欧にならって、①ノーマライゼーション　②社会参加　③自己決定——を福祉3原則に掲げ、事業を推進してきた。これは、高齢者がどんな状態になっても、それまでの生活と変わりない暮らしが続けられ、そのあり方を自分自身で決定することができ、さらに障害などを持っても社会参加できる村でありたい、ということである。

当時つくり上げたこの理念と3原則は、いまでも泰阜村の高齢者福祉の基本となってい

る。
　こうして、1999年3月まで在宅福祉事業を強化しながら、本人が希望すれば一人暮らしでも終末まで在宅で生活することが可能となっていた矢先、2000年から介護保険制度がスタートするという大きな問題が持ち上がったのだ。

## 第4節　在宅福祉推進第2期（2000〜2008年）

### 1. 介護保険制度の施行

　介護保険法が施行されると、それまで村が提供してきた介護、看護のサービスは、一般的に介護保険で提供されることになった。

　介護保険には、介護度に応じたサービス利用限度額が設定されており、さらにサービス利用額の1割は自己負担しなければならない。村には、要介護4・5という認定を受けながらも一人暮らしを続けている人もいる。ホームヘルパーが1日6〜7回は訪問しなければ、こうした高齢者の暮らしを支えることはできないが、当然、限度額をはるかに超えてしまうことになる。また高齢者にとって、利用料の1割負担はかなりつらいものがあり、必要なサービスを制限してしまうことも予想された。これらの制約により、高齢者が十分なサービスを受けながら在宅で暮らし続けることが難しい事態を迎えてしまったのだ。

　そこで村では、1999年9月の議会にこれらを解決するための提案を行った。

　1つは、限度額を超えてサービスを利用した分の利用料は全額村が負担すること。もう1つは、本人負担分の6割を村が肩代わりするということ。

　「いままでどおりのサービスを低下させることなく、在宅福祉事業を推進せよ」という議会の後押しと承認を受け、2000年の介護保険施行時からこの支援を続けている。このことで介護保険のサービスに加え、限度額を超えた分については村の上乗せ無料サービスを必要なだけ受けることができ、利用料の負担も軽減されることで、これまでと同じように高齢者が自宅で暮らし続けることができるようになった。

### 2. 医療制度の改正

　高齢者医療制度も時代とともに改正が繰り返され、いまや少なくともその1割の支払いが義務付けられている。それは国民年金での高齢者の暮らしに重くのしかかってくる。村では2002年、高齢者が泰阜村診療所へ受診した場合、検査や治療の内容に関わらず個人負担は1回500円とし、医療の面でも高齢者の生活を支えている。

　また、移動手段を持たない高齢者が多いことから、電話1本で自宅からの送迎も無料で行っている。

### 3. 高齢者の意識変化

　村では、さまざまな支援により高齢者の在宅での生活を支えてきた。それはほかならず、高齢者自身の「住み慣れた自宅で最期まで暮らしたい」という希望を叶えたいという思いが原動力であった。しかし、時代の変化とともに高齢者の意識にも変化が起きている。特に独居高齢者が「さみしさ」「不安」を理由に在宅での生活を離れ、誰かとの生活を希望するようになってきているのだ。

　そこで、2003年、慣れ親しんだ村からは離れることなく、限りなく自宅に近い使い方ができる「やすらぎの家」を開設した。管理人はおらず12室が独立しており、自宅から何を持ち込んでもかまわない。外出、外泊、外からの訪問も自由となっている。自宅と同じように、必要に応じてホームヘルパーの派遣を受け生活することも可能だ。プライバシーは保ちつつ、常に誰かの顔が見える場所で生活ができ、さみしさや不安の解消を図ってきた。

　こうして泰阜村は泥縄的にではあるものの、さまざまな問題を解決しながら高齢者が在宅で暮らし続けるための支援を続けてきた。しかし、問題は次々とわき上がってくる。

　時代の変化とともに、社会的環境も高齢者の意識も変化しているのは前述のとおり。「在宅」にこだわり続けた25年間だが、これまでの手法だけでは解決できず、村の福祉のあり方を見直す時期がいよいよ到来したようである。

## 第5節　在宅福祉推進第3期（現在）

### 1. 社会的介護と家族のあり方

　この25年間、「家族介護から介護の社会化」に向けて取り組み、介護を確保できない高齢者であっても、在宅での生活を可能にしてきた。家族への負担を減らそうと看護や介護は村が担当し、家族には「精神的な支え」を期待しながら事業を推進してきたつもりだった。しかしこんな願いとは裏腹に、いつしか家族の気持ちまでもが高齢者から離れていくように感じている。

　行政主導で強引に推進してきた村の在宅福祉事業が、結果として高齢者から家族を遠ざけてしまったのかもしれない。しかし、高齢者が常に待ち続けているのは家族のやさしさにほかならない。高齢者にとって、本当の幸せとは何なのか、家族のあり方をいま一度問い直さなければならないのかもしれない。

### 2. 施設志向と充実の老後

　介護保険法施行以来、同居する家族ばかりでなく都会で暮らす子どもたちからも、親の

施設入所を希望する傾向が強くなってきた。介護の大変さは十分理解できるし、遠く離れた故郷に親を一人残している心配もよくわかるが、いまだ高齢者の多くは我が家での暮らしを希望していることも事実である。

しかしこれとは逆に、さまざまな理由により、自宅でなくてもいいから誰かと暮らしたいという希望や、ひいては特別養護老人ホームへの入所を希望する高齢者も現れ始めている。

高齢者はそれぞれ生きてきた過程が違い、老後への考え方も違う。「在宅」か「施設」かではなく、一人ひとりが充実した老後を送るために、村は何ができるのかを考えなければならない。

また泰阜村では、これまでサービスの量だけは十分に提供してきたと自負している。しかしこれからの高齢者は情報が豊かななかで多様なニーズを持ち、多くの選択肢を要求することだろう。サービス量の充実もさることながら、質の向上を図り、充実した最期を送るために必要な支援のあり方を考えていかねばならない時期にきている。

## おわりに──高齢者を大切にする村づくり

泰阜村は、財政的に厳しい状況が続いており、いつまでもこのままの福祉事業を継続することは難しくなると予想される。そして、たった1,900人の村となったいま、自分たちの先輩を大切にしながら、皆で支え合う意識を持たなければ、村は継続できないだろう。行政としての支援を継続するとともに、皆で高齢者を大切にする地域づくりに力を注がなければならない。

◆プロフィール

**池田　真理子（いけだ・まりこ）**

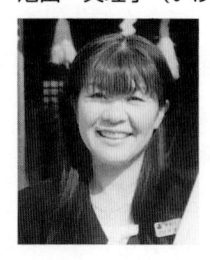

1977年、国立豊橋病院付属高等看護学校卒業。1978年、長野県公衆衛生専門学校卒業。同年6月より、長野県下伊那郡阿南町に保健師として6年間勤務。1984年より長野県下伊那郡泰阜村に保健師として勤務。1991年に福祉係長となる。以後、社会係長、生涯学習係長、教育進行係長、保健福祉係長などを経験し、2009年、地域福祉係長となり、現在に至る。

# 第3部

# 医療・介護・福祉の融合経営戦略
## （理論と実践）

# 第1章

# 医療から見た経営戦略

国際医療福祉大学　前教授
佐藤　貴一郎

## はじめに――社会的ニーズに応えるケアサービス

　政権交代における後期高齢者医療制度の廃止と新制度への移行をはじめ、政策転換にはある程度の期間の必要性と混乱が予想される。一方、医療崩壊からは待ったなしの再生・新生が求められ、医療・介護の現場ではさまざまな努力と実践がなされている。

　なかでも注目すべきは、第2部や第4部で紹介された事例に共通するように、制度的に分断されている医療と介護サービスの連続性を実現しているところがいくつもあることである。

　本稿では、こうした成功事例を踏まえて、新成長戦略「輝きのある日本」の軸としてライフイノベーションが挙げられるまでもなく、成熟した高齢社会で本来成長産業であるはずの医療・介護分野で、社会的なニーズに応えるシームレスなケアサービスを提供するための「地域医療・介護融合ヘルスケアユニット」を志向する経営戦略とマネジメントについて理論的に接近する。

## 第1節　医療・介護施設に競争はあるか

　日本に限らず多くの国において、医療・介護サービスは自由競争市場にはなじまないとして、公共サービス、あるいは公共的に扱うメリット財として提供されている。そのほうが受益者である国民にとって、便益があると認められているからである。そしてサービスを提供する病院、診療所、介護施設などは、非営利組織と位置付けられている。

　そのため、一般に非営利組織ゆえ競争は存在しないという認識や誤解を受けやすいが、いずれの施設の経営も競争にさらされているのが実態である。現今の厳しい経営環境のもとでは存続の危機に立たされ、競争は激化しているとさえいえる。

　非営利組織として質を担保するために施設基準、医師や看護師をはじめとした国家資格

の有資格者の業務独占を背景にした専門職の従事などの制約があり、宣伝も禁止されている。こうした条件下での競争は、いわば「指名待ち」に近い「選ばれる病院・施設」になることである。近年は「選ぶ」ための病院格付ランキングや書籍が売上を伸ばしているが、ただ来院・入所する患者・利用者を待ち、漫然とサービスを提供しているのでは競争にならず、積極的に「選ばれる」ための対応、すなわち経営戦略が不可欠となる。

なお、「選ばれる病院」に関して、患者や医療従事者が自然と集まるようなよい病院という意味で、アメリカ発の「マグネットホスピタル」という考え方があるが、いまだ看護師不足に対する雇用維持、人材確保に関係するなど看護部門で先行している感がある。

いずれにしろ「選ばれる」とは、病院でいえば患者のみならず、院内の医師・看護師など医療従事者、そして連携するほかの病院や診療所、介護施設とスタッフ・ケアマネジャー、さらには医薬品や材料・医療機器、アウトソーシングなど取引業者、行政、関連職能団体など、利害関係者であるステークホルダー（Stakeholder）すべてを対象にする認識と覚悟が必要といえる。これは、以下で明らかになるように、本稿のキーコンセプトの1つである。

「選ばれる」という競争は、昨今のデフレ下の企業戦略にみられるような「低価格競争」イコール「安売り合戦」ではない。診療報酬、介護報酬で公定価格が設定されている医療・介護分野では価格は所与の条件である。あくまで「サービスの質」の競争であり、コスト削減とともに提供システムにおける効率化や生産性の向上による競争である。

競争力は経営マインドを持った強力なリーダーシップと経営戦略のもとで発揮され、その競争条件を整えるのが戦略経営を実現するための組織変革と人材育成（本書特別寄稿参照）であるが、ここでは強調するにとどめる。

## 第2節　医療・介護施設の経営戦略

現在の経営戦略の第一人者であるポーターは、企業経営についての『競争戦略論』で、戦略とは業界におけるポジショニングによって、自組織と他を「差別化」し、競争優位を確保するものとしている[1]。

また、世界の経営哲学の筆頭に立っていたドラッカーによれば、経営戦略とは自組織の事業領域（ドメイン）や内容についての定義や現状理解であり、組織を取り巻く外部環境や内部環境の変化に関する予測、そして組織独自の将来を設計し、卓越する存在になるための道筋であるとしている。

視点のおきどころによりさまざまな戦略観があり得るが、共通するコンセプトとして整理すれば、「経営戦略とは、組織のミッション・ビジョンの具現化に向けて組織が継続的に市場の価値を提供するための方法であり、組織内の構成員・従事者の意思決定の指針と

なるものである」。そして、戦略の必要条件として、一過性でなく持続性、継続性があり、自組織の優位性を担保するものであること。さらに組織のシステムや業務手順、人事制度、経営資源などと整合性があることである[2]。

いまや非営利組織であっても企業戦略と同様「競争戦略」と呼んでいるが、ドラッカーは、「非営利組織こそはコミュニティであり、組織にはそれぞれ特有のミッションがある。それを追求し、参画する人々に自己実現の機会を与え、理念と信条と理想に生きる機会を与え、個人と社会に価値を継続的に提供しなくてはならない」と唱えている。そのためには資金や健全経営が必要であるが、ミッションやプランは意図に過ぎない。「戦略がブルドーザーであり、戦略が山を動かす」、すなわち、戦略が意図を行動に変える。

同じく、非営利組織はミッション・理念の達成が第一義的な目的で、社会への絶えることのないサービスの提供による貢献で公共性を保証されている。それはとりもなおさず「サービスの質」と「経営の質」の向上を意味し、経営戦略とそのための組織変革によってもたらされると説いている[3]。まさに病院・施設のための戦略思考といえる。

言い換えれば病院や施設の健全経営として、いわゆる財務的成果主義のみの追求から脱却して、医療の標準化などによる質の向上とともに、さらなる向上、成長のための投資を可能とする成長利益も確保することが大切で、そうなると個々の課題の解決を追う対症療法や「改善のための戦略」（同掲書3）では対応が困難で、指針としての経営戦略と実行が必要となる。

非営利組織の典型例である病院組織は、専門職の集団であり、縦割りになりやすく、従事者間の協働やコミュニケーションよりも、それぞれが所属する学会や職能団体に目を向けていることも少なくない。これがチーム医療とマネジメントが困難となる一因となっている。また、医療供給制度や診療報酬、医療財政などの環境変化、社会性が強まるほどに医学的規準のみでは組織運営は成り立たない。そして経済的・経営的規準との調整が不十分であると院長のリーダーシップが弱まり、長期的視点やビジョンに基づく戦略が欠如することになる[4]。

そこで、最近ではたんに看板名医と機器設備、建物といった形態や構造から、組織の機能や能力（capability）、すなわち質の高いサービスを提供する能力、顧客（患者）満足（CS、PS：Customer Satisfaction、Patient Satisfaction）を満たす能力重視の傾向となり、経営の焦点も、自院が持つ卓越したサービスを選択しサービスの提供を集中させるコア・コンピタンシー経営、プロセスと成果の重視、組織文化や風土の醸成、さらに従事者満足（ES：Employee Satisfaction）、最終的には組織として社会のニーズにいかに対応できるか、社会満足（SS：Social Satisfaction）を目標とする戦略的経営志向に向かっている。

ところが、ポーターの近著『医療戦略の本質（Redefining Health Care）』[5]では、多くの組織で、こうした戦略上かつ組織上の問いかけに答えてこなかったと、戦略の欠如を指

摘している。戦略の意義は認識されつつも、医療における戦略の本質、すなわち、いかなる戦略をどのように策定し実行に移すかについて市場と競争が当然視されているアメリカでさえ、先駆的な医療施設を除き浸透していないことを浮き彫りにした。

## 第3節　医療経営戦略上の問題と解決策

　ポーターは戦略上の問題として、病院や医師の診療科目からみた診療範囲が広すぎること、各診療科で提供している医療の幅が狭すぎ、統合されていないこと、診療の対象地域と診療体制の双方がほとんどの場合限局されすぎていること、という3種類の問題を挙げ、「正しい」「有効な」競争による処方せんを提示している。

　アメリカでの医療改革は現在医療保険、特に公的保険導入の可否に注目が集まっているが、最も基本的な問題は医療供給体制が破綻していることにある。それは医療経営の分野での競争が破綻したことに起因していて、その結果、各病院によるコスト削減の努力に関わらず医療費の増加を招き、医療の質のばらつきを招いているとしている。そもそも競争の種類と対象が間違っているのではないか。すなわち、医療サービス提供者の競争を総予算下の「ゼロサム競争」としてとらえる誤りを犯している。パイの奪い合いのためにいわゆるマネジドケアにみられる保険者主導でコスト引き下げ競争が起こり、患者を選別して他への負担の押し付けが横行しているのではないか。結果としてアメリカ医療の水準の向上は望めないことになるという。

　このゼロサム的競争の発想は、我が国で近年とられてきた社会保障費の継続的削減と医療費の総枠規制に近い10年にわたる抑制や介護保険の見直しそのもの。結果として、医療経営や医師不足、看護師不足を招き、医療の質・介護の質の向上や標準化の一方で受け皿のない医療難民・介護難民を生み出し、医療崩壊・介護崩壊への道を歩んできた姿に生き写しである。

　ポーターの処方せん、主張する競争とは極めて本質的な姿であり、「患者にとっての医療の価値（Value）を向上させる競争を起こすこと」である。患者にとっての医療の価値とは、1ドル当たりの健康上のアウトカムを指している。医療の質の向上が図られ、健康度が向上するというポジティブなスパイラルにより、ゼロサム競争から脱却することになる。そのための医療サービス提供者のとるべき戦略は、診療科でも、個別の疾患別でもない、「病態レベルでの診療実績に基づいて医療の価値を向上させる競争に移行させることによって、患者にとっての価値に大きなメリットをもたらす」ことで、しかも国による制度、医療サービス提供システムを超えた世界共通のコンセプトであるとしている。なお、ここで診療実績に基づく点で近年のEBMやP4Pについては不十分であると断じている（同掲書5）。

医療者にとっては特に目新しい考え方ともいえない面があるが、高齢社会の医療・介護、特に急性期以降に軸足をおいた戦略を考えるとき、細分化されすぎた専門化や専門科の分断された医療の実態を分析し、病態別という観点で統合することで患者や医療の価値を高めるべきであるという、いわば企業経営戦略の専門的視点からの医療経営観としては鮮烈である。そして、提示された医療サービス提供のあり方は、病態別のケア・サイクル全体をカバーする「統合型診療ユニット」というコンセプトを打ち出し、自身の開発したバリューチェーン[※1]を適用した医療提供のバリューチェーン（CDVC：Care Delivery Value Chain）でマネジメントし、価値を提供するというものである。CDVCは病態別に異なるが、統合型診療ユニットにおけるバリューチェーン（図表3-1-1）は、主活動を予防、診断、検査・治療の準備、治療介入、回復・リハビリ、モニタリング・管理と、それぞれのフィードバックからなり、基幹フロー（活動）としている。支援フロー（活動）は全般的管理に相当するノウハウの開発としての診療実績の評価・追跡や研修、技術開発、診療プロセスの改善、情報提供、患者評価、外来受診や検査、入院加療、患者搬送、訪問看護などからなるアクセスとして、それらの相互依存関係、連鎖的な活動で患者にとっての価値を生み出すとしている。

　いわゆる診療レベルの高さで競争優位に立つ戦略といえ、世界的に有名なクリーブランド・クリニックやメイヨー・クリニックを想定した「統合型診療ユニット」は前述の戦略上の問題点に対し、すべての医療サービスを提供するのをやめ、診療実績や強みで選択と集中、再編を行い、弱みを持つ領域では撤退すべきであり、一方、強みの領域については診療対象地域をいわゆる地元に限局することなく、地域、州、国を越えて競争優位を確保するという戦略論を展開している。ただし、医療資源の乏しい地域については、地域中核病院や僻地病院は自己完結せずに地域内での連携関係構築がポイントである、と主張している。

　公的保険の導入より、競争優位を経営戦略の全面に押し出して、有効な競争力をテコに医療提供体制を変革しようとする状況は、我が国ではそのまま受け入れ難いと考える。しかし我が国の医療経営においても「選ばれる」競争が厳然と存在し、また崩壊寸前の状況、政権交代で医療・介護経営の方向性が定まらない恐れのある現在、サービス提供システムの新生と本来の成長力発揮への道標として、学ぶべき点も少なくない。以下、我が国の新たな経営戦略とマネジメントについて適用を試みながら展開したい。

　なお、医療分野での成長に関して、患者増をねらって病棟新設や分院開設など、現在の

---

※1　ポーターのバリューチェーンは企業活動を購買、製造、物流、販売、サービスと5つの「主活動」に区分し、さらにこれをサポートする調達、技術、人的資源管理、財務・法務・情報サービスなどの全般管理の4つの「支援活動」に区分した。これら個々の活動単位が価値を生み出す主体であり、活動の一連の流れのなかで、順次価値とコストが付加・蓄積し、利潤を生むととらえ、この連鎖的活動によって顧客に最終的な価値を提供する相互依存システムである。

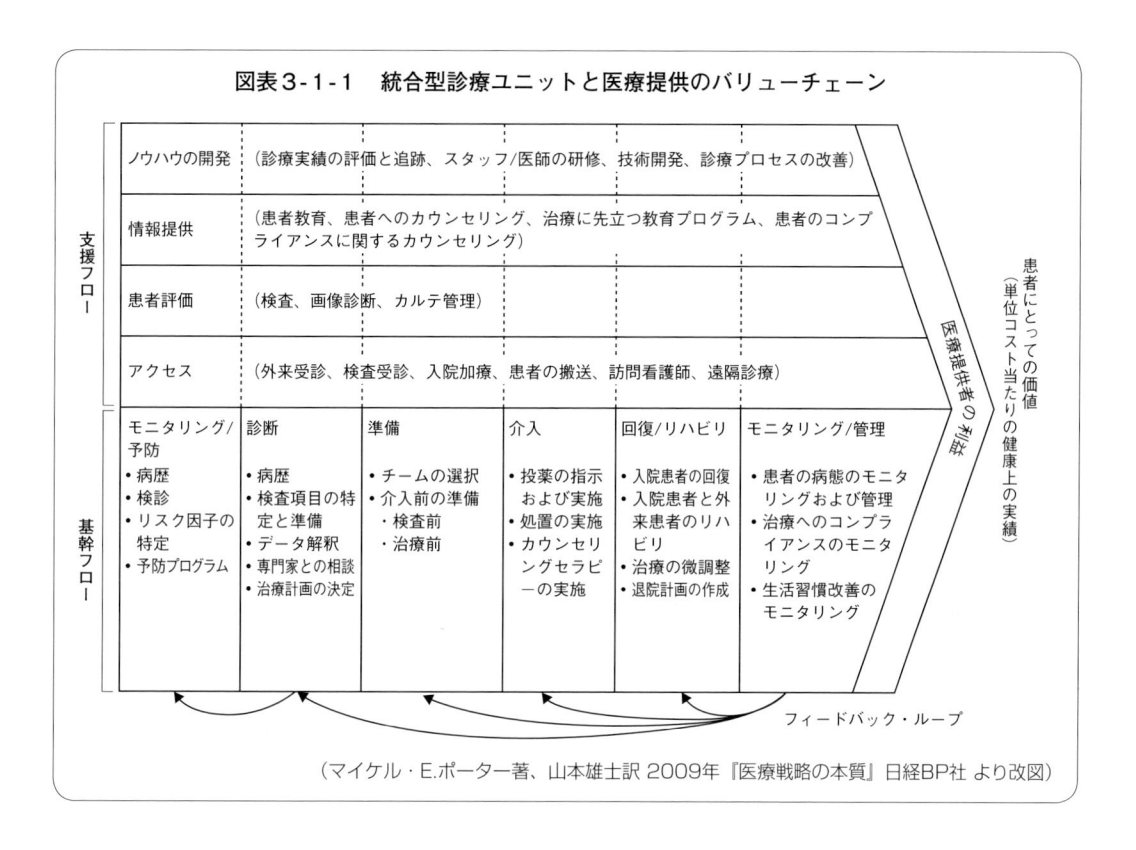

## 図表3-1-1　統合型診療ユニットと医療提供のバリューチェーン

| 支援フロー | ノウハウの開発 | （診療実績の評価と追跡、スタッフ/医師の研修、技術開発、診療プロセスの改善） | | | | | 医療提供者の利益 | 患者にとっての価値（単位コスト当たりの健康上の実績） |
|---|---|---|---|---|---|---|---|---|
| | 情報提供 | （患者教育、患者へのカウンセリング、治療に先立つ教育プログラム、患者のコンプライアンスに関するカウンセリング） | | | | | | |
| | 患者評価 | （検査、画像診断、カルテ管理） | | | | | | |
| | アクセス | （外来受診、検査受診、入院加療、患者の搬送、訪問看護師、遠隔診療） | | | | | | |
| 基幹フロー | モニタリング/予防<br>・病歴<br>・検診<br>・リスク因子の特定<br>・予防プログラム | 診断<br>・病歴<br>・検査項目の特定と準備<br>・データ解釈<br>・専門家との相談<br>・治療計画の決定 | 準備<br>・チームの選択<br>・介入前の準備<br>・検査前<br>・治療前 | 介入<br>・投薬の指示および実施<br>・処置の実施<br>・カウンセリングセラピーの実施 | 回復/リハビリ<br>・入院患者の回復<br>・入院患者と外来患者のリハビリ<br>・治療の微調整<br>・退院計画の作成 | モニタリング/管理<br>・患者の病態のモニタリングおよび管理<br>・治療へのコンプライアンスのモニタリング<br>・生活習慣改善のモニタリング | | |

フィードバック・ループ

（マイケル・E.ポーター著、山本雄士訳 2009年『医療戦略の本質』日経BP社 より改図）

事業領域のサービスをさらに顧客・受益者に浸透させる戦略を中心に、健診センター事業や老人介護施設併設による新事業展開戦略や、不動産業など新たな事業を新たな顧客・受益者に提供する多角化戦略など「アンゾフの成長戦略」が適用可能である。医療の国際化に沿った「メディカル・ツーリズム」や本書第3部第6章の「メディカル・リゾート」事業への展開は成長新戦略といえるが、以降本章では高齢者医療・介護の分野に焦点を当てることとする。

## 第4節　医療・介護融合戦略への転換とソーシャル・バリューチェーン

### 1. 競争戦略から連携・ネットワーク戦略への転換

　医療・介護サービスは地域密着型サービスの典型であるが、提供形態は大きく分けて自己完結型と地域密着型に分かれる。
　前者は地域内での大型総合病院を中心に、サテライト診療所をはじめ、老人介護施設から場合によってはグループホームや有料老人ホームまでのいわゆる複合体、統合経営体である。基本的には全方位サービスをカバーするメリットでポーターの「統合診療ユニッ

ト」に近似することから患者・利用者の囲い込み戦略をとることが多く、地域で強い競争力を持つ。

　また、特定機能病院や大学病院を中心とした医療のデパートともいえる総合系大規模病院は、すべての診療科とスタッフを擁して手術・入院治療と外来診療を展開し、地域内はもちろん、高度先進医療を提供する三次医療圏を対象とするため特定の科あるいは医師の治療を受けるために全国から患者が集まる技術集積体であり、一応自己完結型に含めておく。

　一方、多くの地域に個別に点在する中小医療・介護施設は、ある程度の立地戦略に沿ったとはいえ、地域の都市化など発展過程に沿っていわば自然発生的に展開されてきた。そして、総合病院の形態をとっていたとしてもそのままでの継続は困難で、高齢化の進展に合わせた医療法の改正による誘導策（アメ）に乗り、療養型病床を併存したり、隣接して老人保健施設を開設することで存続を図ったものの、介護型療養病床の廃止で縮小か転換を迫られている姿が一般的ではなかろうか。

　これでは、「統合診療ユニット」にはほど遠く、近年の大規模急性期病院におけるDPC導入をはじめとする在院日数の短縮化、早期退院を迫られる患者の受け皿として地域医療で社会的価値の提供、役割を果たすにとどまっている。そこに確たる経営戦略があるかは疑問ではあるが、地域で自主独立路線を貫ける強みのある高い専門性があれば別として、個々に病態別ケアサイクルにおける部分最適化を追求していて、バリューチェーンの体をなしていないケースも少なくないと考えられる。

　何らかのケアを必要とする高齢者が増加するなかで、介護保険制度発足当初から懸念されていた医療サービスと介護サービスの分断が、高齢者ケアの全体に及ぶ傾向にある。高齢者の多くが保険制度の利用上、医療保険と介護保険の「入れ子」の状態にあり、双方にまたがるというより両制度を往きつ戻りつして、「あるときは患者、またあるときは利用者」という立場におかれている。現場では給付サービスの範囲と限度とのバランス、さらに費用や報酬も含めたジレンマ・トリレンマのなかで苦悩しているが、先駆的な取り組み事例のとおり、在宅医療や訪問看護と介護サービスの現場においてカバーされているのが現実である。特に後期高齢者の医療と介護にはその傾向が強いはずで、従来の施設種別の細分化に基づく機能分担と連携よりも、医療サービスと介護サービスの一体化・融合への政策展開が求められる（図表3-1-2）。

　第5部の2010年度診療報酬改定の解説に示されているように、脳卒中連携パスが在宅や介護まで拡張されることやケアマネジャー連携加算は医療と介護融合の第一歩と評価されるが、待ったなしの状況では、制度の見直しを待つことだけでは崩壊への道を一直線に進むことになり、多くの医療・介護経営の現状を打破するための地域最適化の観点からシステムの再編・再構築、さらにシステム新生のための成長戦略が求められる。

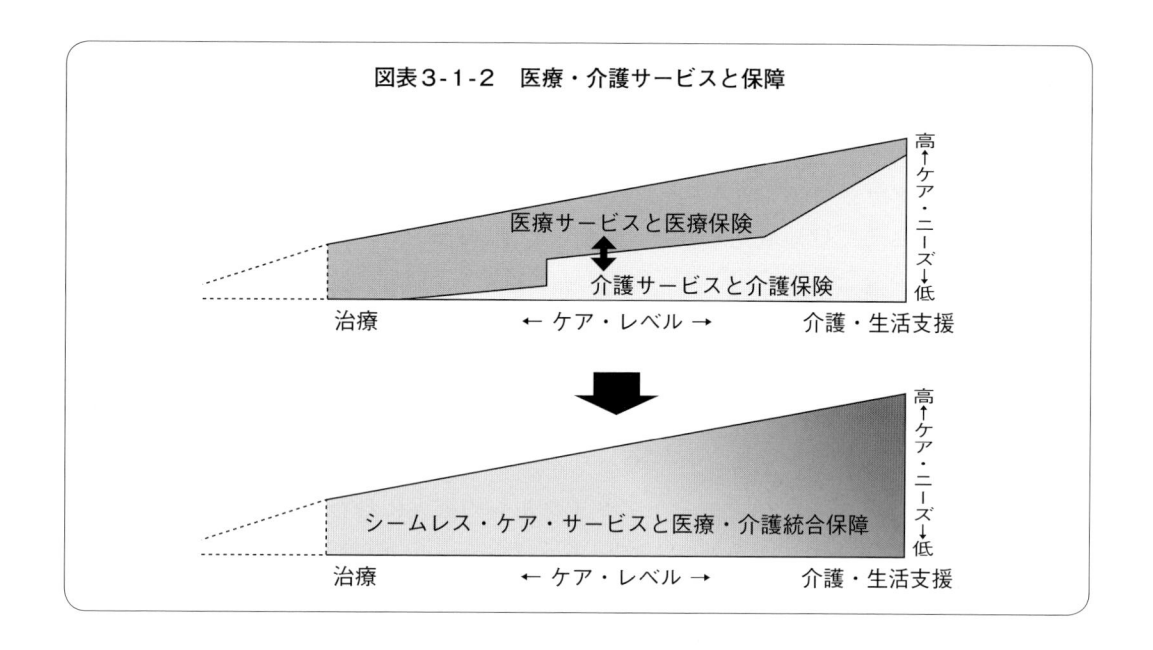

**図表3-1-2　医療・介護サービスと保障**

（上図）医療サービスと医療保険／介護サービスと介護保険
治療　← ケア・レベル →　介護・生活支援
高←ケア・ニーズ→低

（下図）シームレス・ケア・サービスと医療・介護統合保障
治療　← ケア・レベル →　介護・生活支援
高←ケア・ニーズ→低

　こうした環境下で、地域を支える中心的役割を果たす中小施設の今後の存続戦略としては、地域内に分散するケアユニットをニーズに沿った技術集積により再編し、個々の競争戦略よりも、それぞれの強みを生かす施設間の協働、すなわち「連携」や「ネットワーク化」によって、地域社会住民に価値を提供する拡大したバリューチェーンによる全体最適化を志向する連携戦略やネットワーク戦略に転換することが必要である。そしていかなるポジションで役割を果たすかが個々のケアユニットの戦略選択になる。

## 2.「医療・介護融合ケアユニット」経営戦略とソーシャル・バリューマネジメント

　最終的に全体として疾病の自然史に沿ったシームレス・サービス化を志向して、在宅医療を担う診療所や訪問看護ステーション、さらに介護施設も加わった地域ネットワークの形成は、ネットワーク理論のクラスター性として意味付けられ、参加主体間に結束と独自の機能を発揮する閉鎖性を持ち、理論的には「スモールワールド・ネットワーク」の形成となり、ポーターの提唱する産業立地戦略での「クラスター」に通ずる[※2]。

　シームレス・サービスを担うケア・サイクルは介護・福祉方向への同心円的拡大で「（シ

---

※2　クラスター理論はネットワーク理論に基づいているが、ネットワークや社会資本との結び付きから社会・経済、さらに経営戦略論に導入されている。産業、経済上は生産、技術、研究、人材教育、資金、情報などの関連機関がネットワーク状に集積・連結している地域をいう。ポーターはネットワーク理論と競争戦略を結び付け、地理的な立地内で企業や各種機関が接近していることで、ある種の共通性が確保され互いの交流の頻度や影響力が増して経済的繁栄がもたらされるとしている。米国のシリコンバレーが代表的で、さまざまな分野に応用され、我が国厚生労働省の「医療クラスター」構想は、経済財政諮問会議での提案を受けて医療分野における先端技術や創薬の実用化研究を推し進めるための我が国の産業政策としての取り組みである。一方、東京都中央区では国立がんセンターを中心に「築地医療クラスター構想」を打ち出し、「医療クラスター」とかかりつけ医の二極で救急24時間体制支援を企図している。

ームレス・）ヘルスケア・サイクル」と呼ぶこととする。そこで、いわゆる「統合医療ネットワークIHN（Integrated Health Network）」あるいは「メディカル・コンプレックス」といわれる医療クラスターを医療・介護の融合に向けた「医療・介護ネットワーク」や「医療・介護クラスター」として構築することが求められる。自己完結型の「統合診療ユニット」に対して、ここでは地域完結型の「医療・介護融合型ヘルスケア・ユニット（以下、融合ヘルスケア・ユニット）」とし、その形成によって、個々の強みを生かしながら「ゼロサム競争」から脱却して「共生」、いわゆる「非ゼロサム（プラスサム）協調ゲーム」によるシナジー（相乗）効果でwin-win関係を構築する新たな「地域包括医療・介護システム」が展開されよう。

そこで、医療における個別ユニットのバリューチェーンCDVCも地域における連携やネットワークによる医療・介護融合ケアサイクルへの拡大に合わせて筆者がポーターのCDVCとは独立に、かねてより提案している「ソーシャル・バリューチェーン」への拡大が不可欠となる。

現在多くの地域医療連携システムは第五次医療法改正を受けた医療福祉ネットワーク化（図表3-1-3）に沿って、医療、入院・手術を手がける（こなす）大規模急性期病院がDPCによる医療の質と標準化の後押しで在院日数の短縮化を進めている。その受け皿として亜急性期やリハビリテーションによる機能回復を目指す回復期病院、そして維持期での機能維持、慢性管理が療養型病床、かかりつけ医、在宅医療、あるいは介護福祉施設や訪問看護、居宅介護へと広がる、代表例である「ハブ・スポーク型」ネットワーク状の連携が図られてきた（図表3-1-4）。それらは急性期から回復期である前段を中心に1対1の関係がほとんどで、なかには1対多といった関係もみられる。その典型は多くの地域で進められている脳卒中や大腿骨頸部骨折における病態別ケアサイクルでの病病連携や病診連携である。ただ「紹介・逆紹介」など、大方の急性期病院にとって「後方支援」病院や施設の確保と診療情報を共有する「地域連携クリティカルパス」が要というマネジメント機能にとどまっているケースも少なくない。連携をマネジメントする機能を、急性期病院の地域連携室やMSW、第2部第3章で紹介されている「退院調整看護師」が中心的役割を担っているという一種の限界がその主な要因となっている。

今後はむしろ回復期病院や在宅医療、訪問看護や介護を中心とする、あるいは出発点とする視点とケアサイクルの構築、バリューチェーンへの取り組みが求められる。本書第4部で示されるように介護療養病床の廃止が政策的に打ち出されてから経営の危機を乗り越える挑戦が各地で始まっている。医療・介護融合政策が実現する時期には地域医療計画や福祉計画そのものも衣替えが必至である。

急性期から介護・福祉、看取りまで疾患の「自然史」（Natural History）全体を一体化するシームレス・ケアサイクルや融合ケアユニットには多くの関わりが形成され、ネット

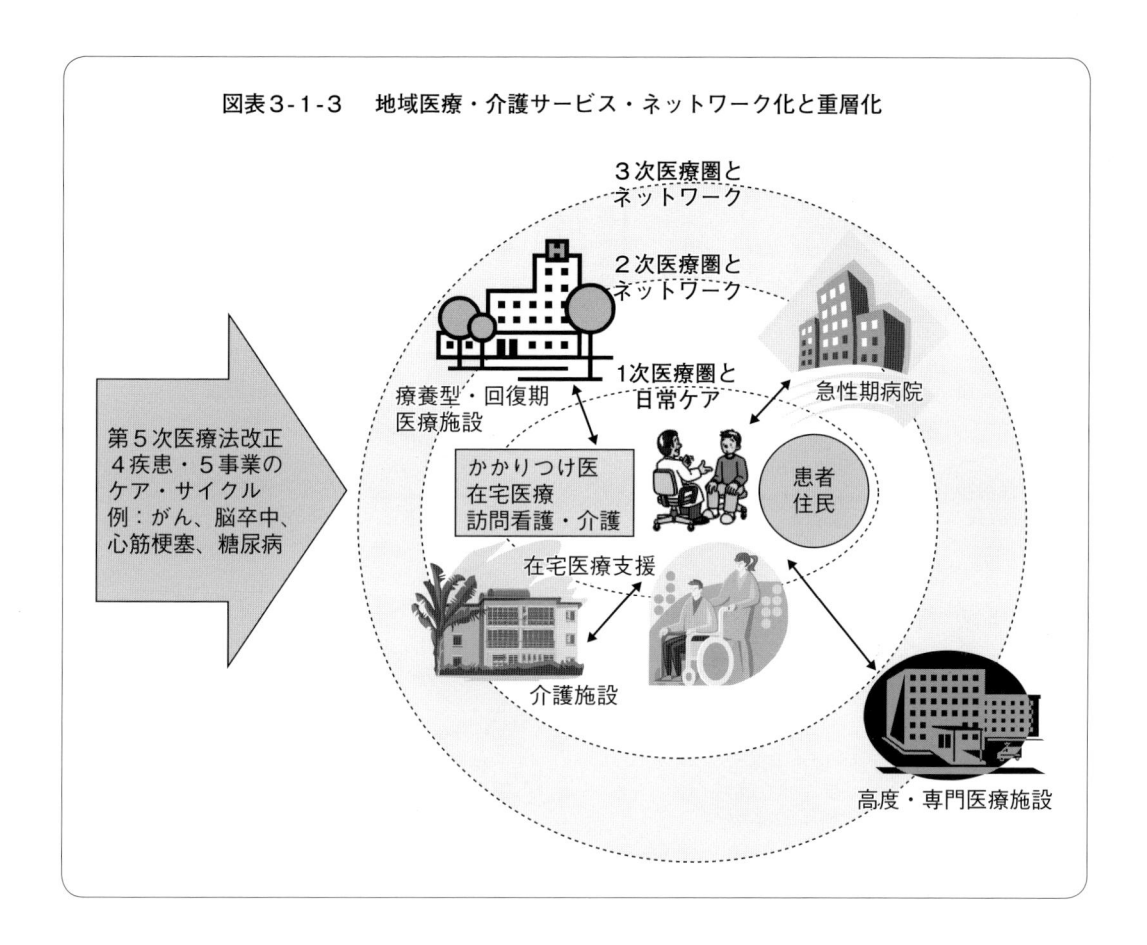

図表3-1-3　地域医療・介護サービス・ネットワーク化と重層化

ワークのノードが飛躍的に増加し重層的になるため、図表3-1-5のようにソーシャル・バリューチェーンが対応することになる。

　先の統合型診療ユニットにおけるバリューチェーンと対比して、ソーシャル・バリューチェーンの基幹フロー（活動）は地域健診・予防から始まり、かかりつけ医の診療（プライマリーケア）、急性期医療（施設）での入院・手術・退院管理、亜急性期・回復期医療（施設）でのリハビリ、維持期医療（での）リハビリ、在宅医療（支援診療所）での予後・慢性管理、介護施設と訪問介護（支援センター）での介護、そして施設や在宅における緩和ケアと最終的な看取りとなる。これらシームレスな活動を支える支援フロー（活動）は医療技術・介護技術のレベル合わせと信頼性向上、診療・介護情報の共有とIT化、後述する従来の地域医療連携パスから介護まで包括する「ヘルスケア・クリティカルパス」の作成・活用、そして融合ケアユニットとソーシャル・バリューチェーン全体を調整・コーディネイトするケアカンファレンスから地域医療介護（連絡）協議会の管理やガバナンスとなる。

　もちろん、統合型診療ユニットのバリューチェーン同様、がん、脳卒中、心筋梗塞、糖

## 図表3-1-4 ハブ・スポーク型医療ネットワーク例：済生会熊本病院

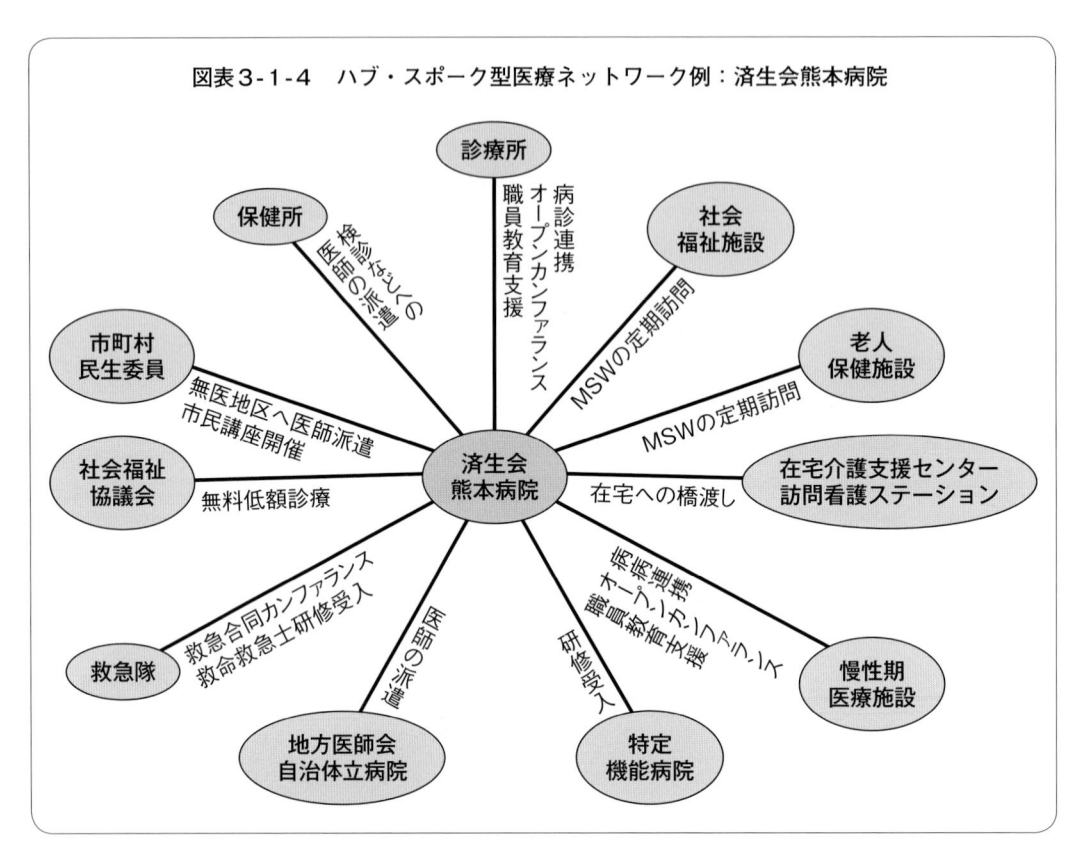

- 診療所：病診連携／オープン・カンファランス／職員教育支援
- 保健所：後診なしでの医師の派遣
- 社会福祉施設：MSWの定期訪問
- 老人保健施設：MSWの定期訪問
- 市町村民生委員：無医地区へ医師派遣／市民講座開催
- 社会福祉協議会：無料低額診療
- 在宅介護支援センター・訪問看護ステーション：在宅への橋渡し
- 救急隊：救急合同カンファランス／救命救急士研修受入
- 地方医師会・自治体立病院：医師の派遣
- 特定機能病院：研修受入
- 慢性期医療施設：病病連携／オープン・カンファランス／職員教育支援

中心：済生会熊本病院

## 図表3-1-5 医療・介護シームレス・ケアサイクルとソーシャル・バリューチェーン

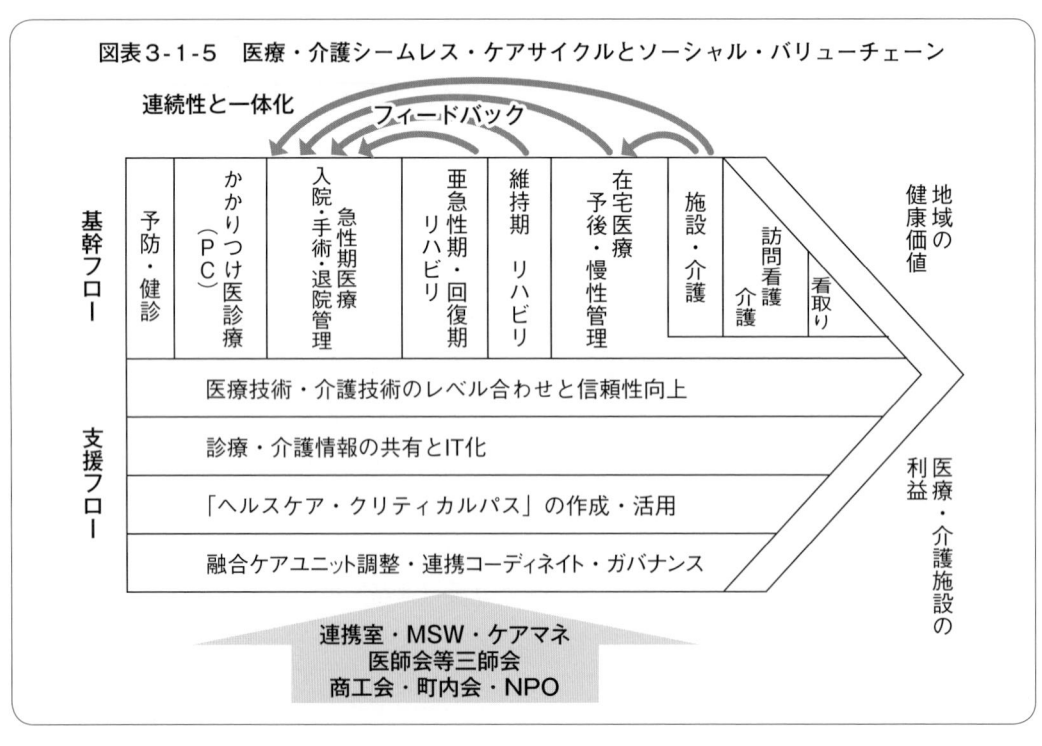

連続性と一体化　フィードバック

**基幹フロー：**
予防・健診 → かかりつけ医診療（PC）→ 入院・手術・退院管理 → 急性期医療 → 亜急性期・回復期リハビリ → 維持期リハビリ → 在宅医療・予後・慢性管理 → 施設・介護 → 訪問看護・介護 → 看取り

→ 地域の健康価値／医療・介護施設の利益

**支援フロー：**
- 医療技術・介護技術のレベル合わせと信頼性向上
- 診療・介護情報の共有とIT化
- 「ヘルスケア・クリティカルパス」の作成・活用
- 融合ケアユニット調整・連携コーディネイト・ガバナンス

連携室・MSW・ケアマネ／医師会等三師会／商工会・町内会・NPO

尿病など病態別に活動のウェイトは異なるし、さらに地域の融合ケアユニットは病態別に複数併存する可能性がある。病院から介護施設、在宅や有料老人ホームまで多くの参加主体や資源が投入されることから医療・介護ネットワークやクラスターが形成されるが、大都市、地域中核都市では東京都や熊本市のように重層的ネットワークとして同一疾患についても複数のヘルスケア・クラスターが生成される。そうなると住民（患者・利用者）のみならず、今後レセプトオンライン化などIT化された医療（費）情報の活用から機能強化が進められる保険者からも、どのクラスターを選択するかという「選ばれる融合ケアユニット」あるいは「選ばれるヘルスケア・クラスター」のための新たな競争が生まれる。

まずは、各クラスターともコア・コンピタンスとして強みとするヘルスケア・サイクルを確立することが基本であるが、従来とは異なる、あるいは新たな戦略を加える必要がある。

ポーターはクラスターについて「たんなる階層的ネットワークを超え、個人、企業、各種機関の無数の重なり合う流動的な結び付きの**格子となる**」と指摘している。ヘルスケア・クラスターにおいては、特に医療・福祉情報データベースやアクセス効率を高め、情報提供を可能とするIT技術を駆使して患者・利用者に質の高いサービスを安定的に供給する、需給調整をするための格子として、医療・介護版スマート・グリッド化による「ヘルスケア・スマート・グリッド」を新たに構築することも「社会的共通資本」、インフラストラクチュアとして有用であろう。

## 3. 融合ヘルスケア・ユニット推進の戦略とマネジメント

シームレス・ケアサイクル化を進めるには、それぞれの融合ケアユニットにおいて、ミッションとドメインの異なる病院、施設が互いに医療・介護の技術レベルでの信頼関係をつくることがベースとなる。現在、先進的とみられている地域医療・介護システムでは、急性期中心に回復期との連携で進められている「地域連携クリティカルパス」が情報の共有を通じて主要な役割を果たしているが、さらに回復期以降在宅医療や訪問看護、介護まで展開するにはシームレス・ケアサイクルを連結する地域医療パスの拡大版としての、「ヘルスケア・クリティカルパス」へのレベルアップが有効で不可欠となる。

2008年度のいわゆる文部科研での島津班調査報告[6]で、熊本市の「熊本脳卒中地域医療連携ネットワーク（K-STREAM）」の生成・維持・発展過程においても、いくつかの自主的な参加の研究会がクラスター性とのゆるやかなつなぎ役（紐帯）を果たしていることを明らかにしているが、システム化を進めるには参加の機会を通して、互いに信頼して情報共有と患者・利用者の受け渡しをするパートナーシップを築いていくことが不可欠となる。そこで次に、参加と信頼を高める個別戦略とマネジメントに簡単に触れておこう。

## （1）マーケティング戦略とサービスマネジメント

　ドラッカーは非営利組織の経営戦略はマーケットを知ることから始まると説くが（前掲書2）、満足させるべき顧客は誰かを明確にして、ミッションと結び付けるための戦略にはマーケティング戦略が必要だとしている。マーケティング戦略とは、リサーチによってニーズを、特にアーカーが『市場経営戦略』[7]で指摘する「満たされないニーズ」を掘り起こし、顧客を創造することである。

　まず第一は、従来来院する患者・利用者に質の高いサービスを提供しさえすればよしとするという「プロダクト・アウト」の姿勢から、地域の医療・介護の現場から、患者・利用者の視点に立ってニーズを理解・把握する「マーケット・イン」への変革から始めることである。それが第2部での実践から強調される「顔の見える関係づくり」や「気づきの取り組み」にほかならない。

　顧客、患者や利用者のニーズをとらえいかに応えて新たなサービスへの次元に移ったことを顧客に知ってもらう努力、従来の広報誌配付から一皮むけた情報開示とフィードバックを活かす、企業のCSR（Corporate Social Responsibility）に相当するHSR（Healthcare Social Responsibility）とCRM（Customer Relationship Management）も不可欠である。施設単位ではない融合ケアユニットのソーシャル・バリューチェーンとしての価値提供情報は「何が何でもまず病院」意識を変える、あるいは、地域の病院と住民の協力で「コンビニ受診」を減らした例にみられるように患者のヘルスリテラシーを向上させ、行動を変化させる可能性は大きい。特に住民の意識を変え行動変容に結びつける取り組みをソーシャル・マーケティングといい、今後のメタボ対策や本書第2部第1章をはじめ行政を取り込んだ在宅医療・介護への取り組みのように成果が大いに期待される。

　また、生産方式・品質管理では「後工程はお客様」という姿勢が大切とされているが、融合ヘルスケア・ユニットやクラスターに参加する各ケアユニットでのそうした「顧客」思考への変革が必要である。すなわち、患者・利用者だけでなく、急性期から回復期は当然、回復期から維持期、介護のステージへと参加してくるケアユニットを顧客としてとらえ、マーケット・インの姿勢でコミュニケーションを促進し、フィードバックして情報提供などニーズを把握し、応える必要性をお互いが理解し、実践すべきである。

　そのためには現場の声をサービスの改善に生かす、さらに新たなサービスを生み出すイノベーティブな組織づくりとマネジメントが望ましい。顧客に「絶対にノーと言わない」として有名となった米国ノードストロム社は官僚組織に典型的なピラミッド型組織を廃し、「逆ピラミッド組織」で現場を支える方式をとり、肥大化したフォード社の再生にも採用された。さらに現場からトップマネジメントの「距離感」を縮めてスピード感のある意志決定と行動を実現するためにミドルマネジメントの重視と「チーム組織」やエンパワーメントなどさまざまな工夫がされているが、目指す組織形態は階層性が低い点に限れば

医療や介護施設に近い点が注目される。新しい医療・介護の組織づくりには医療・介護の特性として慣習化した専門性を盾にしたマネジメント上の障壁を乗り越える意識改革が必要であろう。

　そして、大事なことは、こうした取り組みは本書第2部で紹介されている事例で実践されており、希少例として見るのではなく地域医療・介護システムとしていかに実現するかという眼で見直していいのではなかろうか。

### (2)「場」の設定とナレッジマネジメント

　ドラッカーは、非営利組織にとって次に重要なことは人のトレーニングであるとして、病院ではそこに働く者全員が、患者中心の構造になっていなければならないとしている。

　そこで、個別の病院・施設から融合ヘルスケア・ユニットやクラスターに置き換えると、やはりそのトレーニングも参加するケアユニットおよび従事者全体に拡大する。特に個々のバリューチェーン間の教育・研修、研究会だけでなく、済生会熊本病院がすべての連携先ケアユニットの参加を求めて成果をあげている「地域連携会議」のように、ヘルスケア・サイクル全体にわたっての連絡会議といった協議の「場」が有効である。

　そこでは、連携・協働に関する課題の解決を目指すことを通じて、ケアユニット間のコミュニケーションが向上し、信頼性が高まる。また、ナレッジマネジメントにより、暗黙知と形式知のスパイラルによりサービス・イノベーションにもつながる（第3部第2章参照）。

### (3) エンゲージメント（アンガージュマン）戦略とガバナンス

　先の、マーケティング戦略、特に場の設定との関係が深いが、ヘルスケア・サイクル全体にわたってのケアユニットとスタッフについて、参加と行動に関しては自主的参加・行動およびその意識が必要で、働きかけとしての「巻き込み」が求められる。

　従来の急性期と回復期、あるいは介護施設、在宅医療支援診療所との連携の多くは急性期病院の「地域連携室」のスタッフや連携看護師が担ってきたし、「連携コーディネーター」の養成も試みられている。

　ところが、ヘルスケア・サイクル全体となると連携コーディネーターのみでは対応が困難となる。やはり、コーディネートもネットワークやクラスターのガバナンスも含めて多面的・重層的に行わなければならないし、その人材育成・トレーニングも不可欠である。

　そこで、図表3-1-5のソーシャル・バリューチェーンにおける支援フロー（活動）を推進する力として、医療については特に地域医師会が中心的役割を果たし、特に高齢者医療に関しては老人医学や老人学を中心として在宅医療を担うための総合医教育研修とヘルスケア・サイクルへの参加についての意識改革を担う新たな地域医療活動が求められる。

ほかの専門職についても従来に増してヘルスケア・サイクルに関してそれぞれ、口腔管理に関して歯科医師会、出前薬局や在宅の服薬指導に薬剤師会、訪問看護・介護に看護協会など組織化が進んでいる。職域組織の新たな活動領域に組み込むことと、推進・調整機能が重要でそれを支えるために医療・介護サービスのあり方が地域主権のバロメーターになる今後の社会では、担う行政の役割と住民に対する責任は限りなく大きくなる。また、第2部で指摘されているようにヘルスケア・サイクルのなかでも在宅サービスは家族の介護力がポイントとされているが、「コミュニティ度」に応じて、住民側のボランティアに関わる参加主体として町内会、商工会議所、PTA、患者の会や医療・介護関連NPOなどの参加が望まれる。最近注目されている「新しい公共」や「社会ビジネス」として、いわゆる介護予防を中心に「ヘルス・リテラシー」向上教育として全国に展開している日本赤十字社の新たな地域活動「健康支援講習」事業の活性化と成果も期待される。こうした主体的エンゲージメントが第4部第1章の「街づくり」や地域づくりにつながるはずである。

### （4）情報支援IT戦略

ポーターは、病態レベルでの診療実績に基づいて医療の価値を向上させる競争を主張していることは先に述べたが、診療実績に関する情報を広く提供するためにはITの活用が欠かせないとしている（前掲書5）。

現在、DPCを導入している病院については電子カルテやレセプトコンピュータはもちろん、IT化された診療実績を中心に有効活用が不可欠である。今後は個々のケアユニットを超えたネットワークにしろ、融合ヘルスケア・ユニットやクラスターにしろ、ソーシャル・バリューチェーンとして価値提供を高めるために、機能と規模に差があっても、診療情報管理をIT化し、少なくとも情報共有を前提とした参加するケアユニット間のリンケージ・コーディネート・システムあるいは、ネットワーク・マネジメント・システムと各コーディネーターの有効利用を可能にするユーザー・インターフェイスが不可欠となる。この点の詳細については、以下の第3部第3章を参照されたい。さらに、地域住民への情報公開や情報提供のツールとしてインターネットをベースとする各種サービスも欠かせない。

## 4. 連携やネットワーク・バランスト・スコアカードによる戦略マネジメント

戦略の実行には、ビジョンに基づく戦略を可視化することですべての部門、従事者が戦略に方向付けられ、活動が戦略に結び付けられることが必要で、戦略の策定と実行は全員参加の継続的プロセスのなかで行い、戦略を従事者全員の業務に落とし込む必要がある

第1章　医療から見た経営戦略

が、ある調査によれば策定された戦略が実行され成果をあげた率は驚くほど低いという。

こうした状況を背景に登場したのがキャプランとノートンが開発したバランスト・スコアカード（BSC：Balanced-Scorecard）である。これは「財務の視点」のみならず、「顧客の視点」「内部プロセスの視点」「学習と成長の視点」からなる多面的評価指標を重視する包括的な業績評価システムとして出発した。

その後、戦略目標間の因果連鎖を重視する戦略マネジメント・システムへ、そして現在では「学習する組織」の成果も取り入れ、プランニングとコントロールを円滑化する「組織変革」ツール、さらに本・支店間の複合的階層組織間のマネジメントへと進化している（図表3-1-6）。

BSCはミッション、ビジョンに基づいた「戦略」を実行するための道筋を「見える化」（可視化）したものであり、組織のビジョンや戦略を具体的な目標、成果指標と尺度、手段・活動に転換し、関連各部門の相互関係と役割を明確にする包括的なフレームワークである。そして、バリューチェーンの基幹フローを構成する諸活動と支える支援フローを戦略目標に向けて全体としてマネジメントする力を持っている。BSCと「戦略マップ」によって戦略を現場の言葉に落とし込み、プランニングとコントロール機能を通じて戦略的

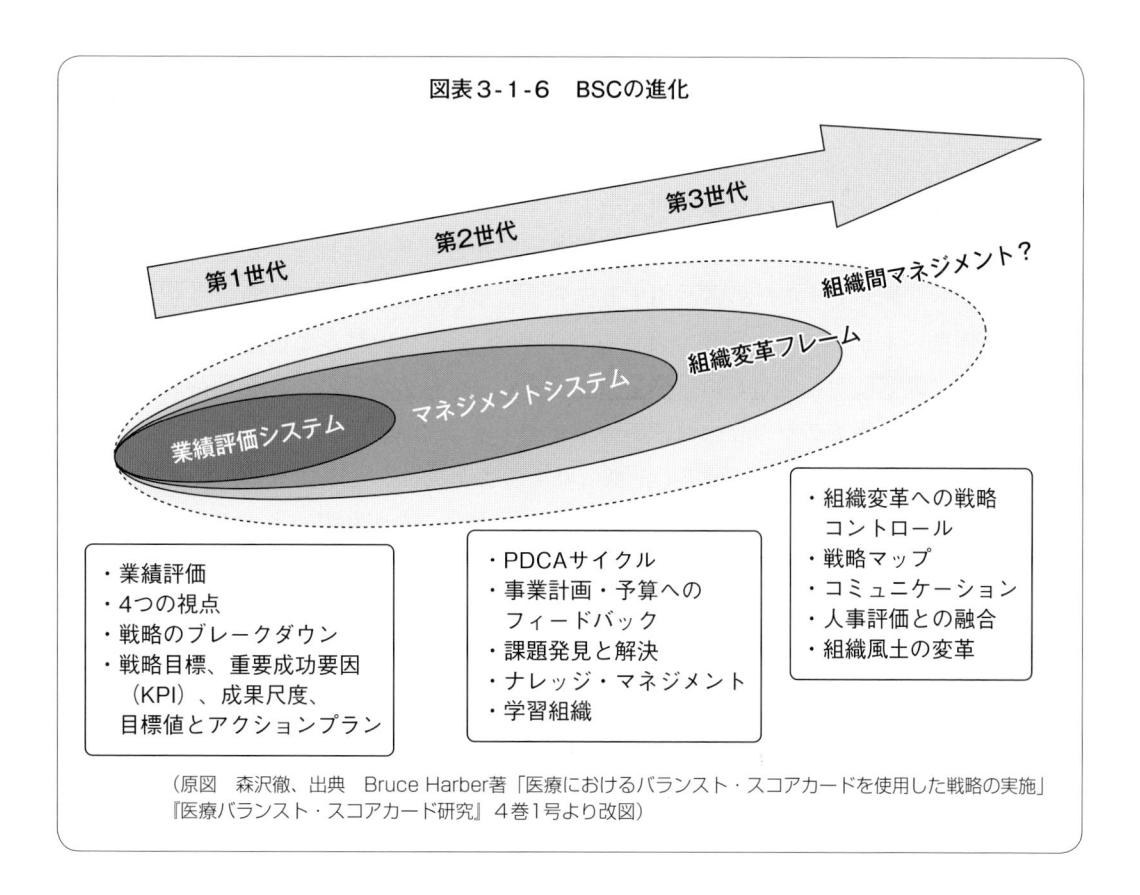

図表3-1-6　BSCの進化

第1世代／第2世代／第3世代

業績評価システム → マネジメントシステム → 組織変革フレーム → 組織間マネジメント？

【第1世代】
・業績評価
・4つの視点
・戦略のブレークダウン
・戦略目標、重要成功要因（KPI）、成果尺度、目標値とアクションプラン

【第2世代】
・PDCAサイクル
・事業計画・予算へのフィードバック
・課題発見と解決
・ナレッジ・マネジメント
・学習組織

【第3世代】
・組織変革への戦略コントロール
・戦略マップ
・コミュニケーション
・人事評価との融合
・組織風土の変革

（原図　森沢徹、出典　Bruce Harber著「医療におけるバランスト・スコアカードを使用した戦略の実施」『医療バランスト・スコアカード研究』4巻1号より改図）

経営を行うツールとして先に挙げた基本的な「4つの視点」から多面的に接近することが特徴である。したがって、BSCは非営利組織、医療福祉サービス分野でも「ミッション・ビジョンベイスト・マネジメント」(Mission-Vision Based Management) ツールやフレームとして最適と考えられ普及、浸透しつつある。

現在、医療・介護施設は、サービス提供を継続するための戦略経営組織への変革が必要とされる環境におかれている。「組織は戦略に従う」といわれるが組織が変わるためにはあくまで組織内の個人まで意識の浸透が不可欠である。BSCは変革の影響が大きい個人・グループをも巻き込む参加型の戦略マネジメントツールやフレームであることから、第4部第1章永生会での例のようにBSCの活用による戦略経営組織への変革手段として大いに期待できる。

このことは、本章でテーマとしてきたシームレスケアを実現する融合ヘルスケア・ユニットの戦略マネジメントにも適用できる可能性を示唆している。ただし、本来個別組織である複数の参加主体をマネジメントすることから連携やネットワークに参加する組織にまたがるBSCは一朝一夕にできることではない。しかしながら、成功事例で見ても、院内でクリティカルパスの作成で成果をあげている病院でBSCの導入運用がスムーズであることが経験的に判明している。シームレス・ヘルスケアをマネジメントするうえで、地域連携クリティカルパスやその発展系のヘルスケア・クリティカルパスが不可欠なことから、連携・ネットワークBSCを車の両輪として進めることが極めて効果的と考えられる（図表3-1-7）。

現状では、ソーシャル・バリューチェーンのマネジメントにおいて、特に急性期病院発の連携において、聖路加国際病院や済生会福井病院など「地域連携室」が連携のコーディネートをマネジメントするために活用する先駆的な事例が紹介されている。さらに、施設間までの連携・ネットワーク戦略マネジメントへのBSCへの試みと構想が学会で紹介されつつあり、以下私案も含めその一端を紹介するが、今後の実践的展開が期待される。

自己完結型ケアサイクルの場合は、組織全体のBSCと部門のBSCの関係と相似形である。すなわち、導入も経営本部のBSCから傘下の各ケアユニットにカスケードする流れで、グループ内の垂直的統合としての組織間のハードなつながりで、ミッション・ビジョン、戦略目標を共有できる。このことから、キャプラン・ノートンが提唱する企業の本社－支社間のBSCである「アラインメントBSC」と同質といえ、トップダウンで十分実現可能である[8), 9)]。

これに対し、地域完結型では、経営主体と機能を異にするケアユニットをパートナーとしてソフトでゆるやかに水平的に統合・結びつけることになり、「アライアンスBSC」あるいは「パートナーBSC」そして融合ケアユニット全体のBSCが実現した暁には「ネットワークBSC」、「クラスターBSC」と名付けることができよう（図3-1-8）。

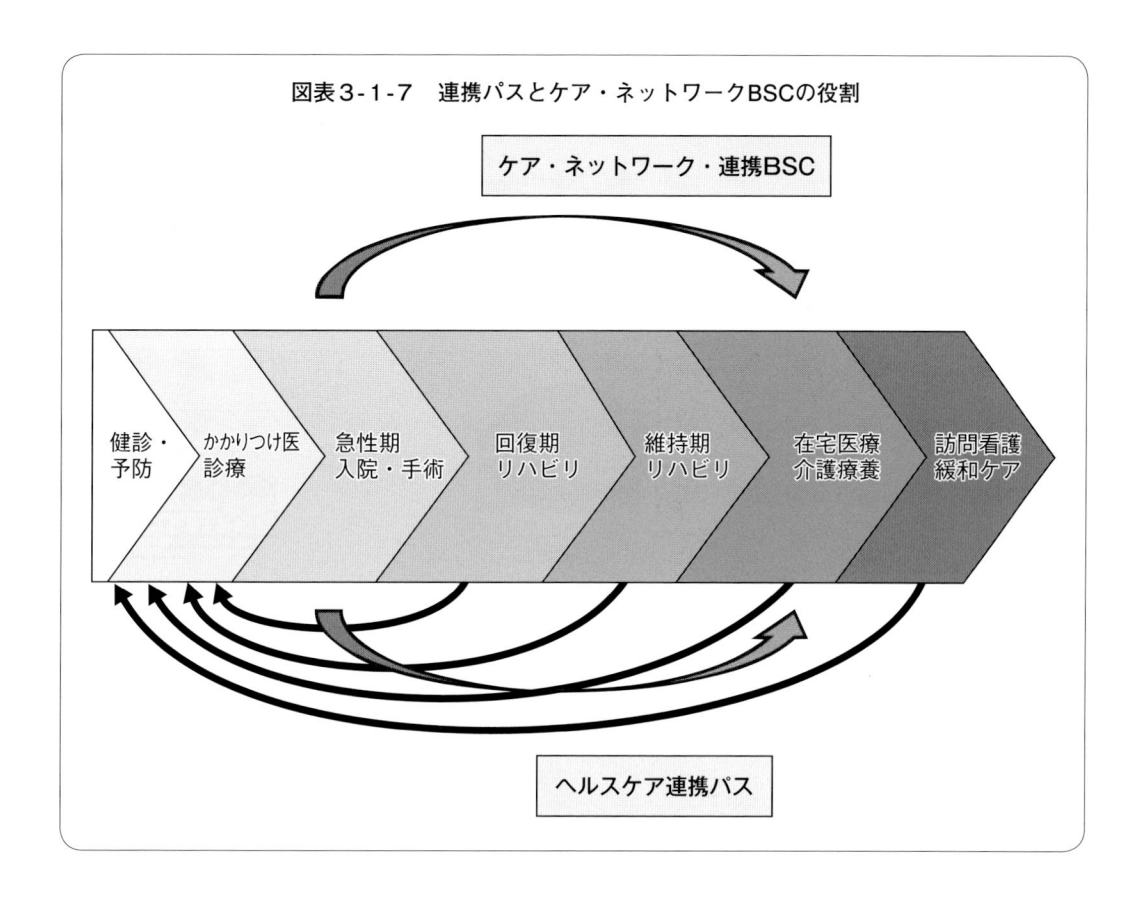

図表3-1-7　連携パスとケア・ネットワークBSCの役割

ケア・ネットワーク・連携BSC

健診・予防 → かかりつけ医診療 → 急性期入院・手術 → 回復期リハビリ → 維持期リハビリ → 在宅医療介護療養 → 訪問看護緩和ケア

ヘルスケア連携パス

　作成にあたっては、各ケアユニットのトップの理解を得て、第1段階でネットワークやクラスター形成のビジョン共有と、それぞれのドメインと戦略のすり合わせ、そして情報共有から始める。

　第2段階でネットワーク全体のBSCを作成するか、それぞれのケアユニット全体のBSCを導入し、さらに第3段階で、各ケアユニットのカスケーディングを進めるという段階を経なければならない。

　実現困難のようにみえるが、多段階によるBSCはカナダのオンタリオ州での公的病院をリンクするBSCの例もあり参考になる。重要なことは、全段階を通じて関われるファシリテーターの存在が必要で、連携室や連携コーディネーターを中心に育成すること、ナレッジ・マネジメントを適用して組織間学習や連絡協議の「場」を設定し、コミュニケーションと協議を可能とするガバナンスを確立することである。

## おわりに——いま目指すは医療・介護融合ヘルスケアユニット化と地域ネットワーク化

　介護保険の導入からはや10年、壮大な社会実験として介護の社会化、措置から利用者の

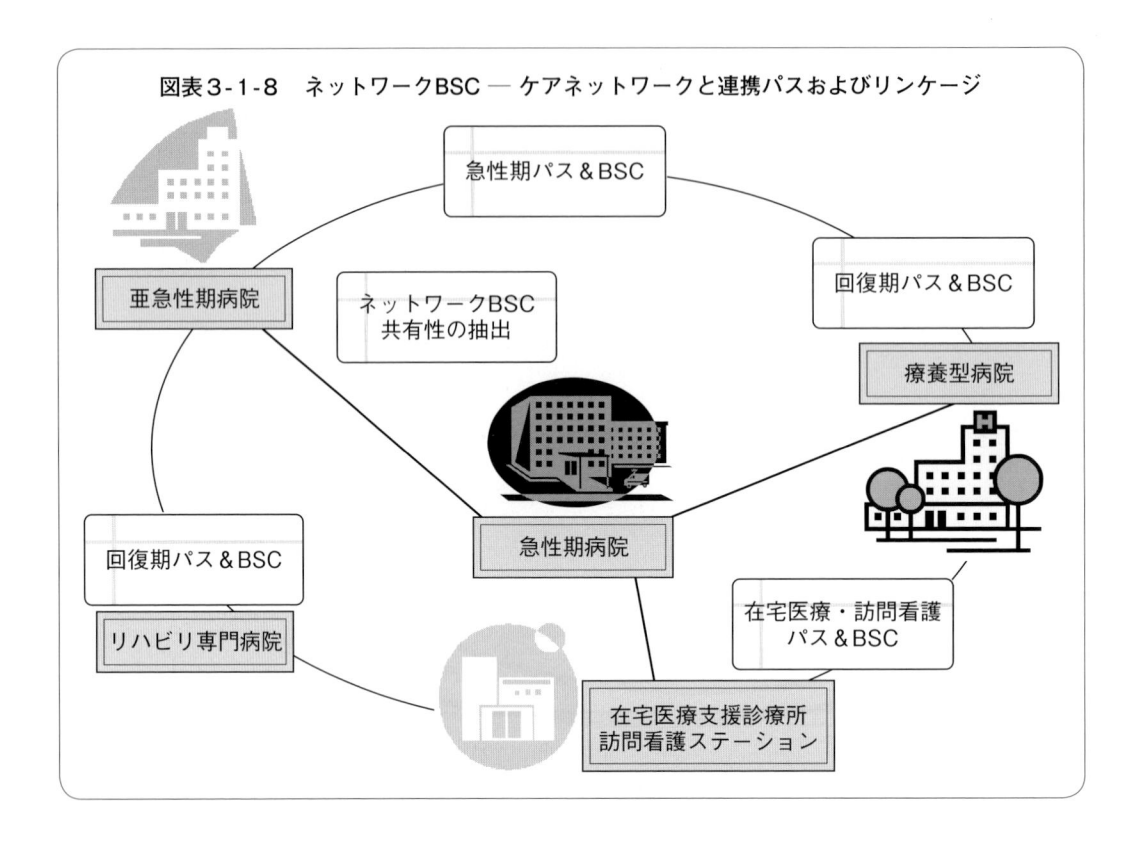

図表3-1-8　ネットワークBSC ― ケアネットワークと連携パスおよびリンケージ

- 急性期パス＆BSC
- 亜急性期病院
- ネットワークBSC 共有性の抽出
- 回復期パス＆BSC
- 療養型病院
- 急性期病院
- 回復期パス＆BSC
- リハビリ専門病院
- 在宅医療・訪問看護パス＆BSC
- 在宅医療支援診療所 訪問看護ステーション

選択という大きな成果を生み出す一方で、医療と介護の分断という実態を生みだしたことも事実である。そして、介護療養病床の廃止など高齢者医療・介護には厳しい経営環境が続いているなかで、患者・利用者の福祉、便益のためには必然と考えられる医療と介護サービスを一体的に提供しようとする努力が先駆者によってなされ、成果をあげていることが認識されつつあり、本書の事例はその代表例である。

こうした動向を受け、政策的にも2012年度診療報酬・介護報酬同時改訂を機に取り組む姿勢が次第に明らかになりつつある。政権のありようは別としても、医療・介護経営のあり方としては、先進的地域での取り組みをベストプラクティスとしてとらえ、漸進主義に陥らず変革する戦略と実行が「選ばれる」施設経営に不可欠であろう。すなわち、医療・介護の一体的・連続的サービス提供では、ほとんどの施設が独自路線を勝手に進むことは不可能で、まずは、地域のニーズに即した医療・介護の融合ネットワークやクラスター構築を医療者・住民・行政参加のもとに本来は地域医療・福祉計画として「大きな絵」を描くことが肝要である。そして、各施設が医療・介護融合ヘルスケアユニットとして、自施設がいかなるポジションをとるのか選択と集中が求められ、強みを生かしてソーシャル・バリューチェンの一画を担う連携・ネットワーク戦略を積極的に展開することがポイントとなる。本章では、理想形を描くワークデザインの立場から「地域医療・介護融合ヘルス

ケアユニット」戦略とマネジメントを提示した。

[参考文献]
1) マイケル・E.ポーター著、竹内弘高訳 2001年『競争戦略論Ⅰ・Ⅱ（5版）』ダイヤモンド社
2) 石井淳蔵、奥村昭博、加護野忠男、野中郁次郎著 1996年『経営戦略論新版』有斐閣
3) P.F.ドラッカー著、上田惇生訳 2007年『非営利組織の経営』ダイヤモンド社
4) 田尾雅夫著 1995年『ヒューマン・サービスの組織』法律文化社
5) マイケル・E.ポーター、エリザベス・オルムステッド・テイスバーグ著、山本 雄士訳 2009年『医療戦略の本質』日経BP社
6) 研究者代表 島津望 2009年「平成20年度文部科研報告書、包括的地域ケアにおける利用者視点に立つ取引コストの測定とネットワーク生成の研究」
7) D.A.アーカー著、野中郁次郎ほか訳 1986年『戦略市場経営』ダイヤモンド社
8) ロバート・S.キャプラン、デビッド・P.ノートン著、櫻井通晴ほか訳 2007年『BSCによるシナジー戦略』ランダムハウス講談社
9) ロバート・S.キャプラン、デビッド・P.ノートン著、櫻井通晴ほか訳 2009年『バランスト・スコアカードによる戦略実行のプレミアム』東洋経済新報社

◆プロフィール

**佐藤　貴一郎（さとう・きいちろう）**

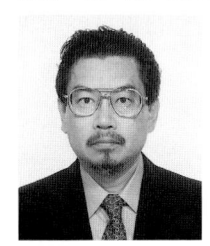

慶應義塾大学大学院経済学研究科修士課程（経済学修士）。1988年4月より帝京技術大学情報学部助教授（経営情報科）、1993年4月、同大学教授（後、帝京平成大学に改名）、1995年4月、同大学経営情報学科長を経て、1998年4月より国際医療福祉大学教授。2001年4月、同大学大学院医療経営分野兼任、2009年3月、同大学定年退職。2009年4月、同大学・大学院、東京慈恵会医科大学医学部非常勤講師。主な所属学会は、日本医療・病院管理学会（2009年まで評議員）、日本医療バランスト・スコアカード学会（評議員）。
専門分野は、経営システム分析（経営科学）、医療経済学、医療システム論、社会調査論。

# 第2章 地域ニーズ対応型医療・福祉複合施設の連携戦略について

社会福祉法人九十九里ホーム　評議員・主任研究員
大谷　聡

## はじめに——社会福祉法人九十九里ホームの原点

　社会福祉法人九十九里ホームは、イギリス人宣教師A・M.ヘンテ女史によって、1935年10月に結核患者のための保養所として設立された。

　ヘンテ女史が、結核患者のための保養所をつくろうと思ったきっかけは、東京の月島にて結核の療養所を出た青年と出会ったことである。この青年は療養所を出たものの、まだ十分には体力が回復しておらず、働けない状況であった。当時、結核療養所は大変不足しており、十分に回復しないまま療養所を退所し、退所したものの実社会では働けない人が多数存在していた。

　この状況を知ったヘンテ女史は、このような人々が十分に体力が回復するまで休養できる施設を自らつくろうと決意した。これが、当法人設立の動機であった。

## 第1節　法人設立の経緯

　ヘンテ女史の行為は、純粋に困っている人々を助けたいと思う気持ちからである。これは社会全体の観点からみると、結核患者が結核療養所退所後、完全に社会復帰するまで保養できる施設が必要だったという、当時の社会的ニーズに応えることでもあった。ヘンテ女史が、人々が何を求め、何を必要としているのかを真剣に考え、それに応えるべく、自ら行動することによって実現したものであった。

　しかし、当時、結核は死の病と恐れられ、結核患者のための施設をつくることは地元住民の反対などで簡単に進む計画ではなかった。実際、施設は当初、千葉県銚子市につくることが決まっていたのだが、地元の反対で実現できなかった。そして現在、当法人本部のある千葉県匝瑳(そうさ)市に建設するにあたっても、地元の反対を受け難航した。

　それでも、ヘンテ女史の強い信念のもと、何度も地元住民を説得し、ついには設立にこ

ぎつけることができた。これは、自らのミッションを果たそうというヘンテ女史の強い思いによるものである。

当法人の原点は、自らのミッションを果たすべく、社会的、医療的ニーズを把握し、それに応えられるようなサービスを提供しようとしたことであり、時代を超えた医療施設、福祉施設の存在意義そのものであった。

## 第2節　法人の転換の歴史と経営理念

結核患者のための保養所として出発した当法人は、その後医療機関としての認可を受けて正式に結核療養所になり、1951年に制定された結核予防法の制度的支援もあって順調に機能を拡大していき、結核撲滅の社会的活動の一翼を担っていった。

しかし、1950年代後半になると、次第に結核患者も減少するようになり、当法人も医療機関として大きな岐路に立った。そこで当法人が選択したのは、結核療養所としての機能を残しつつ、整形外科を中心とした一般病院に徐々に転換していくことであった。これは、当時の医療ニーズと当法人の機能や設備などを踏まえた極めて現実的で、賢明な選択であったといえよう。減少しているとはいえ結核患者もまだ多数存在しており、これに対応する機能は残しつつ、健康保険制度の充実に伴い広がる医療ニーズに応えるため、そのほかの診療科を徐々に増やしていったのだ。また整形外科は、当時まだ一般的な診療科ではなかったのだが、乳幼児の疾病や交通事故の増加に伴う交通外傷に対応することにより、一般病院としての特徴を持つことができた。そして結核患者の一層の減少に伴い、完全に一般病院へと転換することとなった。

第二の転換は、1970年代に訪れた。地域の医療ニーズに対応し、近隣の自治体は旭中央病院を筆頭に公的な総合病院を次々と整備していく。このような状況下、当法人は、診療科を増やしほかの公的病院と同じように総合病院化への道を歩むのではなく、病院を中核とした複合的な福祉施設建設の道を選択したのだ。

当時、住民の高齢化が徐々に進み始めており、高齢者医療や福祉への対応が求められるようになっていた。当法人は、1952年に社会福祉事業法（現在の社会福祉法）に基づく社会福祉法人という法人格を取得しており、その法人格のまま福祉事業に取り組むことができた。

そして1978年に特別養護老人ホームを開設し、老人福祉施設の運営を開始。病院ではリハビリテーション機能を充実させ、地元自治体よりの養護老人ホームの経営委託、老人保健施設の建設と、高齢者医療、福祉事業の拡充は続いた。

その後も、身体障害者療護施設（現在の障害者支援施設）、特別養護老人ホームの増設、各種在宅サービスを提供する事業所と、順調に複合的な医療・福祉施設づくりは進み、今

日に至っている。

　当法人は現在まで2回の大きな転換を経験してきたが、その特徴は、以下の3点にまとめることができる。
①地域の医療、福祉ニーズの適格な把握。
②近隣の医療機関や施設にはない独自のサービスの提供。
③当法人の経営資源（人材、設備、資金など）に見合った事業の展開。

　そして、困っている人（医療や福祉ニーズのある人）を助けたいというヘンテ女史の精神が、経営者や職員に受け継がれ、経営者、職員一人ひとりが自ら考え行動して、地域の医療、福祉ニーズに応え、地域における役割を果たすという当法人の経営理念となっている。

## 第3節　法人の事業概要

　現在、当法人が提供しているサービスは、利用者別に分けると図表3-2-1のようになる。

　医療、福祉複合施設の多くは、組織形態として医療法人、社会福祉法人、NPO法人、株式会社など複数の法人からなるグループというかたちをとっているが、当法人の組織形態は、1つの社会福祉法人が複数の医療、福祉施設を運営していることが特徴となっている。

**図表3-2-1　社会福祉法人九十九里ホームの事業概要**

| 医療サービス | 九十九里ホーム病院<br>○内科／呼吸器科／整形外科／形成外科／泌尿器科／皮膚科／リハビリテーション科<br>○リハビリテーションセンター<br>○病床…一般病床／療養病床 |
|---|---|
| 高齢者福祉サービス | 《施設サービス》<br>特別養護老人ホーム ── 松丘園、第二松丘園、九十九里ホーム<br>　　　　　　　　　　　　山田特別養護老人ホーム<br>老人保健施設 ── ミス・ヘンテ記念ケアセンター、日向の里<br>養護老人ホーム ── 瑞穂園<br>《在宅サービス》<br>訪問看護・訪問リハビリテーション ── 1事業所<br>デイサービス ── 5事業所<br>デイケア ── 2事業所<br>ショートステイ ── 6事業所<br>ホームヘルプ ── 1事業所（3拠点）<br>居宅介護支援（在宅介護支援センター）── 3事業所<br>地域包括支援センター ── 1事業所 |
| 障害者福祉サービス | 障害者支援施設 ── 聖マーガレットホーム<br>　　　　　　　　入所／ショートステイ／地域活動支援<br>　　　　　　　　センター（デイサービス）／相談支援事業 |

そして創立以来、社会状況や利用者ニーズに合わせて事業内容を転換し、サービス内容を拡充してきたため、当法人は現在、さまざまな事業を行っているが、それらの事業が1つの社会福祉法人のもと、全体として調和をとり統一した運営が行われている。

また、養護老人ホームの地元自治体からの経営委託や、特別養護老人ホームのうち2つは地元自治体からの要請と支援のもとで開設するなど、地元自治体や地域との協力関係を重視した運営を行っている。

医療財政や福祉財政が厳しさを増すなか、この数年は当法人にとっても厳しい経営環境が続いており、現在行っている事業のなかにも赤字を抱えているものが存在している。民主党政権の医療、福祉政策がどのようになっていくか不透明な部分が多いが、地域の医療、福祉ニーズに応えるという社会福祉法人としての社会的使命と、経営の安定化をいかにバランスよくとっていくかが経営上の大きな課題である。

## 第4節　連携の現状と今後の連携戦略

### 1. 利用者の生活圏に対応した連携のあり方

連携を考える場合の「地域」とは、利用者、家族の生活圏（日常活動している範囲で、その状況がわかっている範囲）ととらえることが適切である。当法人の主な施設をこの生活圏で分けると、以下の3つに分類できる。

①千葉県匝瑳市・横芝光町を中心とした地域

　　九十九里ホーム病院、ミス・ヘンテ記念ケアセンター、松丘園、第二松丘園、
　　聖マーガレットホーム、瑞穂園

②千葉県香取市山田地区を中心とした地域

　　九十九里ホーム山田特別養護老人ホーム

③千葉県山武市日向地区を中心とした地域

　　日向の里

①の匝瑳市は、当法人の創立の地であり、現在の法人本部もあり、当法人の多くの施設が事業を行っている。利用者・家族の多くも匝瑳市、横芝光町の方である。匝瑳市・横芝光町を中心とした地域では、図表3-2-2のようなケアの流れを中心として、高齢者への医療・福祉サービスを一体的に提供している。

このケアの流れは、1990年より20年にわたり行われており、当法人のサービスの根幹をなしている。近年は、老人保健施設から在宅復帰できる利用者が少なくなってきており、ますますこのケアの流れが重要性を増している。

ケアの流れの入り口である九十九里ホーム病院は、リハビリテーション機能が充実して

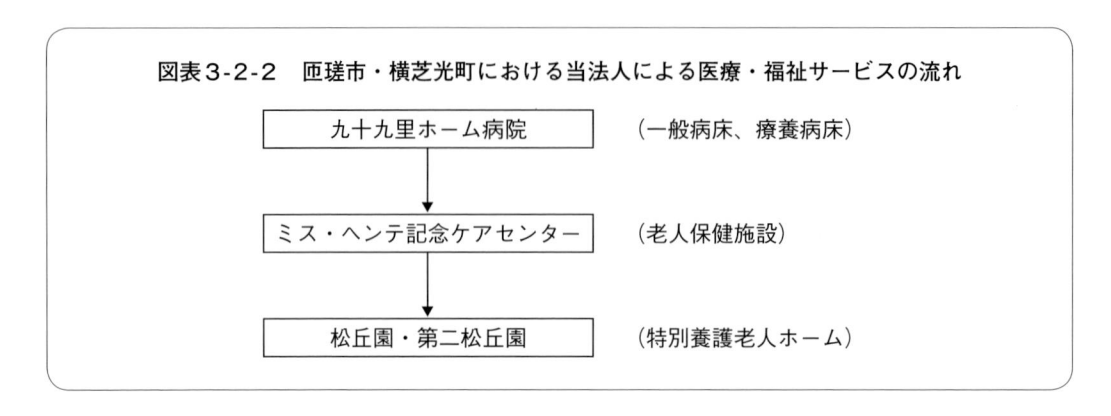

```
図表3-2-2　匝瑳市・横芝光町における当法人による医療・福祉サービスの流れ

　┌─────────────────┐
　│　九十九里ホーム病院　│　（一般病床、療養病床）
　└────────┬────────┘
　　　　　　　↓
　┌─────────────────┐
　│ミス・ヘンテ記念ケアセンター│　（老人保健施設）
　└────────┬────────┘
　　　　　　　↓
　┌─────────────────┐
　│　松丘園・第二松丘園　│　（特別養護老人ホーム）
　└─────────────────┘
```

おり、隣接市にある急性期の旭中央病院より脳卒中などのリハビリ目的の患者を多く受け入れている。一般病床で病態が落ち着いた患者は療養病床へ転棟し、在宅復帰に備えるか、在宅復帰が困難な利用者はミス・ヘンテ記念ケアセンターへ入所する。その後、利用者、家族の希望などに応じ、特別養護老人ホームの松丘園、第二松丘園へ入所。各施設の入所者が、肺炎や尿路感染症などで治療が必要になった場合には、九十九里ホーム病院（第二松丘園は協力病院の東陽病院）へ入院し、治療を受ける。

　このケアの流れは利用者、家族から高い評価を受けている。また近年は、障害者支援施設聖マーガレットホームで入所者の高齢化が進み、新規の若年障害者が入所できない状況になってきているため、65歳以上の入所者には、利用者、家族の同意のうえ、徐々に特別養護老人ホームへ入所していただくような対応もとっている。

　②の香取市山田地区の九十九里ホーム山田特別養護老人ホームは、市町村合併前の山田町からの要請に基づき、同町との全面的な協力関係のもと、運営が開始された。入所者は、主に香取市内の老人保健施設や在宅からの方が多く、近隣の老人保健施設や居宅介護支援事業所との連絡は密にしている。

　当法人のミス・ヘンテ記念ケアセンターからも一部入所しており、図表3-2-2のケアの流れの一部にもなっている。入所者が入院する場合は、香取市内の小見川総合病院や旭中央病院が多いが、九十九里ホーム病院より担当医を派遣しており、同病院への入院も増加傾向にある。香取市山田地区を中心としつつ、当法人の中心的なケアの流れの一部にもなっており、ケアの流れという面では、当法人内では半独立型といえよう。

　③の山武市日向地区の老人保健施設日向の里は、以前運営していた医療法人が法的整理となり、当法人へ運営移譲の依頼があり2年前にこれを引き継いだものである。入所者は山武市や近隣の病院からが多く、在宅からは20％程度である。退所者は、大多数が近隣の特別養護老人ホームへの入所か、病院への入院となっている。

　当法人の施設となってからまだ間もないこともあるが、当法人のほかの施設との利用者の流れは極めて少ない。当法人のほかの施設との距離もあり、利用者、家族の生活圏が異

なっていることがその背景にあると思われる。また、以前からの入退所の経路があり、ケアの流れの面では、当法人内では独立型の施設となっている。

施設は、利用者、家族の生活圏で分けると3つの地域に立地しており、それぞれの生活圏に応じたケアの流れを形成している。当法人内のケアの流れを中心としつつ、必要に応じ法人外の施設との連携により、利用者への適切なケアを確保している。

## 2. ソーシャルワーカーのあり方

通常、福祉施設のソーシャルワーカーは、家族などから入所希望の相談があった場合、利用者や家族の状況や希望を確認し、入所申込書を作成し入所が可能になるまで待機してもらう。また、定期的に利用者、家族の状況を確認するというのが、一般的な対応である。

これに対し、当法人では当該施設への即時入所が困難な場合、当法人のほかの施設への入院、入所を家族へ提案するようにしている。希望した施設ではないにしても、在宅での負担がなくなること、また当法人には病院→施設というケアの流れがあり、希望する施設への入所が、よりスムーズになることを家族に十分説明して、理解してもらうことを心がけている。

また、家族が希望する施設への入所が可能になるまで在宅での待機を希望する場合は、当法人の訪問看護、デイサービス、ホームヘルパーなどの在宅サービスを提案。定期的に確認連絡をする場合にも、状況に応じ当法人の各種サービス利用を提案する。

このように、当法人のソーシャルワーカーは通常の対応にとどまらず、利用者、家族の状況に応じ、当法人のあらゆる機能、サービスを提案するようにしている。

特別養護老人ホームへの入所申込みは、通常はそれぞれの施設へ個別に行わなければならないが、当法人では入所申込書にどの施設を希望するかを記入可能で、3か所の特別養護老人ホームを同時に申込むこともできるようになっており、利用者、家族の手間を軽減するようにも配慮。また、最初に入所申込みを受けたソーシャルワーカーが担当のソーシャルワーカーとなり、ほかのソーシャルワーカーとの連絡、調整を行うようにしている。

各施設のソーシャルワーカーという立場を超え、法人全体のソーシャルワーカーという位置付けになっており、これによって入所などの相談に関する利用者、家族の負担を軽減するとともに、当法人の医療、福祉に関するサービスを一体的に提供できるのだ。

## 3. 知識創造型医療、福祉複合施設

知識創造とは、既存の知識を共有、活用するとともに、新しい知識を生み出していくことであり、野中郁次郎氏によるSECIモデル（図表3-2-3）が代表的なものである。

組織の知は、SECIモデルの共同化、表出化、連結化、内面化の4つの様式のダイナミ

ックなスパイラル（らせん）によって生み出されるとされる。また、4つの様式に対応した「場」を説明したものが、図表3-2-4の知識創造の場である。

ここでは、これら知識創造理論の詳しい説明は省くが、当法人では、この考え方を法人内の連携と情報・知識の共有化や有効利用に活用している。

当法人内には、7つの職種別連絡会議（施設長、相談員、看護師、介護長、栄養士、事務職、ケアマネジャー）と8つの法人内委員会（感染対策、苦情対策、レクリエーション、広報、交通安全、IT、医療安全管理、褥瘡）があり、各施設の担当者で構成され、定期的に活動を行っている。これら諸会議の機能を図表3-2-4にあてはめると、「対話場」と「合成場（システム場）」を合わせたものに該当する。これら諸会議の成果をもとに、各施設は、「創発場」と「実践場」として機能している。

諸会議と各施設の活動が連動することにより、法人内の連携と知識創造が促進されている。前述した入所申込みの負担軽減の施策も、職種別連絡会議の相談員連絡会で生み出されたものである。これら諸会議を活性化させるためには、以下の4点が重要になってくる。

### （1）主題

会議の目的ないしは議題のことで、その会議が何のためのものなのか、何を話し合うのかを会議のメンバーが十分に理解して、共通の認識にするようにしている。

### （2）解釈コード

メンバーが発信するさまざまな言葉やシグナルがどのような意味であるかを解釈するルールのことである。これがなければ、発言者が発信していることを十分に理解し、解釈することができない。同じ職種同士のコミュニケーションは、異なる職種間のコミュニケーションよりスムーズにいくという調査結果がある。これは解釈コードが同じであることからきているものと思われる。しかし、同じ職種であっても、所属する施設や事業内容が異なっている場合には、解釈コードに違いが生じるため、その違いを埋めることが必要になってくる。

### （3）情報のキャリア

情報を伝達する媒体のことである。言葉や文書が通常の媒体だが、これら当たり前の媒体以外の微妙なものも存在する。メンバーの表情や雰囲気であったり、発言しているときの口調などであり、これらも重要な意味を持っていることがある。

### （4）連帯感

会議に参加しているメンバーは、お互いに理解し連帯したいという思いが必要である。これがあれば、自分の言いたいことをほかのメンバーに何とか理解してもらおうという努力をするであろうし、聞くほうも理解しようと傾注すると思われる。

また法人内では、年に1回研究発表会が開催されており、20年にわたり継続されている。全職員の約半数が参加し、各施設で実施している研究や取り組みを発表し、その成果を共有して各施設で活用できるようにしている。今後、組織や職種を超えた自主的な勉強会である「コミュニティ・オブ・プラクティス」を知識創造の場として活用していければと思っている。

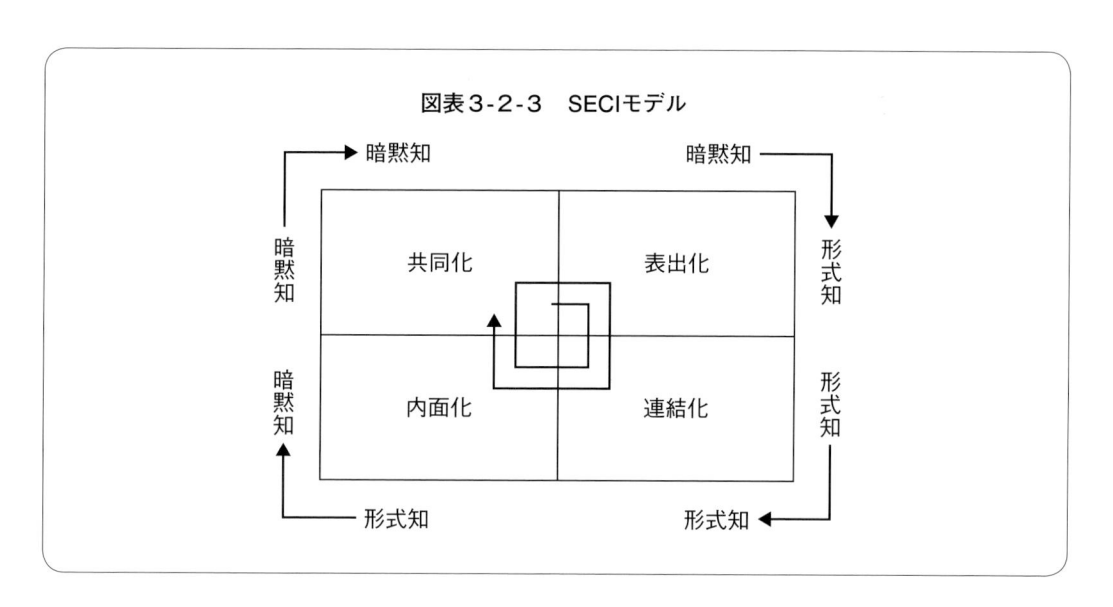

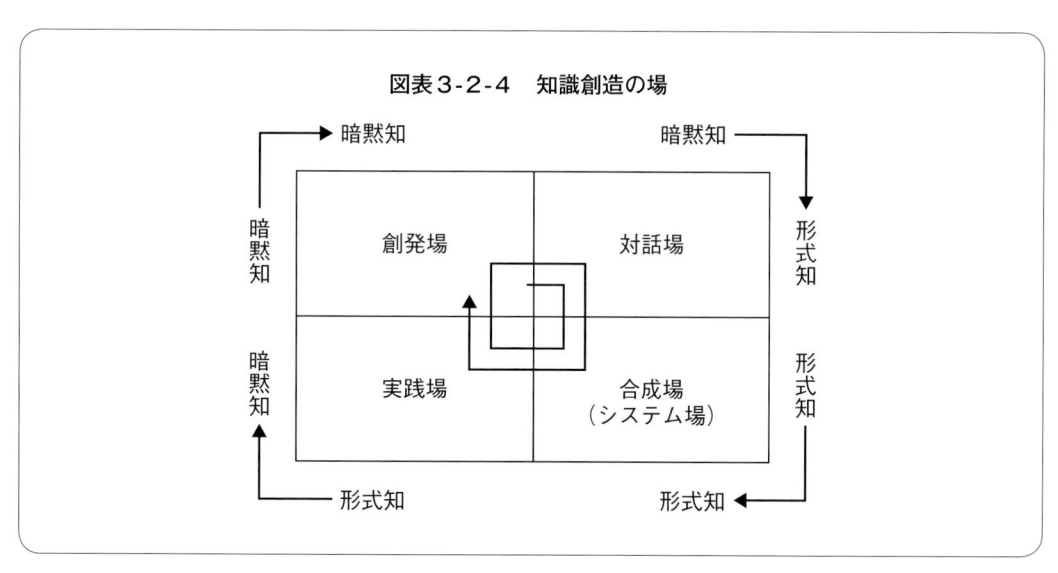

図表3-2-3　SECIモデル

|  | 暗黙知 → | 暗黙知 → |  |
|---|---|---|---|
| 暗黙知 ↑ | 共同化 | 表出化 | ↓ 形式知 |
| 暗黙知 ↑ | 内面化 | 連結化 | ↓ 形式知 |
|  | ← 形式知 | ← 形式知 |  |

図表3-2-4　知識創造の場

|  | 暗黙知 → | 暗黙知 → |  |
|---|---|---|---|
| 暗黙知 ↑ | 創発場 | 対話場 | ↓ 形式知 |
| 暗黙知 ↑ | 実践場 | 合成場（システム場） | ↓ 形式知 |
|  | ← 形式知 | ← 形式知 |  |

## おわりに──今後の課題

すでに述べたとおり、当法人は病院→老健→特養というケアの流れを中心として医療、福祉サービスを一体的に提供するのが特徴であり、このあり方は、20年間の継続により地域から多くの信頼をいただいている。

今後も継続していくつもりである。しかし、このあり方が成功したがゆえに、問題が生じてきているのも事実。当法人の体質全体が法人内だけに向き、甘さともいえる傾向がみられるようになったことである。連携に関していえば、法人内のソーシャルワーカー同士は、コミュニケーションがスムーズに行われているが、ややもすると法人外へ意識が向かなくなっている。

特に、図表3-2-2のケアの流れのなかにある施設のソーシャルワーカーは、法人外の施設などの情報を積極的にとらなくなっている。一般的に、内部でうまくいけばいくほど、外部に対して閉鎖的になる傾向があるが、当法人でも、このような傾向がみられるようになっていることは注意しなければならない。

法人内のコミュニケーションをより一層促進し、ネットワークをより堅固なものにするとともに、法人外の施設やケアマネジャーなどとの連携を深め、ネットワークを構築していくことも同時に行っていかなくてはならない。

両方のネットワークがバランスよく機能することにより、医療、福祉の連携はさらに促進され、地域の医療、福祉により貢献できるようになるものと考える。

◆プロフィール

**大谷　聡（おおたに・さとし）**

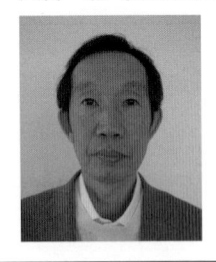

1980年、一橋大学商学部卒業。2004年、国際医療福祉大学大学院修士課程修了。1980年、川崎重工業株式会社入社。その後、1984年に株式会社アサツーディ・ケイ入社。2004年、社会福祉法人九十九里ホームに入職し、2004年4月、法人本部評議員・主任研究員就任。現在に至る。

# 第 3 章
# IT活用による病院―在宅間の情報共有と連携強化
## ――看護過程支援システムの在宅看護実践への応用

医療法人財団河北総合病院看護部 家庭医療学センター　看護師
渡辺　美佐緒

## はじめに――IT活用の提案

　2008年の診療報酬改定により、療養病床入院加算の見直しと退院調整加算の新設が行われた。また、DPC導入が進んだこともあり、病院施設での平均在院日数は短縮化を余儀なくされ、退院後でも医療依存度が高く看護や介護が必要な患者が増加し、在宅支援の必要性がますます高まることとなった。2010年度の改定では、診療報酬が10年ぶりに0.19％引き上げられるが、本体部分1.55％の引き上げは、医師不足が目立つ産科や小児科などを充実させるため重点的に配分される。よってこの改定後も、急性期病院での在院日数の短縮化といった従来の流れは大きくは変わらないだろう。

　在宅ケアサービスの提供にあたり、職種間の連携、チーム医療・介護の必要性が重視されるようになり、さまざまな連携手段が検討され始めている。特に、医療依存度の高い在宅療養者が増加したことにより、病院と地域および地域における職種間の連携を図るための情報共有は、療養生活における安全性の確保や、在宅療養に対する本人や家族の不安感を取り除くためにも必須である。そこで、看護師であり医療情報を専門としている立場から、病院―在宅間の効果的な情報共有手段として、看護業務を支援する看護情報システムなどIT（Information Technology：情報技術）の活用を提案したい。

　業務にコンピュータシステムを導入する利点として、①情報を得たいときにすぐ、どこでも参照できる　②情報が正確に伝わる――の2点が挙げられる[1]。情報共有の手段としてITを活用することにより、病院や訪問看護ステーション、あるいは療養者の自宅といった場所を選ぶことなく、どこからでも共通の情報にアクセスが可能となる。また、正確な情報伝達は、医療安全管理の面からみても重要な要件でもある。

　2008年、看護業務の効率化を目的に、看護過程[※1]における看護問題特定を支援するシステムとして「標準看護計画[※2]を利用したNANDA看護診断[※3]ラベル検索ツール」を企業と共同で試作し、臨床看護師による実装試験を実施、その結果を評価した。本稿では、

試作したシステムの概要を紹介するとともに、IT活用による病院―在宅間の情報共有と連携強化の方策として、本システムの在宅看護実践への応用について検討した。

## 第1節　看護過程支援システムの概要

### 1. システム開発の背景

　1999年の厚生省（現厚生労働省）通達の診療録電子化容認を受けて医療施設における記録電子化が進む現状で、情報共有や情報の二次利用のために用語、記録方法および通信手段などの標準化が行われている。ICD分類（国際疾病分類）やICDコードはその代表的なものであるが、疾患名やそれに伴う処置などをコード化したことで、患者の疾病分類や死亡原因などの統計分析を容易にした。クリティカルパスなども同様に、標準化された医療や看護の1つである。また、医療情報交換のためのデータ形式であるHL7（Health Level Seven）や、画像データと画像検査を実行するのに必要な情報通信のための規格であるDICOM（Digital Imaging and Communication in Medicine）などは世界的標準である。これら標準データ形式を利用することにより国内の病院―病院、病院―診療所および診療所―在宅間での情報共有はもとより、国を超えた情報伝達も可能となる。

　看護記録においてもIT活用の重要な課題の1つが用語標準化である。前国際看護師協会看護実践国際分類協働委員長であったノーマ・ラング（Norma Lang）氏の「もし名前をつけることができなければ、それを制御することも、予算化することも、教えることも、探すことも、政策に盛り込むこともできない」という演説は有名だ。看護師が扱う健康問題や看護現象を看護師同士が共通の認識と共通の言葉で話し合うことができれば、その言葉を使ったコミュニケーションや教育が可能となる。電子化記録として扱えばその看護現象の頻度などをデータとして二次利用でき、「看護の質」、「看護必要度」あるいは「看護の忙しさ」などいままで測定しにくく目に見えなかった部分を明らかにすることができる。

　全国の400床以上の病院を対象としたアンケートによれば、電子カルテ導入病院で看護過程にNANDA看護診断や標準看護計画といった標準化用語を使用している割合は非常

---

※1　一般的に看護過程といえば、アルファロの5段階モデル[2]が定着している。アルファロは看護過程を、①情報を収集しアセスメントすること　②看護問題の特定　③計画立案　④計画に沿って実施　⑤実施した看護の評価――に分類している。

※2　標準化された看護計画であり、看護実践の質の平均化と看護計画立案の時間短縮を目指したものである。看護手順に沿った計画書。

※3　アセスメント結果を踏まえ、対象に起こっている看護現象の構造や原因について、看護師間で共通認識できる簡潔な表現で表明することを看護問題の明確化（看護診断）と呼ぶ[3]。NANDAはNorth American Nursing Diagnosis Association（北米看護診断協会）の略。

に高いという調査結果がある[4]。標準看護計画の利用は、疾患別の必要観察項目や看護ケアなどの情報を共有することで、看護の質を保証するのに役立つ。NANDA看護診断は、患者の看護問題を看護師間で共通認識して簡潔な表現で記録できることがそのメリットであろう。

　看護部門での記録電子化としては、まず「看護支援システム」として主にバイタルサイン記録用ソフトや勤務表自動作成ソフトなどが普及し、その後、看護過程や看護診断などの広まりにより「看護診断支援」、「看護過程支援」システムが現れた。看護過程支援は、患者アセスメント能力が未熟な新人看護師に対して有効であり、経験に頼らないケア実践を担保するとされている[5]。また、電子カルテ導入後に看護過程を標準看護計画としてシステム化したことで、看護記録に占める問題・計画立案などの割合は少なくなり時間短縮が図られている現状もある[6]。

　以上を踏まえて、業務効率化に有効な看護支援システムとして、標準看護計画をデータベースにアセスメントシートを作成し、そこで入力された情報よりNANDA看護診断ラベルを検索するツールの開発を試みた。本システム開発では、看護過程のシステム化による記録時間短縮効果とともに、標準化用語を使用することによる情報共有および看護の質の保証を目的としている。システムの有効性を検証するために看護師による実装試験を行い、①効率的に妥当な看護診断ラベルを検索できること　②看護の質の保証につながること――などについて評価した。

## 2. システムの概要

　本ツールの機能として、①患者情報収集のためのアセスメントシート作成やラベル検索に必要なマスターファイルを登録　②アセスメントシートから入力された観察項目と関連付けられた診断指標をもとに、候補となるNANDA看護診断ラベルを複数検索表示　③利用者が確定した診断ラベルと、入力された情報と診断指標との関連付けをCSV形式でファイル出力する――などがある（図表3-3-1）。なお、本ツールはスタンドアローン型のシステムである。

## 3. システムの開発環境

　システム開発は、島津エス・ディー株式会社の第1技術部第4課担当者の協力を得て行った。開発環境はMicrosoft Visual Studio2005、言語はVisual Basic、データベース構築にMicrosoft Access 2000を使用した。

## 4. 実装試験による評価結果

　4つのモデルケースをもとに、評価者（看護診断経験のある看護師6名）が本ツールを

**図表3-3-1　システムの概要**

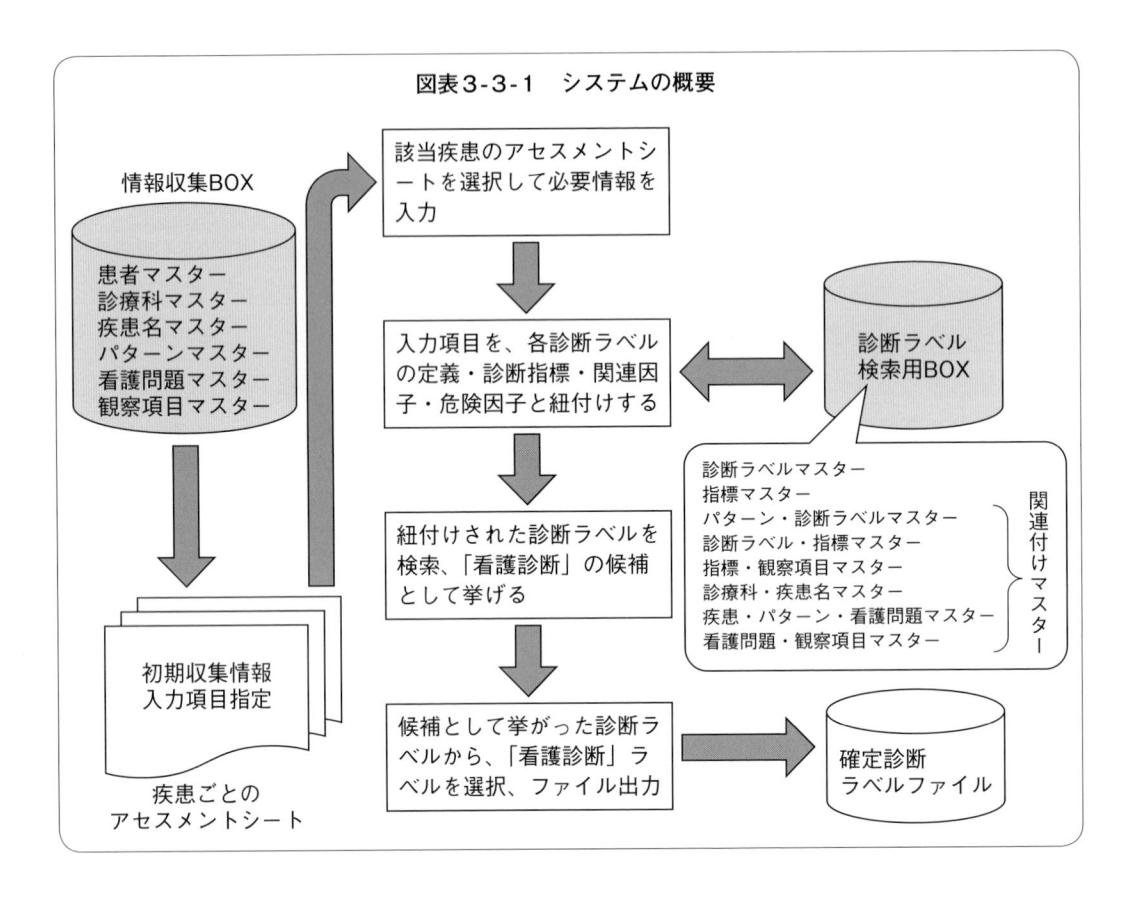

使用せずに決定した看護診断ラベルと、同じ疾患の他モデルケースについて本ツールを用いて事例の基礎情報を入力し看護診断ラベル検索を実行した場合の、それぞれの診断結果および所要時間を調査した。いずれのケースも臨床経験年数や看護診断経験年数に関わらず、ツール使用により決定した診断ラベルの種類が不使用時より集中しており、また診断決定までの所要時間平均は短縮している傾向が見られた（図表3-3-2）。これは、ラベル検索機能により、実際の患者情報に結び付いた看護診断ラベルが表示され選択肢が狭められることで、決定する看護診断のばらつきが少なくなったものと考えられる。診断結果（看護問題）にばらつきが少なくなるということは、看護ケアの内容にスタッフ間で大きな差が出にくくなることを意味する。臨床経験や看護診断経験の年数に関わらず看護ケアの実践を行うことができ、結果的に看護の質の保証につながるといえる。

## 第2節　看護過程支援システムの在宅看護実践への応用

ある病院において、病院―在宅間の看護の継続性に必要な情報を調査する目的で、送り手である病院看護師と受け手である訪問看護ステーションの看護師が「必ず伝達を希望す

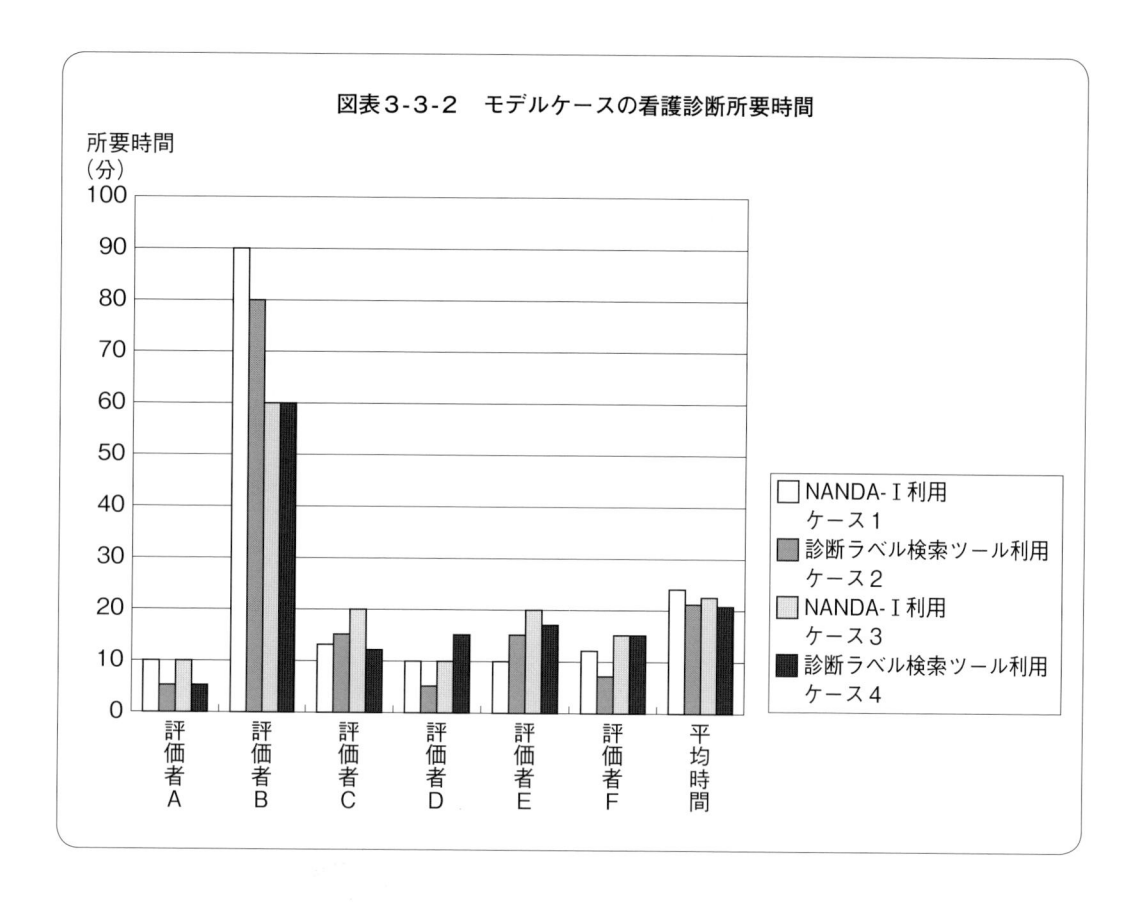

図表3-3-2　モデルケースの看護診断所要時間

（グラフ：所要時間（分）。評価者A、評価者B、評価者C、評価者D、評価者E、評価者F、平均時間について、NANDA-Ⅰ利用ケース1、診断ラベル検索ツール利用ケース2、NANDA-Ⅰ利用ケース3、診断ラベル検索ツール利用ケース4の4種類を比較）

る情報」についてアンケートが実施された（病院看護師125名、地域連携室スタッフ4名、および訪問看護ステーション看護師19名対象）[7]。この結果によると、訪問看護師および病院看護師の70％以上が伝達を希望する16項目の情報の1つが、在宅療養中あるいは入院中の看護問題であり、また、継続すべき看護内容であった。

　このことから、訪問看護実践の場で本ツール使用による看護診断を取り入れることは、情報共有の観点からみて非常に効果的であると考えられる。本ツールでは、各患者の看護問題である診断ラベルと、その診断に至った過程（診断ラベルに付属する診断指標と患者に見られる徴候の関連付け）をCSV形式のファイルで保存可能である。そのため、ファイルはエクセルなどのソフトウェアを使用することにより容易に参照可能である。病院看護師、訪問看護師ともに必要としている情報を病院―在宅間で共通の言葉で表現でき、その情報にいつでもどこでもアクセスできれば、在宅への移行、あるいはその逆の場合において互いの情報交換が容易となり、連携強化につなげることができる。

　このシステムは病院での看護過程支援を想定しているため、在宅看護に適用するにあたって、その特性を考慮する必要がある。システム使用時考慮する点として、①在宅看護においてはケア利用者が中心となるため、スタッフだけではなく患者や家族も情報共有対象

者としてシステム利用者に含まれなければならない[8]　②使用されやすい診断ラベルが、セルフケア不足、皮膚統合性障害、および身体外傷リスク状態など[9]、病院で多用されるラベルとは異なる　③知識不足、非効果的治療計画管理など、ケア利用者にとって否定的でなじみにくいラベル[9]の取り扱い——などが挙げられる。

①については、看護スタッフを対象にしたシステムであるため、専門用語の説明を要所に入れるなど、操作性や画面構成をいま一度検討しなければならない。②③は、登録する診断ラベルの種類の選択や、観察項目として登録する内容の選択が必要となり、マスターファイル管理者の選任が重要である。いずれにせよ、ケア利用者に対して理解しやすい言葉で看護診断、あるいは診断ラベルについて説明する必要があり、そのためにも看護過程や看護診断に精通したスタッフの育成が求められる。

## おわりに

IT化の目的の1つは、情報共有であり、情報の二次利用である。その実現のために、医療・看護の現場では用語やデータ形式および通信手段の標準化が課題となっている。

先日、遠隔医療が及ぼす経済効果に関する発表を聴く機会があった。この研究は、ある山間の町の2002～2006年のレセプト（診療報酬明細書）16万件をデータベース化し、在宅健康管理システム使用者と未使用者との医療費の比較検討をするという興味深い内容だった。しかしながら、レセプトのデータベース化に際し20名の学生で8日間を要した、というのだ。2009年に行われた行政刷新会議の事業仕分けで、2012年度末に歯科医師を含めて完全義務化を予定していたレセプトオンライン化が見送られたが、これが実施されデータベース化されていれば、このような作業は不要だったのではないだろうか。レセプトオンライン化の目的は「医療保険事務の効率化等の推進」と「EBM（Evidence Based Medicine：根拠に基づく医療）の推進を通じた医療の高度化」である。レセプトデータを標準化してネットワークを通じて収集・蓄積することにより、データ処理作業の効率化を図れ、同時にデータ形式を統一することでその分析を容易にし、前述のような、すでに行われた医療の費用対効果の迅速な調査を可能にする。電子化記録に比して手書き（自由記述）データは、その情報の共有および二次利用を極めて困難なものにし、非効率的なのである。

「医療と介護の融合」という本書のテーマに基づき、医療情報を専門とする看護師の立場から、病院―在宅間の情報共有による連携強化のためにITを活用する方策の1つとして、看護過程支援システムの在宅看護実践への応用について検討した。

結果として、電子カルテ導入病院の7～8割が使用しているとされるNANDA看護診断は、病院間において共通用語として情報共有の手段となり得ると同時に、病院―在宅間

の情報交換にも効果的である。本システムの在宅看護実践への適用は、その特性を考慮する必要はあるものの、①ツール使用により看護問題である診断ラベルと、その診断に至った過程を電子記録として残すことができる（情報共有、情報の二次利用）②標準化用語であるNANDA看護診断や標準看護計画の利用により、病院―在宅間で必要とされる情報（看護問題）を共通の言葉で表現できる（容易な情報交換、正確な情報伝達）――などの機能により、「病院」と「在宅」の垣根を低くするものであり、連携強化の手段として有効であるといえる。

[参考文献]
1) 太田勝正、前田樹海編著 2006年『エッセンシャル看護情報学』医歯薬出版
2) R．アルファロールフィーヴァ著、江本愛子監訳 2002年『基本から学ぶ看護過程と看護診断』医学書院
3) 藤崎郁著 2006年『基礎看護学[2]―基礎看護技術Ⅰ』医学書院
4) 左山朋美著 2008年「看護記録監査支援システム構築に向けた監査項目の検討(修士論文)」兵庫県立大学応用情報科学研究科
5) 大北美恵子、早川美津江著 2009年「電子カルテシステムによる看護診断の支援－システム不使用による看護診断とシステム支援を受けた看護診断の比較」看護診断
6) 芳野千里、前田祐子、橋本多恵、大西美千代、篠原裕子、古田ひろみ著 2007年「看護支援システム上の看護記録の効率化に関する検討」金沢大学病院看護研究発表論文集録
7) 山本靖著 2008年「病院－在宅間の看護の継続性に必要な情報の要素―退院時調整に必要な情報の効果的な交換方法―(修士論文)」兵庫県立大学応用情報科学研究科
8) 太田勝正、前田樹海編 2006年『エッセンシャル看護情報学』医歯薬学出版
9) 中尾久子著 2009年「在宅領域のアセスメントと看護診断」日本看護診断学会
10) 江川隆子著 2004年『看護診断アセスメントツール 臨床への適用と電子化に向けて』医学書院
11) NANDAインターナショナル編、日本看護診断学会監訳、中木高夫訳 2007年『NANDA看護診断―定義と分類2007-2008』医学書院
12) 厚生労働省ホームページ 2007年「規制改革推進のための３か年計画（平成19年6月22日閣議決定）」（抄）http://www.mhlw.go.jp/shingi/2007/10/dl/s1017-7e_0003.pdf.2009

◆プロフィール

渡辺　美佐緒（わたなべ・みさお）

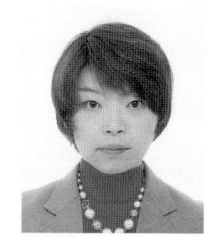

2004年3月、国際医療福祉大学保健学部看護学科卒業。2010年3月、兵庫県立大学大学院応用情報科学研究科博士前期課程修了。2004年4月より4年間、民間病院の内科病棟・ICUで勤務。2010年4月より、医療法人財団河北総合病院看護部に所属。家庭医療学センター看護師として勤務する。

# 第 4 章

# 医療との連携
## ——ケアマネジャー現場の実践から

ケアマネジャー／社会福祉士
水下　明美

## はじめに——医療、ケアスタッフ、利用者の連携を

　世の中の多くの人は、在宅にて家族に看取られながら終末を迎えたいと願うものである。しかし、日本の現状は、いまや80％以上の方が、病院で終末期を迎えている（図表3-4-1）。また、「自宅で最期まで療養する」ということに対し、医療を提供する側、受ける側ともに5割ほどの方が「実現困難である」と答えている（図表3-4-2）。

　その現状を少しでも解消するためには、医療と福祉の専門職がいまよりも連携を図ることが不可欠であり、連携がスムーズにいくことで、多くの方が在宅で過ごせる可能性が広がると考える。そのためには、お互いの役割について理解を深めること、それが機能していくことが大切である。お互いに顔の見える話し合いや、連絡を取り合うことによって苦手意識や消極性も解消し、医師や看護師、ケアマネジャー、ホームヘルパーなどのケアスタッフ、そして家族や利用者（患者）の不安や負担をも減らしていくことが可能だと考える。

　また今後は、介護保険や医療保険の改正により、ますます重度の利用者が在宅へと帰らざるを得ない状況も予想され、医療の側と受け入れる在宅サービス側が話し合い、協力していくことはさらに必要となるであろう。

　さらには、少子高齢化や、家族のあり方の変化による在宅介護での介護力の変化（図表3-4-3）が起こっている現在、ますます介護のあり方も、専門職だけでなく、自分のものとして考えなければならないところへときている。

## 第1節　ケアマネジャーの職務

　介護保険制度を担う専門職として、要となるのがケアマネジャーである。
　ケアマネジャーとは、正式には「介護支援専門員」と呼ばれ、介護保険制度のなかでつくられた新しい職種である。介護保険法の理念である「利用者の自立支援」を核として、

第4章　医療との連携

図表3-4-1　死亡場所の変化

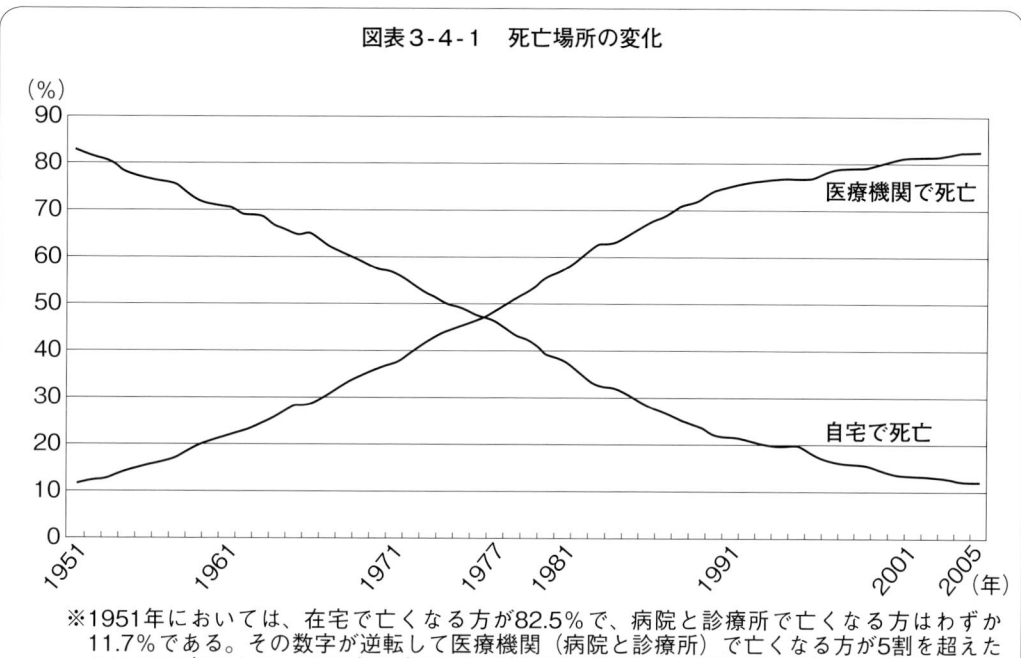

※1951年においては、在宅で亡くなる方が82.5％で、病院と診療所で亡くなる方はわずか11.7％である。その数字が逆転して医療機関（病院と診療所）で亡くなる方が5割を超えたのは1977年であり、1980年調査では医療機関死が57％、在宅死が38％となって差がさらに広がった。2007年では医療機関死が82％、在宅死はわずか12.3％まで減っている。

（厚生労働省大臣官房統計情報部「人口動態統計」）

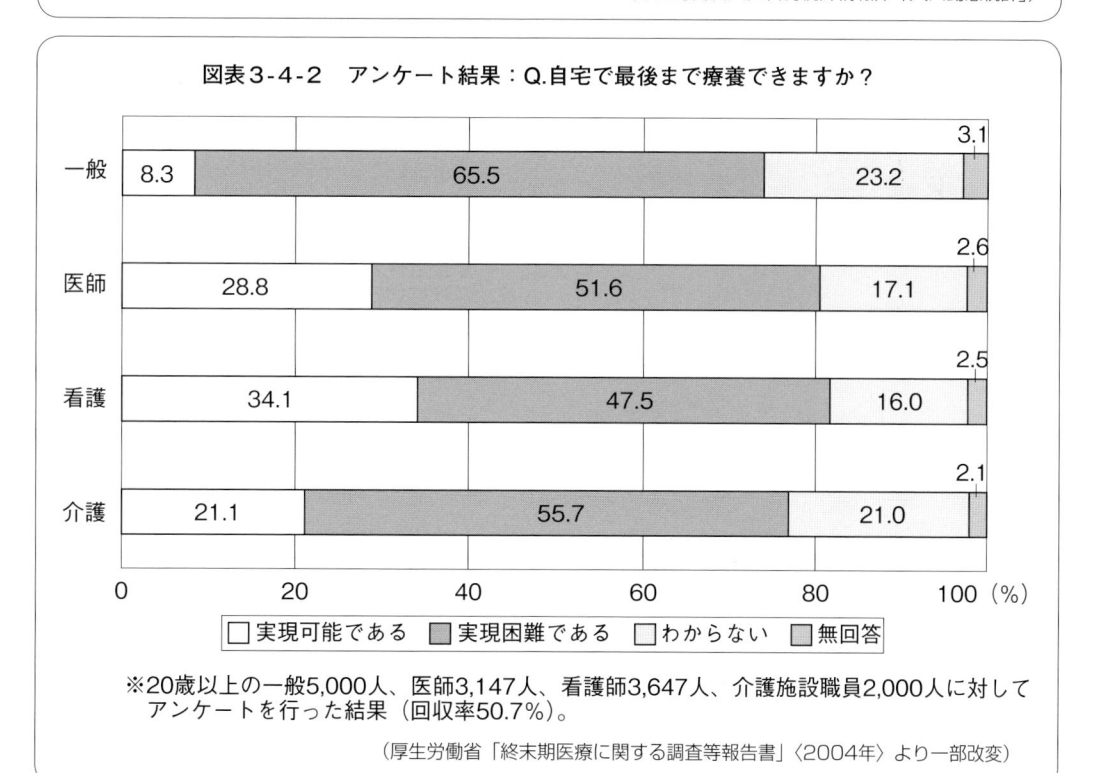

図表3-4-2　アンケート結果：Q.自宅で最後まで療養できますか？

| | 実現可能である | 実現困難である | わからない | 無回答 |
|---|---|---|---|---|
| 一般 | 8.3 | 65.5 | 23.2 | 3.1 |
| 医師 | 28.8 | 51.6 | 17.1 | 2.6 |
| 看護 | 34.1 | 47.5 | 16.0 | 2.5 |
| 介護 | 21.1 | 55.7 | 21.0 | 2.1 |

※20歳以上の一般5,000人、医師3,147人、看護師3,647人、介護施設職員2,000人に対してアンケートを行った結果（回収率50.7％）。

（厚生労働省「終末期医療に関する調査等報告書」〈2004年〉より一部改変）

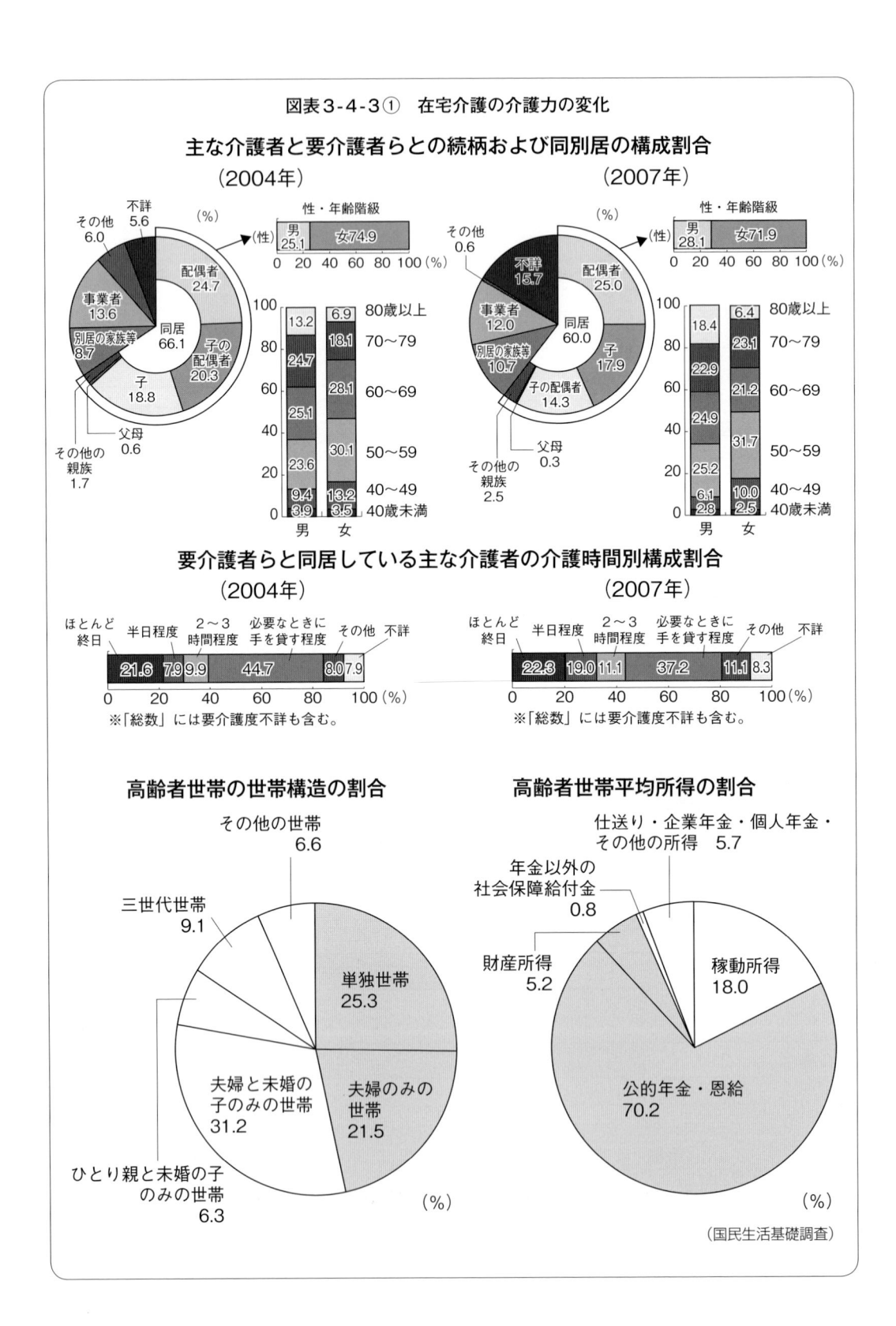

## 図表3-4-3① 在宅介護の介護力の変化

### 主な介護者と要介護者らとの続柄および同別居の構成割合

**（2004年）**

性別：男 25.1、女 74.9

続柄および同別居：
- 同居 66.1
- 配偶者 24.7
- 子 18.8
- 子の配偶者 20.3
- 父母 0.6
- その他の親族 1.7
- 別居の家族等 8.7
- 事業者 13.6
- その他 6.0
- 不詳 5.6

年齢階級（男／女）：
- 80歳以上：13.2／6.9
- 70～79：24.7／18.1
- 60～69：25.1／28.1
- 50～59：23.6／30.1
- 40～49：9.4／13.2
- 40歳未満：3.9／3.5

**（2007年）**

性別：男 28.1、女 71.9

続柄および同別居：
- 同居 60.0
- 配偶者 25.0
- 子 17.9
- 子の配偶者 14.3
- 父母 0.3
- その他の親族 2.5
- 別居の家族等 10.7
- 事業者 12.0
- その他 0.6
- 不詳 15.7

年齢階級（男／女）：
- 80歳以上：18.4／6.4
- 70～79：22.9／23.1
- 60～69：24.9／21.2
- 50～59：25.2／31.7
- 40～49：6.1／10.0
- 40歳未満：2.8／2.5

### 要介護者らと同居している主な介護者の介護時間別構成割合

**（2004年）**
- ほとんど終日 21.6
- 半日程度 7.9
- 2～3時間程度 9.9
- 必要なときに手を貸す程度 44.7
- その他 8.0
- 不詳 7.9

※「総数」には要介護度不詳も含む。

**（2007年）**
- ほとんど終日 22.3
- 半日程度 19.0
- 2～3時間程度 11.1
- 必要なときに手を貸す程度 37.2
- その他 11.1
- 不詳 8.3

※「総数」には要介護度不詳も含む。

### 高齢者世帯の世帯構造の割合
- 単独世帯 25.3
- 夫婦のみの世帯 21.5
- 夫婦と未婚の子のみの世帯 31.2
- ひとり親と未婚の子のみの世帯 6.3
- 三世代世帯 9.1
- その他の世帯 6.6

### 高齢者世帯平均所得の割合
- 稼働所得 18.0
- 公的年金・恩給 70.2
- 財産所得 5.2
- 年金以外の社会保障給付金 0.8
- 仕送り・企業年金・個人年金・その他の所得 5.7

（国民生活基礎調査）

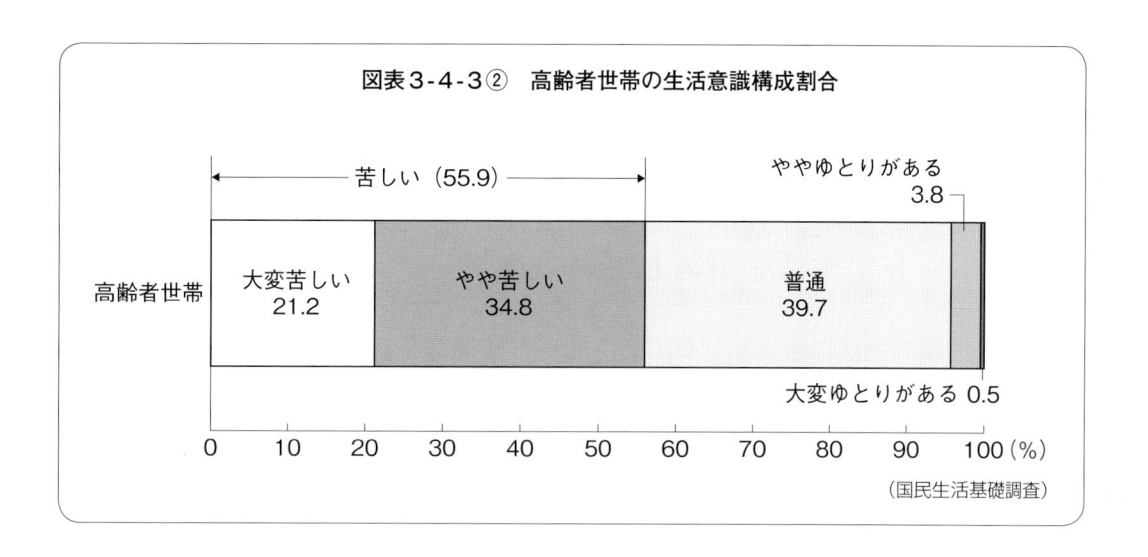

図表3-4-3② 高齢者世帯の生活意識構成割合

高齢者世帯：大変苦しい 21.2／やや苦しい 34.8／普通 39.7／ややゆとりがある 3.8／大変ゆとりがある 0.5
苦しい（55.9）

（国民生活基礎調査）

利用者の立場に立ち、要支援・要介護状態になっても、「その人が自立した生活を送れるように」援助を行うのがその仕事である。具体的には、介護が必要な人の病気について知り、心身の状態・環境などを総合的に判断し、適切な介護・医療サービスが提供されるよう調整していくことが求められる。そのためには、本人・家族の話をよく聞くことと同時に、主治医に意見を求めることも大切な仕事である。その結果、利用者にどのような支援（ニーズ）が必要かを分析し、ケアプランを作成する。

プランが実行されている間も、サービスを行う業者との連絡調整や、計画どおりにサービスが提供されているかどうかのチェック（モニタリング）、利用者や家族に変化があれば、その変化や必要に応じてプランを修正していくことも大切な業務となる。適切な連携を図り、日々変化していく利用者の状態に合ったサポートをチームで行っていくのである。

## 第2節　医療と福祉の医連携の実際

連携は、何か起こったときに発生するものではない。日々の生活のなかでこそ、必要なのである。「医療と福祉の連携」と称して語られるとき、多くの人は「入退院時」を思い浮かべることであろう。しかし実際はもう一歩進んで、「病院から在宅へ戻るとき」こそが大きなウェイトを占めているかもしれない。

「連携」が必要となるのは、何も退院時に限ったことだけではない。むしろ実際の現場では、一見何事もない、日常生活の繰り返しが普通に行われていることこそ、大きな意味がある。しかし、何事もないようにみえても、そのときどきの医療と介護の協力体制があってこそのこと。例えば、薬の微調整だったり、運動、栄養、排泄の調整、衛生管理、外出介助、趣味活動であったりする。それは、それぞれの専門職が、利用者に「してもらっ

ている」という負担感を負わせずに、日々の努力を重ねている。こうした、生活の視点での医療と介護のバランスのうえに、在宅でのできるだけ長い生活を可能としているポイントがあるように感じる。

## 事例1　認知症、独居、重い病気があっても在宅生活を継続している事例

> Aさん／83歳／女性／独居／要介護2／認知症／解離性大動脈瘤、高血圧腹部腫瘍
> 認知症高齢者の日常生活自立度：Ⅱb
> 障害高齢者の日常生活自立度（寝たきり度）：A-1
> サービス：往診、訪問看護、ホームヘルパー、近所の見守り、親戚の手伝い

　要介護2という限度額もあり、1日のうちのほとんどは、介護サービスのない時間帯であるが、服薬カレンダーやエアコンの自動操作などの道具をうまく使い、服薬や温度調整などを行っている。

　介護保険の認定を受けた利用者は、必ず主治医が存在する。安定した在宅生活を送るためには、まず主治医と連絡をとり、利用者の病名に合った療養上の注意など、意見を聞く。これが、医師（医療）との連携の入り口である。これを抜きにしては、プランの作成が不十分となってしまうのである。

　Aさんの場合、解離性大動脈瘤という重い病気であった。主治医の指示は、①血圧の管理（確実な服薬）　②活動範囲の温度差をなくす　③水分・栄養の補給の確保──の3点であった。これらに優先順位をつけ、医師の適切な指導のもとでプランを作成し、それを現場の福祉職員へ伝えることで、初めてチームとして機能し、安定した生活を送ることができるようになっている。

　QOLや「本人の希望する生活」「住み慣れた地域で暮らす」ことができるのは、まず、健康管理と生活に必要な基本的なこと（食事、排泄、清潔、睡眠など）ができるよう、支えているからである。そこから趣味などの活動を積み重ね、厚みのあるプランとなる。

## 事例2　認知症、独居、生活保護、重い病気があっても在宅生活を継続している事例

> Bさん／59歳／男性／生活保護／要介護4／アルコール性認知症、小脳梗塞、慢性腎不全のため透析中／脳幹脳梗塞既往歴あり
> 認知症高齢者の日常生活自立度：Ⅱb
> 障害高齢者の日常生活自立度（寝たきり度）：B-2

> サービス：介護タクシーによる定期通院、訪問看護、ホームヘルパー、配食、
> 　　　　　車いす貸与、住宅改修、近所の見守り、ケースワーカー、民生委員

　歩行ができず、室内ははって移動。食品を温めて食べることは可能であるため、電子レンジや、家具の配置も本人の手の届く位置に変更し、自力で危険のないように、動作が行えるように配慮している。

　サービス担当者会議の席上で、「歩けないのなら、ベッドといすの生活へ」という職員もいたが、主治医からは「できる限り、これまでの本人の生活、もしくは生活習慣を守ること」という指示だった。「介護する側の都合や価値観で、いままで培ってきた本人の生活を変えてはいけない。それこそ、認知症という病気があるので、不安定にさせてしまう」ということだった。

　また、生活保護を受けており限度額以上の支払いができないため、毎日の見守りが必要だが、1日のほとんどは一人で過ごすため、できる限りもとの生活を守り、そのうえで、専門職として支えていくことが方針として決まる。このように、主治医が「生活の視点」を持っていると、チームケアを行ううえでとても心強い。すなわち、「生活の主体は本人であること」「病状と生活を関連付けて考えていくこと」である。医師からの適切なアドバイスは、介護職への納得とともに理解も深めることとなる。そしてそれは、病気とともにその人の生活を支えることにつながっていく。

## 事例3　独居、生活保護、末期がんでも最期まで地域で暮らしていた事例

> Cさん／83歳／女性／生活保護／身よりなし／末期がん（胆のうに腫瘍）
> サービス：通院、訪問看護、ホームヘルパー、配食サービス、近隣友人、知人、
> 　　　　　生保ワーカー

　病気が見つかってから余命を宣告され、1年で亡くなってしまったが、本人の希望どおり、最期まで地域で生活することができた。医師は、「何回も入退院を繰り返しながら、徐々に体力が低下していくでしょう」との見立て。関係職種で話し合い、残りの時間の過ごし方、治療・在宅生活のプランを作成した。入院や退院のタイミング、その都度変わる状態に、細かく相談・対応にのってくれ、力になってくれたのは、主治医の病院併設の訪問看護であった。

　事例のように、1年という限られた期限のなかで、終末期に向かい徐々に状態が変わる利用者に対して、在宅介護の現場でどのような対応が可能なのか、また医療職がどのような場面で関わってほしいのか、をすべての関係職種が理解していれば、医療職も福祉職

図表3-4-4　認知症高齢者の日常生活自立度

| ランク | 判定基準 | 見られる症状・行動の例 |
|---|---|---|
| Ⅰ | 何らかの痴呆を有するが、日常生活は家庭内および社会的にほぼ自立している。 | |
| Ⅱa | 家庭外で、日常生活に支障をきたすような症状・行動や意思疎通の困難さが見られても、誰かが注意していれば自立できる。 | たびたび道に迷うなど、買い物や事務、金銭管理など、それまでできたことにミスが目立つなど。 |
| Ⅱb | 家庭内でも上記Ⅱの状態が見られる。 | 服薬管理ができない、電話の応答や訪問者との応答など一人で留守番ができないなど。 |
| Ⅲa | 日中を中心として、日常生活に支障をきたすような症状・行動や意思疎通の困難さがときどき見られ、介護を必要とする。 | 着替え・食事・排泄が上手にできない、時間がかかる。やたらと物を口に入れる、物を拾い集める、徘徊、失禁、大声・奇声、火の不始末、不潔行為、性的異常行為など。 |
| Ⅲb | 夜間を中心として、日常生活に支障をきたすような症状・行動や意思疎通の困難さがときどき見られ、介護を必要とする。 | |
| Ⅳ | 日常生活に支障をきたすような症状・行動や意思疎通の困難さが頻繁に見られ、常に介護を必要とする。 | |
| M | 著しい精神症状や問題行動あるいは重篤な身体疾患(意思疎通がまったくできない寝たきり状態)が見られ、専門医療を必要とする。 | せん妄、妄想、興奮、自傷・他害などの精神症状や、精神症状に起因する問題行動が継続する状態など。 |

図表3-4-5　障害高齢者の日常生活自立度

| | ランク | 判定基準 | 身体の状態・障害 | 見られる症状・行動の例 |
|---|---|---|---|---|
| 生活自立 | J-1 | 独力で外で活動できる | 何らかの障害は有するが、日常生活はほぼ自立しており、独力で外出する | バス、電車などの公共の交通機関を利用して積極的に、また、かなり遠くまで外出できる |
| 生活自立 | J-2 | 外へ出られる | | 隣近所への買い物や老人会への参加など、町内の距離程度の範囲までなら外出できる |
| 準寝たきり | A-1 | 屋内で生活している | 食事、排泄、着替えに関してはおおむね自分で行い、近所に外出するときは介護者の援助を必要とする | 寝たり起きたりしているが、日中もベッドから離れている時間が長く、介助により外出する |
| 準寝たきり | A-2 | 家の中で生活 | | 寝たり起きたりの状態。日中はベッドから離れている時間のほうが長いが、まれにしか外出しない |
| 寝たきり | B-1 | 室内での移動は車いすでの生活 | 座位を保ち、1日の大半をベッド上で過ごすが、食事、排泄、着替えのいずれかはベッドから離れる | 介助なしに車いすに移乗し、食事、排泄もベッドから離れて行う |
| 寝たきり | B-2 | 車いす生活 | | 介助のもと車いすに移乗し、食事、排泄に関しても介護者の援助を必要とする |
| 寝たきり | C-1 | ベッド上での生活 | 1日中ベッド上で過ごし、食事、排泄、着替えのいずれにおいても介護者の援助が全面的に必要 | ベッド上で常時臥床しているが、自力で寝返りをうち体位を変えられる |
| 寝たきり | C-2 | ベッドの生活 | | ベッド上で常時臥床しており、自力で寝返りをうてない |

も、ただたんに「医療と福祉の連携が必要だ」と言うだけではなく、それを一歩進めて具体化できるのではないだろうか。それによって、どんな患者（利用者）も、条件さえ整えば、在宅にて終末期を過ごすことが可能になるのではないかと考える。

　Cさんも、がんが見つかった当初は、歩行も可能で痛みもなく、要支援の認定を受けていた。最後の1か月で区分変更の認定をし直し、結果は、要介護1であった。寝付いた最初のころに認定を受けたからであり、亡くなる直前の寝がえりを打てない状況とは、まったくかけ離れた結果であった。

　それでも、毎日人がかわるがわる入り、Cさんの生活を支えられたのは、「公的サービス」では足りない部分を「地域」が担っていたからである。Cさんは、元気なころから一人暮らしで、買い物や食事に困っている人に対して面倒見がよく、人助けをしてきた。亡くなるまでの1か月に、いろいろな人がCさんを支えたのは、Cさんが培ってきた地域とのつながりであった。だからこそ、最期まで地域で暮らせたのだと考える。

　国だけ、制度だけでは、支えられないのが現実である。「住み慣れた地域」にこだわるのは、そこに自分とのつながりがあるからであろう。本当に、住み慣れた地域や人との関係のなかで最期まで暮らしたいと願うのなら、元気なうちから自らも努力を行う必要がある。

## 第3節　ケアマネジャーの現状と課題

　ケアマネジャーの資格を持つといっても、基礎資格はさまざまである。高齢者の在宅生活を支えるには、医療との連携が欠かせないことがわかっているが、それを「苦手とする」「悩んでいる」と答えるケアマネジャーが増えたことも最近の特徴である。

　厚生労働省のホームページなどで、ケアマネジャーの試験結果を追っていくと、年々医療系の基礎資格を持つ受験生が減っているのがわかる。介護保険の開始当初は看護師が多かったが、最近は介護福祉士などの介護系の職員が増えており、全国では60％以上、東京都では70％を超えている。

　一概にはいえないとは思うが、研修時のアンケートなどを見ると、介護系のケアマネジャーは、主治医との連携のとり方に苦手意識を持つことが多い。

　事例検討会において、以下の事例が報告されていた。

### 事例4　医療との連携をとらずに利用者が亡くなった事例

> Dさん／男性／妻と二人暮らし／糖尿病で入院していた。本人による注射は不可能。

　退院後、1.5か月で亡くなる。死因は脳出血。入院時、血糖値が500を超えていた。

事例提供者は、誰がいつインシュリンを打っていたのか不明と答える。医療保険で週1回の訪問看護が入っていたが、何のためかは不明。

介護保険のサービスは訪問介護のみ。医療で関わっていた看護師とは、連絡をとっていなかったとのこと。また、退院時のカンファレンスはしていたが、主治医から何も言われなかったという。

退院時の聞き取りや、医療連携の仕方に教科書やマニュアルはない。しかし、利用者の利益を守るためには、苦手であっても必要なことは聞き取りをしなければならない。

私は、自分でつくった「退院時聞き取りシート」を利用して、事前に依頼するなどして、工夫をしている（図表3-4-6）。

これから在宅での生活をイメージし、療養上の注意など、必要な事柄を聞き取るのは、ケアマネジャーの役割である。こちらから聞かなければ、医者も看護師も、理学療法士も答えようがないのである。また、退院支援は、退院が決まったときから始まるのではなく、入院時より始まっていることを念頭に入れて行動すると、あわてずにすむ。特に、DPCを導入している病院については、病名によって入院の期限を申し伝えられるので、介護だけでなく医療関係の仕組みについても勉強する必要がある。

また、介護職にも、医療の知識は必要である。目安として『家庭の医学』に書いてあることくらいは知っておいてもよいだろう。さらに普通救命救急講習で習う、応急処置は覚えておくと、役に立つことが多い。

しかし、医療的判断、診断は、あくまでも専門家がすることを忘れてはならない。そのうえで、医療知識を得ておけば、引け目を感じずに、医療職とも話せるようになっていく

---

**図表3-4-6　退院時聞き取りシート**

退院後の在宅生活で必要なことを確認し、話し合うために、聞き取りが必要な項目。

①病名
②今後予測される症状とその対応
③薬とその副作用、医療行為
④退院後の行き先（そのまま在宅に戻るのか？　ワンクッションおいて転院、老人保健施設などでリハビリを行うのか？　有料ホームなどに入所を希望しているのか？　など）
⑤暮らし方について（一人暮らし、同居などを考慮）
⑥退院後の医療をどこで受けるか（通院、往診など）
⑦本人・家族の選択（療養上の注意から、希望することがすべて可能なわけではないので）
⑧病院でできること（紹介状など）
⑨ケアスタッフでできること（紹介先への情報提供、手続きなど）
⑩日常生活動作について確認（移動、食事、排泄、清潔）
⑪コミュニケーション能力について確認（会話、視力、聴力）
⑫療養上の注意点
⑬介護量と介護（介護できる人員、負担可能額などを確認しプランニングする）
⑭住宅状況などから、必要な改修や福祉用具についての確認

図表3-4-7　退院・退所情報提供書

## 退院・退所情報提供書

（面談日）平成　年　月　日

情報提供元の医療機関・施設名
所属
電話番号

ふりがな
利用者氏名　　　　　　　　　　　　（男・女）
生年月日（明・大・昭）　　年　月　日（　歳）
入院期間　入院日　　年　月　日　～　退院（予定）日　　年　月　日

| | 入院・入所中の状況 | （特記事項） |
|---|---|---|
| 疾病の状態 | 主病名<br>主症状<br>既往歴<br>服薬状況<br>（自立・一部介助・介助・その他） | （感染症等） |
| 食事 | 自立・一部介助・介助・その他<br>（ペースト・刻み・ソフト食・普通／経管栄養） | |
| 口腔ケア | 自立・一部介助・介助・その他 | |
| 移動 | 自立・一部介助・介助・その他<br>（見守り・手引き・杖・歩行器・シルバーカー・車いす） | （独自の方法・転倒危険） |
| 入浴 | 自立・一部介助・介助・不可（シャワー・清拭） | |
| 排泄 | 自立・見守り・介助／オムツ（常時・夜間のみ） | （留置カテーテル等） |
| 夜間の状態 | 良眠・不穏（状態：　　　　　　　　　　　　　） | |
| 療養上の留意する事項 | | |

（厚生労働省老健局老人保健課「居宅介護支援費の退院・退所加算に係る様式例の提示について」『介護保険最新情報Vol.65（その6）』）

だろう。知らないことは「わからないので教えてください」という姿勢が大切である。

　また、改正後の加算では医療連携をより重視し、厚労省からの書式も出ているので、これを連携ツールとして活用していくのもよいだろう（図表3-4-7）。

## 第4節　今後の改正介護保険に期待するもの

　民主党のマニフェストでは、介護については「25.介護労働者の賃金を月額4万円引き

上げる」と「26.『障害者自立支援法』を廃止して、障がい者福祉制度を抜本的に見直す」という2点のみで、ほかの項目に比べてあまり触れられていないが、これからの活動に期待を持っている。

## 1. 要介護認定の見直し

（1）ソフト、樹形図の問題

　要介護認定の経過措置を中止し、判定基準を変更した今回の変更では、一見軽度化が収まったようにみえるが、2006年度のシステムと比べると、まだ軽度化は微増している。

　それは、ただ単純に「一部介助」「全介助」が増えたからといって、重度に判定されるものでなく、樹形図をたどっていくと、60数か所の逆転現象が起こっていることによる。例えば、車いすに座れた要介護3の利用者が、座位をとれなくなり、寝ている時間が増えたために区分変更を行ったところ、逆に要介護2という軽い結果が出てしまうケースもあった。

　いままでは、「要介護認定は、介護の手間をみるもので、状態像は違う」という解釈であったが、今後は、状態像に合った介護度が出るようなシステムの再構築を望みたい。

　また、介護度と限度額の関係については、今後の認定者数、人口、徴収された保険料、地域差などを考慮し、別のものとしてクリアな状態で検討されることを期待したい。

　限られた予算を必要な人口で分けなければならないということは、払う側、使用する側、介護に従事する側が、内容を広く理解することも必要である。

　これは、民主党マニフェスト25の「政策目的」にある、「全国どこでも、介護の必要な高齢者に良質な介護サービスを提供する」ことにもつながると考える。認定結果のばらつきや、ローカルルールといわれる地域差については多様な意見があるが、利用する高齢者の不利になるものはなくしてほしいと願うと同時に、行政の裁量権が大きくなりすぎることについては、少し危惧もある。

（2）末期がんと診断された方の認定について

　認定調査は、申請から結果通知が届くまで30日と定められている。

　しかし、がん患者とはいえ、ほとんどの方はギリギリまでADLを保つことが多いために最後の1か月くらいで寝付くようになったときに、介護認定の「区分変更」を行っている。認定結果が出るころには、すでに亡くなっている場合も少なくない。

　結果の判定については、さかのぼって支給されるとはいえ、その間は暫定プランとなってしまうため、どうしても生活保護の利用者などは、病状が進み、手厚い介護が必要になった場合でも、介護度を予測してプランを立てるのではなく、常に安全策をとって費用の線引きを考えなければならないという問題が存在する。多くの生活保護の利用者は、預貯

金などがなく、自費が発生した場合に支払いが困難なことが多いからである。そのため、介護度が予測しにくい現在の介護認定のシステムにおいて、暫定プランを組むということに対しては、困難とジレンマとストレスを感じざるを得ない。結果として、要介護5が出たとしても、慎重に要介護3もしくは4の限度額でしか組めなかったり、要介護4を予測しても、要介護2しか出なかったりするのである。

そのため主治医の意見書のなかに、がんの末期と余命を書かれた場合、その時点での判定ではなく、最後の状態を考慮して判定し、速やかに手厚いサービスを受けられるような仕組みを期待したい。また、徐々に悪化する末期がんではなく、すでに寝た状態で余命を宣告された場合も、1か月後の結果というのではなく、速やかな判定を望みたい。

## 2. 行政の裁量権の問題

認定のばらつきと称される「要介護認定」の問題もそうだが、そのほかのサービスや手続きに関わるローカルルールといわれる地域差についても、気になるところである。

「散歩」の問題、去年（2009年）10月までの「経過措置の問題」、そして最近厚労省より再通達が出た「同居家族」の問題などである。

全国各地の知人に聞き、各保険者によってかなり対応に違いがあることを知り、とても驚いた。なかには同居家族の問題について「通達が出ても、うちはいままでと変わらない」という行政職員もおり、とても残念に感じた。「同居という理由だけで、一律に拒否してはならない」というのは、前から言われていたことであったが、改めて通達が必要であった背景を考えると、とても心が痛む。どれだけ、傷ついた人がいたことであろう。今後、介護保険を利用する高齢者の不利になることだけは、なくしてほしいと願う。

都道府県、市町村はこれに沿って、ぜひ運用を弾力的に変えてほしいと同時に、行政の裁量権が大きくなりすぎることにも危惧を覚える。実際に、「だめなものは、だめ」と窓口で拒否された経験から、介護保険の理念とかけ離れてしまうのではないかという心配も出てきている。

## 3. これから高齢者になるすべての人への教育

冒頭に述べたように、国民の80％は、自宅で最期のときを迎えたいと思っている。では、「最期まで在宅生活を可能にする要件」とは何であろうか。国政か、制度か、医師の数か、介護職員の人数か。それだけでは解決しないと思えて仕方がない。

「自助＝自らを助ける」「共助＝地域で助け合う」「公助＝国・組織が助ける」という言葉があるが、これはここ最近、防災の現場でよく聞くものである。しかし、考えてみると、いまの日本の介護にも通じるところがある。

介護保険の理念には、「利用者の自立支援」が掲げられている。しかし実際の現場では、

その理念の浸透はまだ十分ではなく、「ホームヘルパー＝家政婦、お手伝いさん」「利用料を払っているのだから、してほしいことは何でもしてくれる」「福祉の職員なのだから、ただでやってほしい」などと勘違いされ、要求されることがまだ多い。現場で介護を行う職員が、悩み傷つきながら、それでも利用者のためにケアを行い、今日までの介護保険制度を支えてきたといっても過言ではないが、それだけでは支えきれないことが現実となってきている。

　まず、自分の身体を守るのは、自分自身なのである。自身の介護予防、良好な家族関係を築くこと、地域とのつながり、そして社会貢献など、自分を守るということは、自分自身を大切にすると同時に、自分と関わる人・物・環境をも大切にしていくことである。

　そして、介護職だけでなく、国民すべてに必要と考えるのが倫理観である。これらのことを、介護が必要になってからでなく、必要になる前から学んでいくことが、障害者も高齢者も差別なく地域で暮らせる社会への一歩になるのではないだろうか。

　私自身、介護保険スタート当初からケースワーカーとして働き、その後ケアマネジャーとなって9年が経つが、その間関わったほとんどの利用者が、当たり前のように在宅で生活し、在宅（もしくは最期だけ病院）で亡くなっていった。

　家族や利用者、ケアマネジャーとしての私が、「生活するのは、施設がいいか、在宅がいいか？」、「亡くなるのは、病院がいいか、在宅がいいか？」という選択肢に悩まされることなく生活できる社会になることを切に望む。

## 第5節　福祉にも経営戦略は必要か

　ここでは、企業のあり方についても考えたい。その際のキーワードは「奉仕するだけでは続かない。運営から経営へ」である。

### 1. 介護を取り巻く状況について

　2006年の介護保険法の改正によって、各サービスの報酬単価の見直しがなされ、ほとんどが下げられた状態となった。また、ケアマネジャーの報酬単価は上がったものの、担当数の制限などが設けられたため、これも結果マイナスの報酬改正であった。

　このような状況のなかで、新たに「公表制度」が始まり、企業として、福祉サービスを提供する会社として、法の遵守、質（教育）の確保、各種マニュアルの整備が点検されることとなり、その努力を求められることとなった。

　これらは、法で強制される以前に、当たり前のこととしてやるべきだろう。しかし、いままで戦略を立てずに運営を行ってきた会社にとっては、意識を変えるより先に、かなりの「大きな変化」を余儀なくされることとなった。その結果、多くの混乱が生じ、職員の

士気の低下や、限界を訴える相談が顕著になってきた。

2008年の改正は、初のプラス改定とはいえ、多くは加算によるものであった。また一律3％ではなく、各事業に振り分けられた。しかも、3％のプラス改定とはいえ、過去のマイナス改定分を取り返せずにいるところや、加算をとれない事業所は、依然として経営が苦しいままである。

## 2.「運営」から「経営」への発想の転換

これらのことからも、いままでどおりの「運営」では限界があり、「経営」へと転換を図らなければならない岐路に立つこととなる。

その手法の1つとして、バランスト・スコアカード（BSC）に着目した（図表3-4-8）。これを経営戦略のツールとして使うことにより、いままで曖昧であったことを視覚化し、ビジョンと具体的目標値を作成し、その達成を試みることが可能となる。さらに、SWOT分析では、事業環境変化に対応した経営資源の活用についてのアイディアを練るため、企業を取り巻く外部環境と内部環境を、強み、弱みの4つのカテゴリーに色分けして、要因分析が可能となる。SWOT分析では、クロス分析というロジックを駆使し、具体的なビジネス改革のテーマに落とし込んでいくことができる。

BSCの作成、検討の過程のなかで、いままで混沌としていた運営の実態が明らかになっていくと同時に、福祉の事業を行う職員の意識に「福祉の仕事は儲けてはいけない」という根強い固定観念があることが浮き彫りになってくる。その「経営ビジョン（利益を上げること）と福祉の理念（奉仕すること）の矛盾点をいかに克服し、利益を得ることにつなげていけるのか」、また同時に「この相反する2つの理念が同時に存在するにはどうしたらよいのか」についても検討し、折り合いをつけることは、福祉事業を行う会社の経営戦略を考えるうえで必要不可欠な要素と考える。

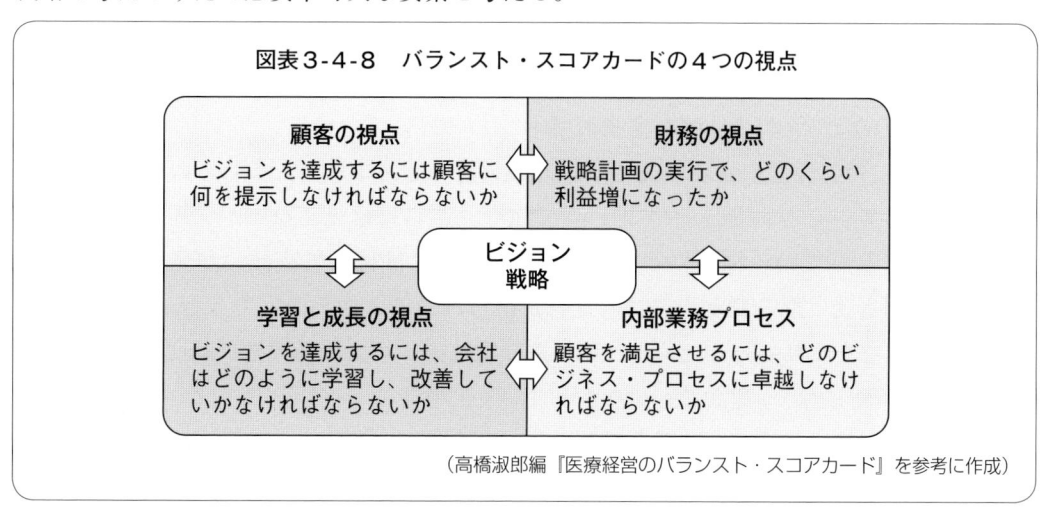

図表3-4-8 バランスト・スコアカードの4つの視点

| 顧客の視点 | 財務の視点 |
|---|---|
| ビジョンを達成するには顧客に何を提示しなければならないか | 戦略計画の実行で、どのくらい利益増になったか |
| 学習と成長の視点 | 内部業務プロセス |
| ビジョンを達成するには、会社はどのように学習し、改善していかなければならないか | 顧客を満足させるには、どのビジネス・プロセスに卓越しなければならないか |

中央：ビジョン　戦略

（高橋淑郎編『医療経営のバランスト・スコアカード』を参考に作成）

## 3. 経営戦略は、営利追求だけではない

　まず、その企業・法人がしっかりとしたビジョン、ミッションを持っていること。そしてそれを職員が知り、共感を持つことである。自立しなければ、社会に奉仕できない。

### （1）賃金の問題

　この混沌とした状況下で、職員の士気を下げる原因として、賃金の問題は避けて通れない。しかしながら、介護職員が不足していると懸念されているいま、前年度の年俸や賃金を維持するために人員整理を行うと、さまざまな意味で矛盾が起こってくる。

　その対策として、ワーキングシェアという方法も、選択肢の1つであると考える。リストラや解雇者を出さずに、皆で痛みを分け合う方法である。報酬などが減ってしまうが、職を失わず、現場で働く介護職員も減らずにすむという側面がある。

　打って出るのとは逆の、消極的対応にみえるかもしれないが、これも1つの戦略であろう。

### （2）研修等の充実

　また、介護職員の人材が不足していることに対し、広告を充実し、募集をかけるという積極的方策も重要であるが、実際に採用に至るまでの人材が少ないのが現状である。

　そうであるならば、「いまいる職員が離職しない工夫、長く勤められる工夫をしよう」という発想の転換も必要である。職員の意識調査、離職率と離職する理由の分析を行い、対策を考えていくことが有効だろう。現場の職員からよく出る、「研修会や交流会を開催してほしい」という意見をきっかけに、社員と現場のホームヘルパーが一緒に学べる場をつくり、交流会や意見交換会などを開けば、同じ会社に勤める者同士が会話をし、社員の結束を強める場ともなり、それが強みとなり得る。

### （3）「経営のなかには、人材も含まれる」

　「経営」中には、理念や倫理に加えて、人の気持ちも含まれる。これらのことを深く掘り下げ分析していくと、「利益＝金儲け」ではなく、目には見えないが「福祉サービスという労働」にとっての「対価」であり、それを正当に評価して支払いが発生するのならば、支払う側も受け取る側ともに、満足感が得られることかわかってきた。そうすれば、利用者の満足感をより高めるために、職員が介護技術や対人援助技術、制度や新しい情報についても学ぼうという意欲にもつながっていくと考える。

　この点こそ、株式会社でも「理念」と「想い」を捨てずに福祉のサービスを提供し、引け目を感じることなく正当な報償を得ることできるポイントだろう。

そして、この「福祉の理念」があるからこそ、低賃金や不遇な待遇に、必ずしも明るい見通しが立たず、苦難に満ちた時代であっても、企業としての生き残りが可能であると考える。

　この理念をもとに、これからも新たな戦略を立て、制度に翻弄されない体制づくりを試み、利益が生まれる瞬間には、双方の幸せ（福祉）が生まれる、経営と理念をかけて、継続した取り組みを行っていきたい。

## おわりに

　医療に携わる者も、福祉に携わる者も、理念・想いがあってこの仕事についたことであろう。お互い、役割は違えども、利用者（患者）の幸福（利益）のために働いているのだという基本に帰れば、同じ方向を向いてつながりを持つことは、きっと頭で考え悩むより、たやすいことかもしれない。

　書面のみに頼らず、おごらず、常に初心を忘れずに、当たり前のことを当たり前にできる専門職を目指していこう。

---

◆プロフィール

**水下　明美（みずした・あけみ）**

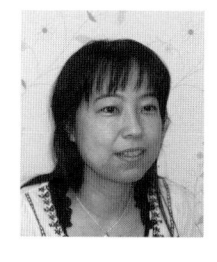

大学でカウンセリングを専攻。卒業後、知的障害者福祉を志し、国立秩父学園にて学ぶ。その後、総合福祉施設で、幼児教育、身体障害者福祉、知的障害者福祉、精神障害者福祉などにあたっていたが、祖母の病気（認知症発症）を機に高齢者福祉に転向。特別養護老人ホームの介護職員、生活相談員、在宅介護支援センターのケースワーカー、住宅改修アドバイザーを経て、2001年に、現在の株式会社ナイスケアへ入社。推進事業部　地域担当として勤務する。現場のケアマネジャーとしてケースを担当しながら、社内研修企画や講師なども務める。国際医療福祉大学大学院に在学中。

介護支援専門員、社会福祉士、精神保健福祉士、介護福祉士、日本ケアマネジメント学会認定ケアマネジャー、認知症ケア専門士、介護予防指導士、福祉住環境コーディネーター2級。

## 第5章 認知症高齢者の福祉用具事故から「連携」を考える

福祉ジャーナリスト／医療福祉経営学　博士
東畠　弘子

### はじめに――医療と介護の連携をにぎるカギ

　医療と福祉・介護(以下、介護と表記)の連携の必要性はこれまでも大所高所から説かれてきた。2000年の介護保険制度施行に伴い、ケアマネジャーを核にした介護現場における専門職間の連携、医療機関と介護施設との連携、退院後の在宅でのサービス活用など機関同士のネットワークや専門職間の連携は、介護保険制度を契機に、介護の側でもさまざまな場面で試みられ、必要性が叫ばれている。

　筆者は、在宅介護においては医療との連携が不可欠と考えているものである。しかし現場の特に介護に従事する人たちからは、いまなおその難しさを訴えられる。介護保険制度導入から10年を経ても、「連携」はいまだ課題であるといえる。筆者は連携に関して、機能するか否かのカギは2つに集約されると考える。その1つは医療、介護に関わる当事者たちがその必要性を真に感じているかということである。

　つまり誰かが書いたテキストではなく、自分のこととして必要性を感じるかということである。切羽つまった必要性があれば、良し悪しや医療との敷居が高いなどと言ってはいられない。やらざるを得ないという必要性を感じるかどうかということである。

　もう1つは医療と介護の専門職、関わる人たちがどれだけ「共通言語」を持つことができるかということである。この2つのカギの根底にあるのは、利用者である。当然ではあるが、医療も介護も利用者があってこそ初めて成立するもので、その意味では手段であり方法である。

　そして医療と介護の連携が機能するうえでは、利用者の何を実現するのかという利用者を軸にした「共通目標」が必要である。その共通目標を考えるうえで、共通言語が要るのだ。つまり連携を実効させるには、医療と介護の関係者の間で共通に言語化することが必要というのが筆者の思いである。

　本稿では利用者のなかでも、2025年には323万人になると推計される認知症高齢者の対

策が急務との問題意識から、認知症対策でもその事故、とりわけ福祉用具による事故をいかに防ぐかという視点から、医療との連携の必要性について述べてみたい。

医療と介護の連携を考えるとき、その連携から最も阻害されたものとして、高齢者の福祉用具利用があるように思えるからである。

ベッド柵などの福祉用具が介在する死亡事故が起きているなかで、いかに認知症高齢者の人としての尊厳と安全を考えるかというときに、医療と介護の連携が果たす役割は極めて大きいのである。

## 第1節　問題の背景

### 1. 認知症高齢者の増加と家族介護

筆者が認知症高齢者の福祉用具による事故をいかに防ぐか、という問題意識を持つ背景には認知症高齢者の増加がある。介護保険法では認知症とは「脳血管疾患、アルツハイマー病その他の要因に基づく脳の器質的な変化により日常生活に支障が生じる程度にまで記憶機能及びその他の認知機能が低下した状態」（介護保険法第8条16）としているが、認知症に伴う徘徊や暴力などのBPSD（行動心理症状）は在宅生活を困難にさせる要因となっている。

2000年4月から施行された介護保険制度ではグループホームが制度化され、2003年にまとめられた厚生労働省高齢者介護研究会の報告書「2015年の高齢者介護」は認知症ケアの対応の立ち遅れを指摘し、今後のケアは「身体ケアのみではなく、痴呆性高齢者に対応したケアを標準として位置付けていくことが必要」とした。

その後、2005年の介護保険法改正では「痴呆」から「認知症」への名称変更とともに、介護保険法の目的に「尊厳の保持」が明記された。また2006年には高齢者虐待防止法が制定された。介護保険制度は施行時から介護保険施設などでの身体拘束を禁止していたが、介護保険法改正と高齢者虐待防止法の施行により、施設職員への身体拘束禁止の啓発、研修などはいっそう高まったといえる。虐待の定義のなかには身体的虐待があり、そこには身体拘束も含まれているからである。

筆者がここで高齢者虐待に触れるのは、高齢者虐待は認知症との関連が深いからである。東京都の調査を見ると虐待者は「主たる介護者」が54.4％であるが、「認知症があり、介護が必要」に限ると「主たる介護者」が虐待者となる例が70％を超えており、介護する家族による虐待と認知症との相関が高いことが明らかだからだ。認知症高齢者は虐待を受けたとしてもそれを第三者に説明することが難しく、自ら判断し、決定することが難しいために権利侵害を受けやすいというリスクがある。家族や周囲が認知症に対する理解が乏

しく、徘徊などのBPSD（行動心理症状）に対応できずに、さらにいっそうBPSDが増大するという悪循環も起きてくる。

　筆者は、認知症高齢者が在宅で過ごしていくための必要なサービスの１つに福祉用具があると考えるが、その課題として、「安全」ということがある。あるいは「事故防止」と言い換えてもよいかもしれない。つまりは、いかに事故を防ぐかということである。

## 2. 認知症高齢者の事故

　在宅での認知症高齢者の事故については、筆者の知る限りデータに乏しい。医療機関においては転倒を中心に調査がなされている。「痴呆患者の多い精神科病棟に限ってみると事故の大半は転倒・転落事故に集中している」（須貝ら2003）ということである。須貝らは介護保険施設での調査を行い、「ベッドまわりの事故を集中的に減らすことができれば、転倒・転落事故を半減させることが可能」（須貝ら2006）と指摘をしている。

　ベッドまわりとはベッド（特殊寝台）、柵（サイドレール）、介助バーなどを指す。これらは医療機関、施設で使われるが、在宅においても多く使用されている福祉用具である。

　介護保険制度では、ベッドを含めた福祉用具の利用を貸与（レンタル）として在宅給付に位置付けており、2009年４月において福祉用具貸与の利用者は約104万人である。福祉用具貸与利用者における認知症高齢者数は統計がなされていないため不明だが、おおよそ要介護認定者の２人に１人が認知症老人日常生活自立度Ⅱ以上（「2015年の高齢者介護」2003）と考えれば、50万人程度は認知症と考えられる。

　介護保険制度で貸与される福祉用具の種目はベッド、柵などのベッド付属品、車いす、杖など12種目あるが、その利用はベッドと付属品で全体の５割、車いすを加えると７割になる。つまり認知症高齢者の福祉用具利用における事故対策を考えるときに、ベッドまわりというのはポイントになるということである。

　福祉用具が介在する死亡事故は、ベッド柵に頭部を挟み込むという事故が複数報告されている。福祉用具の事故は2007年５月に「改正消費生活用製品安全法」（以下消安法）の施行により死亡事故、全治１か月以上などの重大事故は国（経済産業省）への報告が義務付けられた。これは在宅のみならず介護保険施設での事故も対象となる。

　ベッド柵による挟み込み事故は、消安法の2007年５月から2008年２月までの８か月間に５件起こり、うち３件が死亡事故であった。2008年２月には厚生労働省から注意喚起する通知（事務連絡）が出されたが、それ以後も事故は起こっている。

　次に筆者が行った認知症高齢者の事故・ヒヤリハットの実態調査から連携に関わる課題を考えてみたい。調査対象にしたのは福祉用具貸与事業者に配置されている福祉用具専門相談員（以下、専門相談員）である。専門相談員の配置は介護保険制度の福祉用具貸与の指定基準で２人以上の人員配置が規定されており、利用者にとっては福祉用具の利用の始

まりから終了まで関わる存在である。

## 第2節　認知症高齢者の福祉用具の事故・ヒヤリハット調査

### 1. 2人に1人が、事故・ヒヤリハットの経験を持つ

　調査は2008年6月に実施した。専門相談員の職能団体である全国福祉用具専門相談員協会会員1,093人に対して実施した。なお調査にあたっては倫理的配慮を行った。回答した702人（回避率64.2％）のうち自身が担当する利用者に認知症高齢者が「いる」かと尋ねたところ、「いる」と回答したのは72.1％（506人）、「いない」は12.3％（86人）、「わからない」は8.8％（62人）、「無回答」は6.8％（48人）だった。

　さらに「いる」と回答した506人に、認知症高齢者の福祉用具事故・ヒヤリハットの有無を尋ねたところ、42.9％にあたる217人から「ヒヤリハットがある」と回答があった。「事故とヒヤリハットの両方がある」は3.8％（19人）、「事故がある」は2.8％（14人）であり、「事故がある」「事故とヒヤリハットの両方がある」「ヒヤリハットがある」と回答した合計は250人になる。

　つまり認知症高齢者が「いる」と回答した専門相談員の2人に1人が、福祉用具利用での事故もしくはヒヤリハットの経験があったことになる。「どちらもない」は30.8％（156人）だった。「わからない」は18.4％（93人）、無回答は1.4％（7人）であった（図表3-5-1）。

図表3-5-1　認知症高齢者の事故・ヒヤリハットの有無

| 事故・ヒヤリハット | （人） | （％） |
| --- | --- | --- |
| 事故がある | 14 | 2.8 |
| ヒヤリハットがある | 217 | 42.9 |
| 事故とヒヤリハットの両方がある | 19 | 3.8 |
| どちらもない | 156 | 30.8 |
| わからない | 93 | 18.4 |
| 無回答 | 7 | 1.4 |
| 調査数 | 506 | 100.0 |

### 2. ベッド・付属品に集中、「ベッド柵を乗り越え、転落」

　次に「事故がある」「事故とヒヤリハットの両方がある」「ヒヤリハットがある」と回答した専門相談員計250人に、どのようなことが起きたのかという事例の記載を求めたとこ

図表3-5-2 福祉用具別の事故・ヒヤリハットの状況

| 機能別 | 福祉用具 | 事故・ヒヤリハットの状況 | 件数 | (%) |
|---|---|---|---|---|
| ベッド・付属品 | | | 78 | 58.2 |
| | ベッド | | 23 | 17.2 |
| | | 転落（しそうになる） | 14 | 10.4 |
| | | 立ち上がり、飛び跳ね | 2 | 1.5 |
| | | 打ちつけ | 1 | 0.7 |
| | | リモコン誤操作 | 4 | 3.0 |
| | | その他 | 2 | 1.5 |
| | 柵（サイドレール） | | 43 | 32.1 |
| | | 乗り越え転落（しそうになる） | 19 | 14.2 |
| | | 挟み込み | 18 | 13.4 |
| | | 隙間から転落 | 2 | 1.5 |
| | | 柵を自分ではずす | 2 | 1.5 |
| | | 打ちつけ | 1 | 0.7 |
| | | 隙間から乗り降り | 1 | 0.7 |
| | 介助バー | | 12 | 9 |
| | | ロック解除し転倒 | 5 | 3.7 |
| | | 隙間から乗り降り | 3 | 2.2 |
| | | 挟み込み | 2 | 1.5 |
| | | バーを上げたままつかまり転倒 | 2 | 1.5 |
| 歩行補助用具 | | | 47 | 35.1 |
| | 車いす・電動車いす | | 26 | 19.4 |
| | | 車いすに乗ったまま急に立ち上がる（転倒しそうになる） | 9 | 6.7 |
| | | 体が前傾し、転倒 | 2 | 1.5 |
| | | ブレーキを自分ではずす | 2 | 1.5 |
| | | 停止しないで道路を進む | 1 | 0.7 |
| | | 脱輪、車いすごと転倒 | 5 | 3.7 |
| | | タイヤをつかんで自走し挟み込みそうになる | 1 | 0.7 |
| | | 行き先がわからなくなる | 1 | 0.7 |
| | | 誤操作（介護者の操作ミス、ブレーキかけ忘れ） | 5 | 3.7 |
| | 歩行器 | | 18 | 13.4 |
| | | 転倒（しそうになる） | 13 | 9.7 |
| | | その他（早足になりすぎ家族が気づかず屋外） | 5 | 3.7 |
| | 杖 | | 3 | 2.2 |
| | | 転倒 | 2 | 1.5 |
| | | 他人をたたく | 1 | 0.7 |
| その他 | | | 9 | 6.7 |
| | 認知症老人徘徊感知機器 | | 4 | 3.0 |
| | | 自分ではずして徘徊 | 2 | 1.5 |
| | | 家族が聞き漏らして屋外へ | 1 | 0.7 |
| | | センサー作動せず | 1 | 0.7 |
| | 床ずれ予防マットレス（エアマット） | | 2 | 1.5 |
| | | 床に敷いたマットレスにつまづき転倒 | 1 | 0.7 |
| | | 端から滑り転落 | 1 | 0.7 |
| | 手すり | | 1 | 0.7 |
| | | 挟み込み | 1 | 0.7 |
| | ポータブルトイレ | | 1 | 0.7 |
| | | 転倒 | 1 | 0.7 |
| | 昇降座いす | | 1 | 0.7 |
| | | 自分で勝手に操作し転落しそうになる | 1 | 0.7 |
| 合計 | | | 134 | 100 |

※134件の事例をもとに分類。

ろ、132人（52.8％）から134件の事例が得られた。

　これを福祉用具の機能別に見ると、「ベッド・ベッド付属品（以下付属品）」が58.2％（78件）で半数以上を占め、「歩行補助用具」が35.1％（47件）、「その他」が6.7％（9件）であった。

　福祉用具別では、柵が32.1％（43件）で最も多く、ついで「車いす（電動車いす含む）」が19.4％（26件）、「ベッド」が17.2％（23件）、「歩行器」が13.4％（18件）と図表3-5-2のようになっている。「ベッド・付属品」が過半数を占め、なかでも柵が多いということは、ベッド・付属品に関する事故・ヒヤリハットを減らすことができれば、事故・ヒヤリハットを半減させることになるということである。

　この134件の事故・ヒヤリハット事例の内容を状況別に見ると、図表3-5-3のように「転倒」が29.9％（40件）と最も多く、次いで「転落」が27.6％（37件）であり、「打ちつけ・挟み込み」は17.9％（24件）であった。

　134件の事例を見ると、図表3-5-2のようにベッド柵を「乗り越えて転落（しそうになる）」が19件と最も多く見られた。これは危険を認識しない、場所の判断ができないという意味で認知機能の低下に関係すると思われる。専門相談員の記述のなかには「幻覚、妄想でベッドから転落」、「布団を使っていたためベッドを入れたが認知できず、ベッドから落ちそうになった」、「夜間徘徊しようとしてベッドから転落」といったものが見られ、徘徊など認知症のBPSDの出現が推測されるものであった。

　ベッドの「立ち上がり・飛び跳ね」は、ベッドの上で立ち上がって飛び跳ねていたというものであり、ベッドのリモコンの誤操作は「ベッドを高く上げていたままで、高さを元に戻す方法がわからない」というようなものであり、このように認知機能の低下がうかがわれる事例が多く見られた。

## 3. 対応は専門相談員によって異なる

　事故・ヒヤリハットに直面した専門相談員の対応は、「家族へ見守り、注意を促す」と「福祉用具による対応」の2つに分かれた。図表3-5-4に見るように、柵の対応では「家族へ見守り注意を促す」と「柵の隙間を埋める」が最も多く、「柵で囲む」、「柵の隙間を広げる」も見られた。「家族へ見守り、注意を促す」は手すり、床ずれ予防マットレス、ポータブルトイレの対応においてもそれぞれ1件見られたものである。なお「車いす」の対応では「機種変更」と「再度、使い方の説明をする」が各2件であった。

　ここで注目したいのは「柵の隙間を埋める」と「柵の隙間を広げる」と相反する対応が見られたことである。隙間を埋めるという対応は、ベッドの挟み込みのリスクを回避するために隙間を埋めてしまうことである。柵の間に身体を挟み込まないようにという目的は同じであっても、「隙間を埋める」と「柵の隙間を広げる」というように、対応は専門相

図表3-5-3　事故・ヒヤリハットした内容

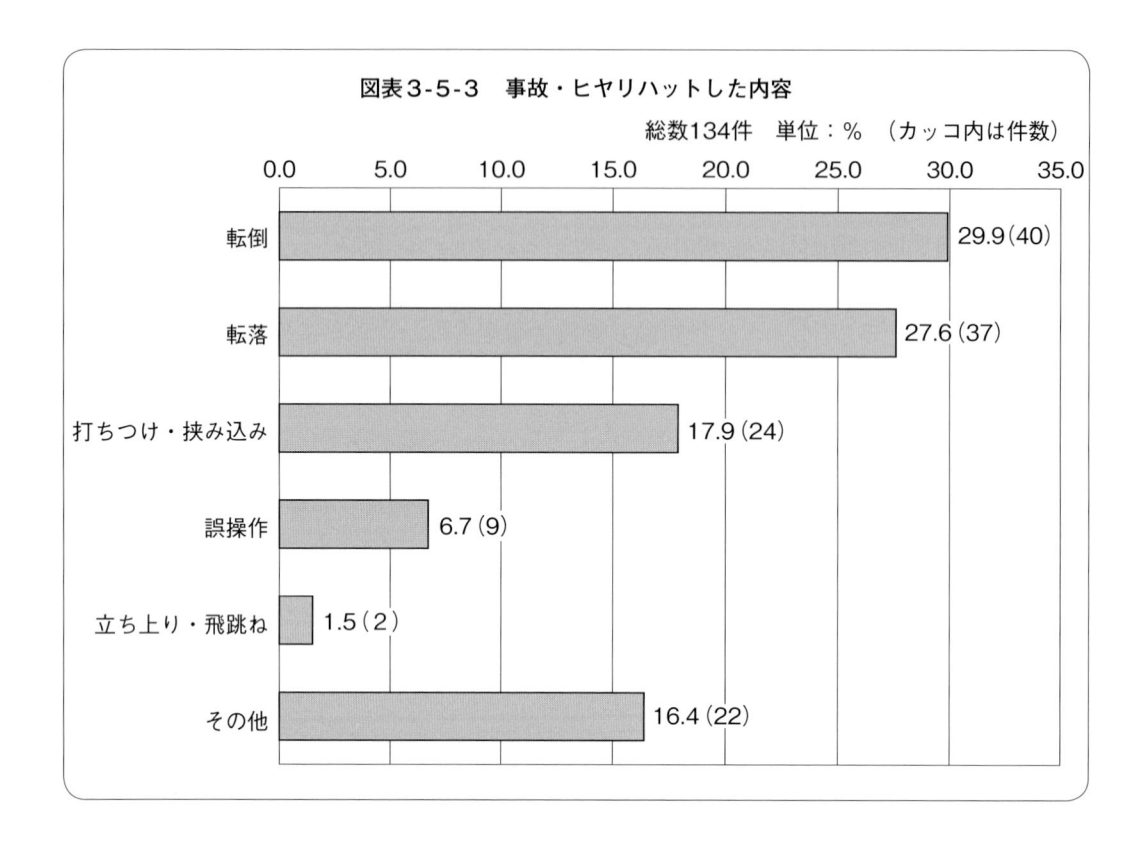

総数134件　単位：％　（カッコ内は件数）

| 内容 | ％ | 件数 |
|---|---|---|
| 転倒 | 29.9 | (40) |
| 転落 | 27.6 | (37) |
| 打ちつけ・挟み込み | 17.9 | (24) |
| 誤操作 | 6.7 | (9) |
| 立ち上り・飛跳ね | 1.5 | (2) |
| その他 | 16.4 | (22) |

図表3-5-4　福祉用具専門相談員の対応

| 福祉用具 | 対応 | 件数 |
|---|---|---|
| ベッド | 低床ベッドにする、高さを下げる | 5 |
| | 家族へ見守り、注意を促す | 2 |
| | リモコンを手の届かないところに置く | 2 |
| | ベッド利用を中止する | 3 |
| | ベッド上の行動、生活パターンを把握する | 2 |
| | 衝撃吸収マットを敷く | 1 |
| 柵（サイドレール） | 柵の隙間を埋める | 7 |
| | 家族へ見守り、注意を促す | 7 |
| | 柵で囲む、高い柵にする | 4 |
| | 柵を固定する | 1 |
| | 柵の隙間を広げる | 2 |
| 介助バー | ストッパーの取り付け | 3 |
| | 機種変更 | 2 |
| | バー利用を中止する | 1 |

※対応が書かれていたものであり、事故・ヒヤリハットの件数とは一致しない。

談員によって異なるのである。

「柵で囲む、高い柵にする」は4件見られたが、ベッドから降りられないように柵で囲むという行為は、身体拘束にあたるとして介護保険制度では特別養護老人ホームなど介護保険施設で禁じている。専門相談員は「施設では禁止事項にあたることを知りつつ、在宅での必要性を感じて実施した」または「施設での身体拘束の禁止を知らないで実施した」のいずれかは不明だが、どちらにしても身体拘束に対する認識は薄いといえる。

専門相談員の記述のなかには「家族は疲弊している」「介護保険では身体拘束を禁じているが、身体拘束もやむを得ないのではないか」という記述も見られた。

筆者が危惧するのは、専門相談員が、認知症高齢者がなぜ柵を乗り越えようとするのかという、認知症高齢者のアセスメントに対する関心が低いことである。「柵を乗り越えて転落（しそうになる）」というのは、柵から出たいという認知症高齢者の意思表示の現れと考えられるが、この意思表示に対する専門相談員の対応は前述したようにバラバラで、「柵で囲む」ように利用者の行動を制限するものもある。

認知症のBPSD（行動心理症状）はケアによって落ち着くといわれ、個別ケアが重要と、介護保険法改正以後、施設の介護職員や住民への啓発や研修が活発になっている。しかし、直接認知高齢者と接する機会の乏しい専門相談員の場合、認知症に対して「説明しても理解ができない」「忘れる」などのマイナス面だけに着目しているように思われた。柵の乗り越えなどの行為を「問題行動」としてとらえるという意味合いである。

しかし在宅介護を行うなかで、家族と専門相談員の身体拘束に対する認識が薄い状況が続く限り、徘徊するから柵で囲み、柵で囲まれるから「柵を乗り越えて転落」というリスクが高くなるのではないだろうか。BPSDは、かつては問題行動と呼ばれていたが、「問題行動というとらえ方は、ケアを提供する側が問題と感じていることであり、痴呆性高齢者自身の視点に立った考え方ではない」（加藤2004）という指摘もある。つまり福祉用具というモノの供給においても、認知症に対する理解と研修が必要であり、医療分野との連携が不可欠ということである。

## 4. 認知症、疾病の把握は「だいたい」

前項でアセスメントがなされているのかという危惧を述べたが、連携が機能するうえで、「情報」の把握ということがある。そもそも専門相談員が貸与する際、利用者が認知症であると把握しているか、という点が問題である。

「貸与する際に事前に利用者が認知症であるか把握しているか」と尋ねたところ、図表3-5-5のように専門相談員は「だいたい把握している」が47.2％（331人）と最も多く、次いで「必ず把握している」が17.5％（123人）であった。

利用者の疾病・病歴を貸与する前に把握しているかについての設問では図表3-5-6の

**図表3-5-5　認知症の事前把握**

| 項目 | % |
|---|---|
| 必ず把握している | 17.5 |
| だいたい把握している | 47.2 |
| どちらともいえない | 17.2 |
| あまり把握していない | 4.8 |
| ほとんど把握していない | 4.1 |
| 無回答 | 9.1 |

**図表3-5-6　疾病、病歴の事前把握**

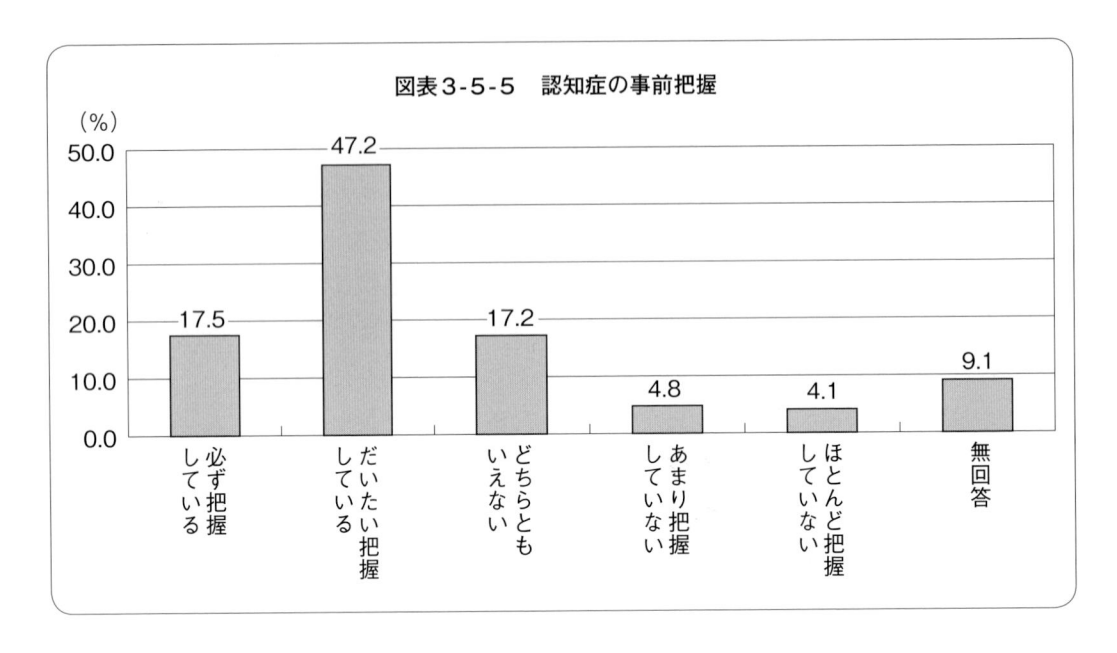

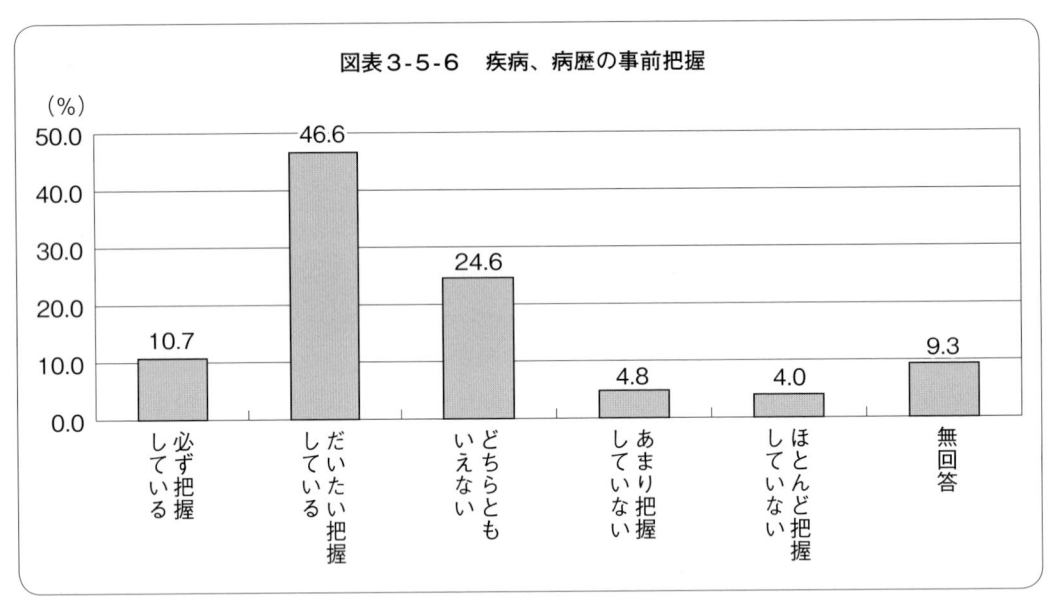

| 項目 | % |
|---|---|
| 必ず把握している | 10.7 |
| だいたい把握している | 46.6 |
| どちらともいえない | 24.6 |
| あまり把握していない | 4.8 |
| ほとんど把握していない | 4.0 |
| 無回答 | 9.3 |

ように「だいたい把握している」が46.6％（327人）で最も多く、次いで「どちらともいえない」が24.6％（173人）であり、「必ず把握している」は10.7％（75人）にとどまった。

　いずれの設問においても「だいたい」という答えが最も多かった。しかし、この回答は調査回答者である専門相談員の主観であり、どの程度の把握なのか、さらに把握している情報が前述した認知症高齢者の事故・ヒヤリハットの対応に生かせているかという点は不明である。

## 5. 認知症に対する研修実態

　次に認知症の研修の受講経験を尋ねた。この項の部分のみ2008年12月に調査を実施した。対象は、全国福祉用具専門相談員協会の会員である。908人（回答率75.4％）の有効回答を得た。

　認知症の研修経験と内容を複数回答で聞いたところ、図表3-5-7のように「全般的なもの」が65.3％（593人）と最も多く、ついで「専門相談員の指定講習のなかで」が49.8％（452人）、「認知症の介護に関するもの」が29.8％（271人）だった。国が力を入れている「認知症サポーターの研修」は6.9％（63人）、「認知症ケア専門士の研修」は1.8％（16人）で、「BPSDに関するもの」は0.9％（8人）であった。また「研修を受けたことがない」も10.6％（96人）見られた。認知症サポーターは90分程度の講座であるが、認知症に対する理解を広げるために国（厚生労働省）が推進している事業の1つである。また2005年に創設された学会認定資格の認知症ケア専門士は、すでに全国に14,000人が誕生しているところである。

　次に受けた研修の回数を記載してもらったところ、「認知症に関する全般的なもの」は平均2.7回であった。「認知症の介護に関するもの」は平均2.0回、「高齢者医療の研修のなかで」は平均1.9回であった。

　なお、専門相談員の指定講習とは、厚生労働大臣が指定する専門相談員の指定講習であり、専門相談員の資格を取得するために受講するものである。研修時間は全体40時間で、そのなかに「関連領域に関する基礎知識（10時間）」というものがあり、関連領域のなかに高齢者の心理、医学の基礎知識（人体の基礎的構造、老齢期にみられる疾病と障害）、リハビリテーションの概要という3項目が示されている。3つの項目をどの程度行うかは個々の講師の判断にゆだねられているため認知症に関してはどの程度含まれるかはわからない。10時間という時間のなかで十分なのかという懸念ももちろんある。

　このように専門相談員は認知症研修については全般的なものの受講にとどまっている。研修が少ないということは、認知症に対する理解が乏しくなるという危険をはらむ。そして認知症に対する理解が乏しいことは、配慮が必要な認知症高齢者の福祉用具利用のうえで事故のリスクが高まる可能性がある。認知症高齢者を支えるには、医学、介護双方の連携が不可欠といえるが、これでは「共通言語」を、専門相談員が持ち得ていないことになると筆者は懸念する。

## 6. 希望する研修は「医学・認知症」

　専門相談員は認知症に対する研修は全般的なものにとどまっていたが、認知症に限らずどのような研修を望んでいるのかを自由記述で尋ねた。233人から回答を得た。

図表3-5-7　認知症の研修内容

| 内容 | (人) | (％) |
|---|---|---|
| 認知症に関する全般的なもの | 593 | 65.3 |
| 認知症の介護に関するもの | 271 | 29.8 |
| 高齢者医療の研修で聞いた | 60 | 6.6 |
| BPSDに関するもの | 8 | 0.9 |
| 認知症サポーターの研修 | 63 | 6.9 |
| 専門相談員の指定講習のなかで | 452 | 49.8 |
| 認知症ケア専門士の研修 | 16 | 1.8 |
| その他 | 52 | 5.7 |
| 研修を受けたことはない | 96 | 10.6 |
| 無回答 | 21 | 2.3 |
| 調査数 | 908 | 100.0 |

図表3-5-8　専門相談員の希望する研修内容

| テーマ | 内容 | 件数 |
|---|---|---|
| 福祉用具に関するもの | 選定・適合 | 48 |
| | 製品情報・修理・メンテナンス | 37 |
| | 事故・安全 | 13 |
| | 事例検討 | 38 |
| | アセスメント・モニタリング | 5 |
| | 個別援助計画 | 2 |
| 医学に関するもの | 医学知識 | 42 |
| | 認知症 | 11 |
| その他 | 介護保険制度 | 15 |
| | コミュニケーション | 8 |
| | 他職種との意見交換 | 14 |
| 合計 | | 233 |

※2008年6月に実施した調査の自由記述から分類

　最も多かったのは図表3-5-8のように「福祉用具の選定・適合」で48人、次いで「医学知識」が42人、「事例検討」が38人、「製品情報・修理・メンテナンス」が37人であった。選定や修理、メンテナンスは福祉用具に直接関わる業務である。「医学知識」は42人であったが「認知症」（11人）と合わせれば53人となり、研修希望は最も高いことになる。

研修手法に関しては、医学知識と記載したなかには「医師からの講義」と付け加えているものも見られた。また「他職種との意見交換」を望む声も14人から上がった。具体的には他団体との交流やケアマネジャーとの事例検討などである。

福祉用具に関しての研修を望むのは当然としても、「医学・認知症」が多いということはそれだけ必要性を感じているということなのかもしれない。前項で述べた専門相談員の指定講習時間と認知症研修の経験とを併せて考えると、「医学・認知症」に関しては知識を得る機会が乏しいということがいえる。

## 第3節　連携の不在

前節の調査結果を見る限り、福祉用具事業者に配置された専門相談員は認知症高齢者を利用者に持っており、事前に認知症であるかについても「だいたい」把握しているにも関わらず、事故・ヒヤリハットの対応は専門相談員の個々によって異なり、標準化されているわけではないのである。また専門相談員自身の認知症に関する研修は全般的なものであり、希望する研修に「医学・認知症」を挙げており、必要性を感じているようであった。

本稿では調査の一部を述べるにとどまったが、ここで述べた以外の項目をみても、専門相談員は個々にケアマネジャーに相談にいくことはあっても、サービス担当者会議や所属する事業者のなかでの検討という複数の専門家、専門職による検討がなされていないようにうかがえた。

この背景には、障害者分野と高齢者に福祉用具給付の制度が分かれているという公的給付制度の歴史がある。また、介護保険制度の仕組み自体に福祉用具が連携をとりにくくさせる要因があるように思える。例えば他サービスには義務付けられた個別援助計画の義務付けがないことである。訪問介護などの人的サポートと異なる仕組みのために、「連携」の必要性を貸与事業者（専門相談員）自らが意識しにくいといえる。

高齢者の福祉用具利用に関しては次のとおりである。

介護保険制度では在宅給付に位置付けられており、貸与（レンタル）とされている。貸与とは複数の人が繰り返し使うことを前提とする仕組みである。したがって、貸与される福祉用具は個別にその利用者のためにつくられたものではなく、既製品である。これに対して補装具制度はもともとは身体障害者福祉法を根拠に身体障害者更生相談所（以下、更生相談所）が中核機関となり、判定、交付の決定、申請者に必要な福祉用具の適合、調整、修理を含めたフォローを更生相談所が行う。更生相談所は公的機関であり、判定の際には医師が行い、理学療法士、義肢装具士、福祉用具事業者、ソーシャルワーカーらが関わる仕組みである。

これに対して介護保険制度での利用はケアマネジャーが福祉用具導入の必要性の判断を

行い、ケアプランに基づき福祉用具貸与事業者から福祉用具が貸与される。つまり仕組みとしてケアマネジャーと貸与事業者の連携は設定されているが、それ以外の専門家、専門職との連携がなくても利用は十分可能である。利用者の福祉用具以外のサービス利用状況や疾病、服薬状況を特に知らなくても、ベッドや車いすの貸与は可能だということだ。他サービスには求められる個別援助計画の義務付けがないということもポイントだ。

筆者は、医療や生活状況の事前把握がないまま、認知症高齢者の福祉用具の貸与が行われることを危惧する。この危惧は、事故・ヒヤリハットの危険性が増すということ、そして柵でベッドを囲むというような、認知症高齢者の意思に関わらず行動を制限する対応が行われるのではないか、という2つの思いである。

次に介護負担について述べてみたい。

## 第4節　介護の負担

家族による認知症高齢者の介護負担は、介護保険制度の施行以後も続いている。そのなかにあって専門相談員は徘徊などのBPSDについては、危険であり問題と考えていることが、専門相談員の事故・ヒヤリハットの事例からはうかがえた。

徘徊などのBPSDは家族にとっては介護の大きな負担となり、介護者の状況を見ている専門相談員にとっては徘徊は、問題となる行動ととらえている。そのため、「柵で囲む、高い柵にする」というように福祉用具を用いて行動制限をしようとしたと考えられる。

在宅介護を行うなかで家族と専門相談員の身体拘束に対する認識が薄い状況が続く限り、徘徊するから柵で囲み、柵で囲まれるから「柵を乗り越えて転落」という事故のリスクは高いといえるのではないだろうか（図表3-5-9）。認知症高齢者の福祉用具の利用を通じて介護のなかで孤立している家族と、連携がとれず孤立している福祉用具事業者の専門相談員という構図が浮かんでくる。

しかし、問題の所在は、BPSDがある認知症高齢者を、福祉用具事業者に配置された専門相談員だけが支えるには、無理があるということである。認知症に関する研修が乏しいなかで、柵を乗り越えることへの対応が「家族へ見守り、注意を促す」だけでは利用者の安全とそして尊厳が守られるとは考えにくい。やはり、それには認知症に関して医療側からの示唆が要ると考える。

医療側においても、ケアマネジャーや家族に在宅での注意をしたとしても、ベッドや車いすの事業者というのは想定を超えているだろう。だが、認知症高齢者の増加を考えたとき、さらに、医療依存度の高い高齢者が在宅で暮らすことを考えたときに、利用者に合った車いすやベッドの利用は在宅生活を維持する大切な条件ともいえる。リクライニングタイプの車いす、衝撃吸収のためのマット、低床タイプのベッドなど、福祉用具の種類もさ

まざまであり、車いすにはシーティングという利用者の身体に合わせる適合技術も要る。
　認知症高齢者の尊厳と療養環境の整備のために、医療側から福祉用具の事業者とそこに配置された専門相談員の商品知識を活用してほしい。

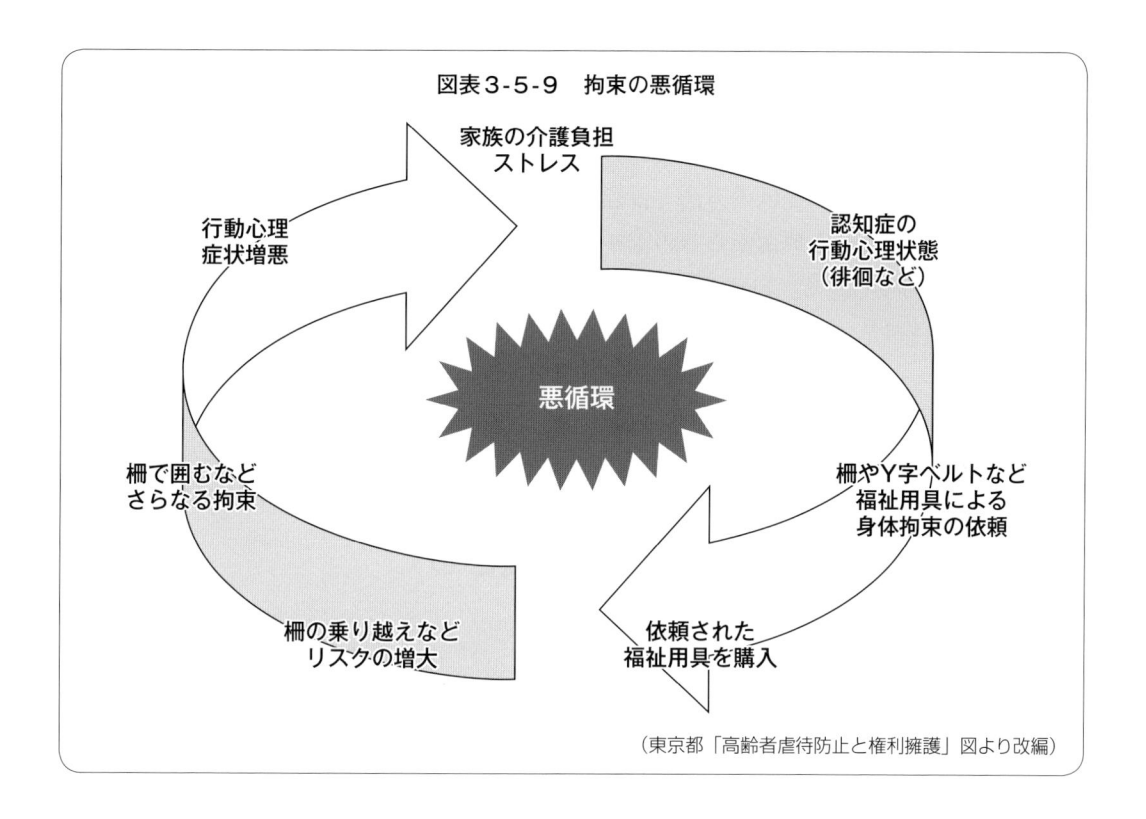

図表3-5-9　拘束の悪循環

悪循環

家族の介護負担ストレス
→ 認知症の行動心理状態（徘徊など）
→ 柵やY字ベルトなど福祉用具による身体拘束の依頼
→ 依頼された福祉用具を購入
→ 柵の乗り越えなどリスクの増大
→ 柵で囲むなどさらなる拘束
→ 行動心理症状増悪
→ 家族の介護負担ストレス

（東京都「高齢者虐待防止と権利擁護」図より改編）

## 第5節　アセスメントの必要性と情報の共有化

　ベッド柵に頭を挟めば死亡事故につながる危険がある。ベッド柵を乗り越えようとすれば、ベッドの高さに柵の高さが加わることで、骨折などの重大事故を招きかねない。このように福祉用具の利用が、利用者にとって生活を支援するものではなく、場合によっては危険につながることを関係者は認識する必要がある。

　場所や危険という意味において判断力の低下した認知症高齢者にとっては、とりわけ、福祉用具利用に際するリスクを検討してほしい。そして利用の際には、利用者の身体状況だけでなく、認知症について、本人が利用に関して操作を理解できるのか、また転倒の経験などについても専門相談員に知らせてほしい。専門相談員は積極的にそうした利用者の状態把握（アセスメント）に努めるべきだと考える。そのうえで福祉用具の機能や特性を知っている専門相談員が適切な福祉用具を選定するようになるのが理想である。

現状においては、「認知症だから何を言ってもわからない」「身体拘束も仕方がない」と考える専門相談員もいるのは残念である。このような考えを払拭するためにも、認知症や医療に関する基本的な知識を身につける研修が必要だろう。これは介護職全般にいえることだが、共通となる言語がなければ、互いに何を言っているのかわからない。わからないことの自覚がないままにサービスの提供が行われることで迷惑するのは利用者である。

また連携と、「共通言語化」を図るうえで現在、介護保険制度では義務付けられていない福祉用具貸与の個別援助計画の作成も必要と考える。個別援助計画はケアプランにのっとり、具体的なサービス提供の方法・留意点などを明記する計画書であり、福祉用具貸与においては、どのような理由からその福祉用具の機種を選んだのかという「選定」の理由書ともいえるものである。計画書があることで事前の情報把握（アセスメント）も行われ、専門相談員がケアマネジャー、医療側に相談、連携を図るツールとなると考える。

認知症になっても大丈夫な社会をめざすには、医療と介護の双方が風通しのよい関係となることである。ベッドや車いすという福祉用具であっても同じである。事故を防ぐというリスクマネジメントにおいて「連携」は、大切な要素であるということを強調したい。

## おわりに──ネットワークの一員として

2012年は診療報酬と介護報酬の同時改定の時期にあたる。福祉用具は自由価格であり介護報酬での単価設定はなされていないが、指定基準などの見直しの検討においてはほかのサービス同様に審議会で検討される。

今後、在宅で過ごす認知症高齢者の増加、医療依存度の高い要介護高齢者が増えると想定したとき、福祉用具貸与においても専門相談員の研修によるレベルアップと個別援助計画書による可視化、利用にリスクの伴う人のサービス担当者会議の積極的活用を提案したい。専門相談員の研修コストを誰がどのように負担するかは事務経営に関わる事柄であり、別の機会に述べたい。

また、今後の検討として介護保険制度のなかで現在もエアーマットレスは福祉用具として貸与されているが、在宅の医療機器と福祉用具との利用において統合化できるものがあると考える。介護保険施設では、現在、介護保険制度による福祉用具貸与ができないが、そのような検討も、課題といえる。

在宅では医療機関や施設のように常に医療者や介護の専門家がそばにいるとは限らない。また今後は、独居の認知症高齢者の増加も想定される。そのようなときに利用者を見守る社会資源の1つとして、福祉用具と福祉用具事業者に配置された専門相談員を活用してほしい。専門相談員には利用者を支えるネットワークという位置付けと自覚が求められる。

＊

本稿は筆者の国際医療福祉大学学位論文（博士）「認知症高齢者の福祉用具利用におけるリスクマネジメント——福祉用具専門相談員の役割を中心に」から一部引用した。調査にあたっては協力いただいた全国福祉用具専門相談員協会（会長・山下一平）に深く感謝申し上げる。

[参考文献]
・加藤伸司著 2004年「痴呆性高齢者の心理的特徴」（『痴呆ケア標準テキスト痴呆ケアの基礎』57-72ページ）ワールドプランニング
・厚生労働省高齢者介護研究会 2003年「2015年の高齢者介護」
・須貝佑一ほか著 2003年「高齢者の精神医療における事故防止の試み—リスクマネジメントの試み」（『老年精神医学雑誌 14巻6号』734-739ページ）ワールドプランニング
・須貝佑一ほか著 2006年「高齢者の転倒・骨折とリスクマネジメント」（『老年精神医学雑誌17巻9号』951-958ページ）ワールドプランニング
・東京都 2009年「高齢者虐待防止と権利擁護パンフレット」
・東畠弘子著 2006年『介護保険制度における福祉用具貸与事業』中央法規出版
・東畠弘子著 2009年「指定基準と福祉用具の個別援助計画」（『テクニカルエイド40』6-9ページ）テクノエイド協会
・東畠弘子著 2010年「認知症高齢者の福祉用具利用におけるリスクマネジメント-福祉用具専門相談員の役割を中心に」国際医療福祉大学大学院　博士論文
（50音順）

◆プロフィール

**東畠　弘子（ひがしはた・ひろこ）**

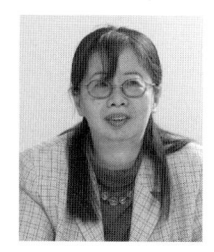

国際医療福祉大学大学院博士課程修了。医療福祉経営学博士。1987年、環境新聞社においてシルバー新報の創刊準備に携わり、その後編集長を経て1998年退職。桜美林大学経営政策学部に社会人入学し卒業、日本社会事業大学大学院博士前期課程修了（社会福祉学修士）。現在、福祉ジャーナリストとして活躍するかたわら、厚生労働省「福祉用具における保険給付の在り方に関する検討会」委員、立教大学などで兼任講師を務める。また、社会福祉士の資格も持ち、2008年より新宿区社会福祉士会会長を務めている。

# 第6章

# メディカルリゾートの実現を目指して
——鴨川と熱海に見る戦略

医療福祉ジャーナリスト／イメージコンサルタント
小川　陽子

## はじめに——人生の最期に向き合う

「人は生まれたら、いずれは死ぬ」「命には、救わなくてはいけない命と、そうでない命がある」、この２つの言葉の間で、生きることを、すなわち、死を考えてきた。この両言葉は対極的な価値観としてとらえられがちだが、決してそうではない。どちらも生死のぎりぎりのところで、命と真剣に向き合う究極の医療現場だ。

最期の瞬間が訪れたとき、医師にゆだねる命もある。しかし、自分や家族の命、友人の命であっても、「人は死ぬ」ということに、病気でない健康なうちから真剣に向き合っておく必要がある。

なぜいま、死に向かう話をするのか。それは健康なうちから、自分自身の老後や最期のときをイメージできなければ、理想とする医療と介護は実現しにくいからだ。人生の最期に暮らす姿、社会をイメージする。このことは、命の終わりに立ち会った経験と海外の老人たちから学んだ。

## 第1節　老人たちのユートピア

「老後は、マイアミの老人ホームで暮らしたい！」そんなことを言葉にしていたのは、20代半ばである。当時から模索していたのは、なぜか自分の老後のあり方で、決してネガティブにではなく、夢を抱いていた。しかもいま思えば、かなり本気であった。

当時の私は、もちろん各国の医療や介護の制度の知識もなかったが、ただ１つだけ不安に感じていたことは、「老後に暮らしたい場所が、果たして日本で見つかるのだろうか」ということだった。なぜなら私には、日本人よりも欧米の老人たちのほうが、快適な老後を過ごしているように思えたからだ。

私が老後を模索するきっかけとなったのは、1990年代前半、米国の「サンシティー」と

いう老人の町の取材をしたTV番組で、その存在を知ったからだ。

「サンシティー」とはアリゾナ州フェニックス市にある「アクティブ・アダルト・コミュニティー」のことである。1960年から民間デベロッパーにより建設され、サンベルト地域のリタイアメントコミュニティーの先駆けである。米国最大ともいわれるこのコミュニティーは、たんなる老人の町ではない。リタイアした高齢者が、スポーツや趣味の活動を活発に行いながら、活動的に楽しく暮らせる町という基本コンセプトがある。

分譲住宅が建ち並ぶ大規模なエリアに、老後を楽しむための十分な環境と、教会、ショッピングモール、図書館、銀行など、さらには複数の医療機関、リタイアメントハウスやナーシングホームが敷地内に整備され、高齢者の日常生活を何の心配もなく過ごせる機能がきめ細かくすべて備わっている。

機能の整備以外に、私の興味を引いたのは運営方法だ。施設の開発業者が住宅販売を終了したあとは、住民による運営を軌道に乗せた時点から開発業者はまったく関与せずに、住民の責任により運営されていた。しかも、公共施設の会費や使用料などを財源として、有給職員と住民ボランティアにより運営されている。また、完全にリタイアした人ばかりでなく、スーパーマーケットや近隣の自治体で働く人たちもおり、そのような多様でアクティブな暮らしぶりは、当時の日本の高齢者では到底イメージすることはできない、私には、憧れの老後の姿だった。

なぜ、サンシティーでは、このような老後が実現するのだろうか。

これには、米国の自治体のあり方が、日本とは異なる点にある。（財）自治体国際化協会『CLAIR REPORT NUMBER 048』（JUN.05.1992）によれば、「サンシティー」は、「どの自治体にも属さない地域」（未自治化地域）を選んで建設され、分譲されている。米国の場合は、税金は具体的に受けるサービスの対価として支払うものであり、地方公共団体は自らの必要に応じて必要なサービスを受けるために、住民が自主的に組織するのだということを基本にしている。したがって「サンシティー」は、地方自治制度上の位置付けにより、独立国のようなシステムで自治体に税金を納めない代わりに、あらゆるサービスを住民が負担して賄っていくことで、管理されることなく経済的な自分たちの自治を楽しんでいる。また自治体にとっても高齢者に対する財政負担を回避できるメリットがあるようだ。

「サンシティー」に住むほとんどの人が他の州から移住してきた比較的裕福な人たちであり、彼らが持ち込んだお金による経済効果の大きさは否めない。しかし一方では、この老人のユートピアでも、開発当初の構成人口を占めていた初期高齢者が、近年では次第に後期高齢者にシフトしている。体力の衰えや病気のために引退後の生活を活動的に楽しめず家にこもりがちになる人、ケア付きのリタイアメントハウスやナーシングホームに入らざるを得ない人もいるようだ。

## 第2節　スウェーデン

　1990年代半ばだったと記憶しているが、都内某所のホールで開催された、新聞社主催による「スウェーデンのグループホーム」についてのセミナーに参加した。

　スウェーデンの社会保障制度のあり方をはじめ、おそらく当時は日本には存在しない「グループホーム」の様子や、老人ホームではどのようなサービスを提供されているのかなど、すべてが「目からウロコが落ちる」ようであった。スウェーデンの老人が実際に使用している介護用品も紹介され、老人が自立できるさまざまな道具がそろっており、しかも色がカラフルで、使っていて楽しくなるようなものばかりだった。

　日本の福祉は立ち遅れている。老人は、皆「寝たきり」になるものと思われていたのは、日本だけの常識だったのか……と驚く。同時に、今後の日本の高齢者ケアはどこまで充実できるのか、不安になった。

　その後、スウェーデンのグループホーム視察のツアーが企画されたが、残念なことに、参加できなかったため、山井和則著『スウェーデン発　住んでみた高齢社会』（ミネルヴァ書房、1993年）を参考にした。

　そこで学んだのは、「寝たきり」の老人をつくらないことは、本人にも、周囲の人にも、国家の財政にとっても、すべてによいということ。しかし、社会サービス法の施行やエーデル改革により、確かに高齢者の在宅ケアに対する援助は充実したものの、施設におけるほかの国が抱える問題が、現在のスウェーデンにまったくないわけではない。

　ただ、高い税金でも安心できる老後に投資をし、充実した社会福祉システムを築き上げたのは、この国の現実主義の強さでもある。このことは、日本の老後のあり方として、参考にするべきである。

## 第3節　ディズニー・セレブレーションタウン

　1998年から、朝日新聞日曜版に「100人の20世紀」という20世紀を代表する偉人が連載されていた。1998年6月21日は、ウォルト・ディズニーだった。「現実に入り込むミッキー」というリードで始まり、「ウォルト・ディズニーがつくり出した夢の世界は、国境を越え、世代を越えて人々を誘ってきた。そのささやきは、だれをもうっとりとさせずにはおかない。家庭へ、街路へとしみ通り、米国フロリダでは、ついに現実の壁までを溶かし始めた」と書かれていた。

　続く3面には、ディズニー・セレブレーションタウンの紹介記事が掲載。

　老後の模索をしていた私は、さっそく2か月後の8月、フロリダへと飛ぶ。

フロリダ州のディズニーワールドの南東部に隣接された分譲地、セレブレーションタウンは、ウォルト・ディズニー・カンパニーがTND（Traditional Neighborhood Development：伝統的近隣住区開発）の思想に基づき実現した、リタイアメントタウンである（図表3-6-1）。

家はアメリカの古きよき伝統のコロニアルスタイル、フレンチ、ビクトリアン様式など全6種類から選ぶことができ、ほかにコンドミニアムのようなアパート形式の建物もある。また、区画をあえてコンパクトにし、住人同士の関係を密にすることで、街全体の防犯を高めるねらいで建設されているが、日本の分譲地から比べれば、お隣りとは十分にプライベートが守られる間隔だ。また、分譲地と建物の価格によってブロックが区画されており、近い所得層同士でのコミュニティーもつくりやすい。

個々の家は個性的でありながら、一定のルールのなかで建設され、街全体としてのブランドを高めるという価値観が住民に共有できている。これが、個々が確立された欧米らしさでもあり、依存型のサービスへ期待する日本人にはない価値観だ。

また、前述した「サンシティー」と同じように、エリアには、学校、医療、ダウンタウン、銀行、公園といった施設が充実し、フロリダ・セレブレーションヘルス（http://www.celebrationhealth.com/）は、最先端の医療が受けられる、フロリダでも主要病院の1つである。

街には、決してミッキーの着ぐるみを着たキャストは存在しないが、ディズニーのコンセプトや理念が、街とそこに暮らす住人に魔法をかけていた。

## 第4節　リゾート

老後への模索を始めて20年がたったいま、私はようやく「メディカルリゾート」にたどり着いた。

1987年、リゾート法（総合保養地域整備法）が成立した。

戦後、豊かになった日本に「休暇」という概念が根付いた80年代、人々の関心が集まり始めた「リゾート」だったが、日本人は長期のバケーションに慣れていないため、難しい産業だともいわれた。

この法律でいうリゾートとは、「良好な自然条件を有する土地を含む相当規模」の非日常的空間で「国民が余暇などを利用して滞在しつつ行うスポーツ、レクリエーション、教養文化活動、休養、集会等の多様な活動に資するための総合的な機能を備えた地域」（総合保養地域整備法第1条より）のことである。同法の適用を受けたのは、ゴルフ場、スキー場、マリーナ、リゾートホテルといった大型施設であった。

私が移住したこの熱海にも、海沿いにクルーザーやヨットが係留できるマリーナが整備

第3部 医療・介護・福祉の融合経営戦略（理論と実践）

図表3-6-1 ディズニー・セレブレーションタウン

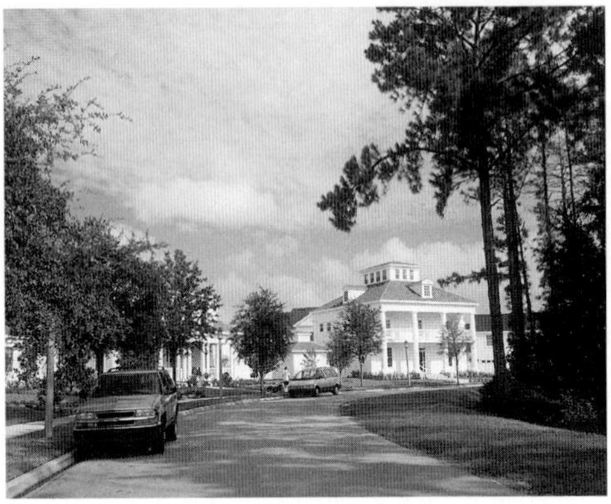

ディズニーセレブレーションの住宅エリア

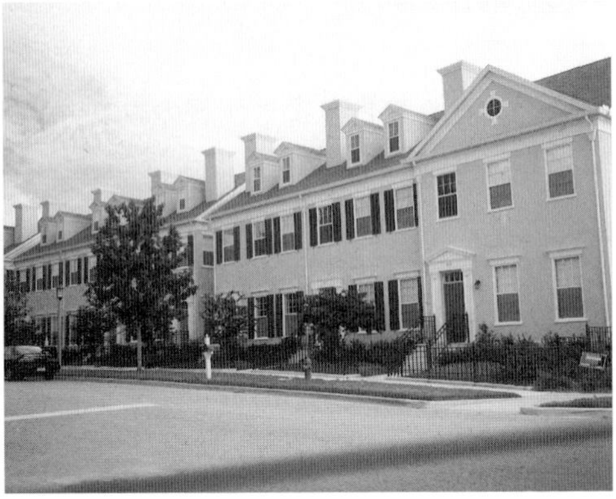

同コンドミニアムアパート形式

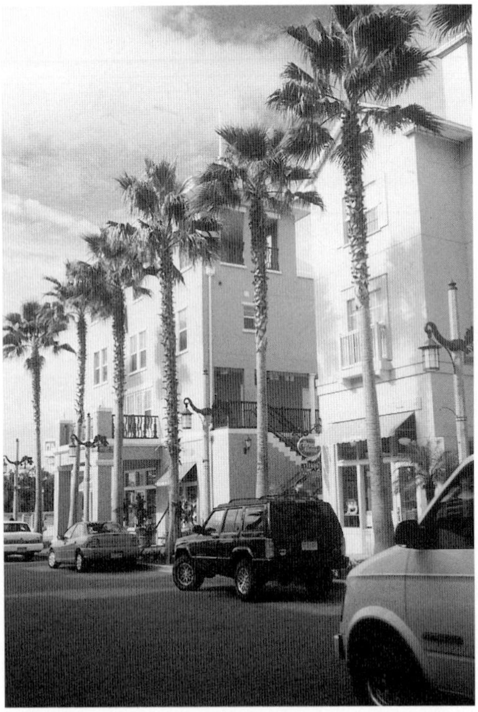

同ダウンタウン

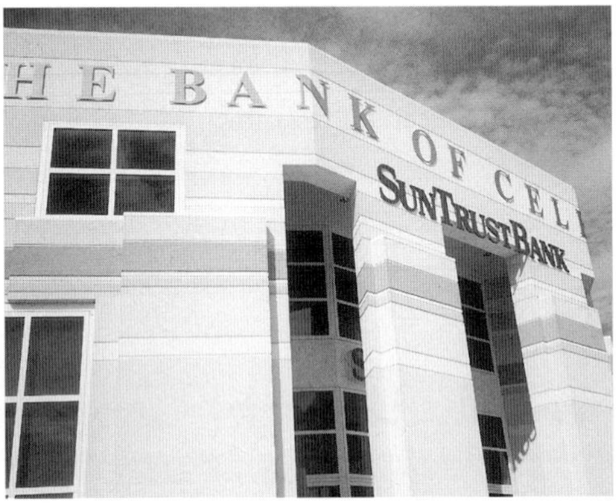

同銀行

されている。ここは、訪れる人に心地よく、高級リゾートさながらの風景である。

やがてバブル経済の崩壊によりリゾート法が破綻を迎えた。「リゾート」というスマートなイメージを抱きながら、地域の個性ある自然環境や地域資源を機軸に据えてこなかった開発は、環境破壊や土地問題など、地域破壊の爪痕を残すことになった。

このときに生み出されたモノやサービスは、価値観の多様化、グローバル化が進む今日とは、かなりの隔たりを生んできているのではないだろうか。

「リゾート」とは「保養地。行楽地。人のよくいく所。人が集まること。頼りにする人・〔物〕：手段、方策」である。

日本における「リゾート」は、明治の近代海浜別荘地の誕生にさかのぼり、明治20年前後から、海水浴と大気療法という2つの健康法を行うための拠点としての意味、いわば西洋的な思想の享受である。明治30年ごろから、房総にも別荘が建ち並び、徐々に高級別荘地を形成していった。白砂青松の自然、水と空気のきれいさ、雄大な九十九里、ひなびた静けさ、素朴な人情味を湘南にはない魅力として好む人々がいたようである（安島博幸、十代田朗著　1991年『日本別荘史ノート』住まいの図書館出版局）。

## 第5節　南房総のメディカルリゾート

千葉県鴨川市に、南房総一帯の地域医療に貢献している、医療法人鉄焦会がある。

江戸時代から医業を営んできた亀田家は1980年代以降に大きく発展し、現在では国内の民間医療機関では、最大規模となった。人口35,000人ほどの市にあって、医師約415人を含め、職員総数は約2,400人、毎日3,000人以上の患者が訪れる。

私は、2009年6月に出版した共著『医療新生』（日本医療企画、2009年）のなかで、亀田メディカルセンターのブランド力について執筆した。

全国で医師不足が深刻化されるなか、同院には臨床研修の志望者が集中する。幼いころから父親の理想の病院づくりへの飽くなきチャレンジを見て育った亀田家4人兄弟の長男・亀田俊忠氏（現医療法人鉄焦会理事長）は、20代から卓越したビジョンを持ち、1980年代初頭、臨床研修が医療充実のカギだと考えていた。会員制WEBサイト、日経メディカルオンライン「ドクターの肖像」のインタビューのなかで、次のように話している。

「経営戦略として、モチベーションの高い医師を惹きつけるマグネットのようなものがほしいとの願望があったのです。研修教育の充実がマグネットになるというアイディアは、かなり早い時期から浮かんでいました。（略）研修教育病院の真価が問われる時代は、お互いが切磋琢磨して向上していける時代だと思います。楽しみです」

よい指導者を得るために努力を払い、民間病院での臨床研修の先鞭をつけた。医療水準の高さ、新しい医療を実現しようとするイノベイティブな姿勢が、医療関係者には大きな

魅力のようだ。

　1991年、父親の逝去を機会に、俊忠氏が院長を退き、三男・信介氏が院長に就任したあとも、すばらしい医師養成が引き継がれている。

　同院の強みはほかにもある。太平洋の海沿いに建つ、豊かな自然環境だ。東京駅から特急で2時間弱という立地を、弱みと考える人は多い。しかし私には、それが強みに思えた。アクセスが不便ならば、近隣の患者以外は毎日の通院は不可能である。だが、この自然環境を活かした入院環境を最も充実させ、医療のカルチャーイノベーションを起こした同院のKタワーの完成（2005年オープン）は、遠方から訪れる患者へのアプローチも可能にした。つまり、悪条件と思われたアクセスの弱みを最大限に活かし、充実した療養環境「メディカルリゾート」として、病院にリゾートの概念を持ち込んだのだ。

　診療科は31科、現在、専門医療施設を集約させた「医療クラスター」に近い体制が整っている。医療の質の高さ、療養環境とさまざまなサービス、さらに東京の病院に比べ、室料差額がはるかに安いとなれば、私なら同院を選ぶ。

　同院のKタワーの1階には、都会でもお馴染みの「タリーズコーヒー」を入れたり、13階には都内にあるレストランのようなモダンなつくりにしたり、都会からきた入院患者の家族にも満足度を高める仕掛けには手を抜かない。入院患者の家族が宿泊する際は、カスタマーリレーション部の職員が予算や要望などを聞いて、きめの細かい対応をするのは米国のブランド病院さながらである。

　"Always Say YES"をモットーに、個々の患者からのニーズに何らかの対応を始めようというコンセプトでつくられたKタワーは、病院の利益柱でもある。全364床のうち、差額ベッドは264床。アメニティーが充実しており、一泊12,600円（税込）で、まるでリゾートホテルに宿泊している気分にさせてくれる病室だ。

　同院は、「国内唯一、リゾート気分を満喫しながら、世界トップレベルを目指す最先端の医療と、徹底した患者サービスが受けられる」ほかにはない、最も魅力的な「メディカルリゾート」のブランドをつくりあげた。

　同院は、2009年9月、国内で初めて、国際病院評価機構（JCI）の認証を取得し、国際化に踏み出した。経済産業省が約10の医療機関と共同で、「国際医療サービス推進コンソーシアム」を発足し、外国人受け入れの体制づくりに動いた。旅行会社や宿泊施設、通訳で構成する「国際医療サービス支援センター」を発足させ、観光なども組み合わせた健診や健診に関連した治療を行う外国人の来日を目的としているものである。「医」のグローバル化は、日本において医療ビジネスの新しいマーケットの創出、すなわち「外貨」の獲得となり、医療制度の下支えになる可能性があるのではと期待される。

　サービス・ツーリズム（高度健診医療分野）の研究会とりまとめ（案）報告書によれば、目的を次のように示している。

「日本の医療を国際ブランドとして確立し、国際市場を開拓することで、サービス産業としての医療の振興とともに、病院経営の改善、周辺アレンジ産業の創出等の国内医療の発展と医療機器、医薬品等関連産業の国際競争力向上の基盤を構築する」。

日本の企業が、国際競争のなかで生き残るためには、サービス分野の活性化は不可欠であり、逆に、そこには大きなチャンスが膨らんでいる。医療も同じである。医療をサービス産業とする考え方は日本ではいまだ定着はしていないが、グローバル化の時代には、モノの輸出だけでなく、医療のような科学的な面での周辺諸国への貢献は、日本のブランド価値を高めるチャンスにもなる。

亀田院長に、「メディカルリゾート」を生かした東アジアからのメディカルツーリズムについて尋ねてみた。「メディカルリゾートは、僕は15年も前から構想があった。日本は医療の競争力もある。盲腸の手術費用を比べても、北京を除けばアジアのほかの国よりは安い。主なマーケットはおそらく中国の富裕層でしょう。高度医療を受けにきてもらうには、中国人の優秀なナースが必要。中国の看護師で、日本語検定に合格している人が日本の看護師の資格を取得できればよい。各時間帯に中国語が話せるナースを配置できれば、患者様にとって日本での治療も有意なことでしょう」。

## 第6節　熱海のメディカルリゾート構想

熱海は、海浜別荘地と温泉別荘地の2つの優れた点を持つ。すなわち、冬暖かい避寒地としての性格と、温泉保養地としての性格を併せ持つ理想的な別荘地として、江戸時代から公家や武将が多数訪れ、明治に入ると徐々に西洋から導入されたリゾート思想の受け皿となっていった。

まず、順天堂病院設立者の佐藤尚中らの推奨で、1875年ごろから避寒客が増加し始めた。1877年の西南戦争になると、明治高官たちの会議もたびたび開かれていた。このような従来の湯治場とは異なった目的を持った温泉客が増加するにつれて、温泉リゾートとしての整備も進み、温泉地としては早い時期に近代的なホテルも完成した。西洋の温泉リゾート思想の影響を受けてつくられた代表的な施設として、1885年に宮内庁直轄で開業した「噏滊館（きゅうきかん）」がある。ここは、当時の開化政策の一環として熱海を近代的保養地とする構想のなかで建設され、近代的温泉医療センターともいえるものであった。

右大臣岩倉具視と内務省衛生局技師であった後藤新平らが推進したもので、その名のとおり、西洋の温泉医学療法の1つである吸入法を中心とし、医局もあって診療と処方とを行うことになっていた。1891年に民営化したが、1920年の大火により、焼失してしまった。

また、開業の翌年（1886年）には、横浜の豪商茂木惣衛の尽力で、現在も熱海観光名所である梅園が造成された。これも、近代的な温泉保養地づくりの政策の1つで、西洋の温

泉保養地に整備されているクアパーク的な施設である。提唱者は伊東博文、「噏滊館」に対応した精神衛生のための散歩コースとしてつくられた。こうして先駆的な温泉保養地兼避寒地、すなわち温泉リゾートとして発展していった。さらに、1888年、病弱な皇太子の冬期保養のために、御用邸が建設された（安島博幸、十代田朗著 1991年『日本別荘史ノート』住まいの図書館出版局）。

熱海市は豊富な温泉資源、風光明媚な自然景観を有し、さらに都心から新幹線で40〜50分というアクセスの強みを持つ。古くは近代日本の礎を築いた政治家や多くの文学者・小説家に愛され、別荘地から温泉リゾートの代表として栄えてきた。しかし、国内外の観光地競争の激化、旅行ニーズの変化などにより、熱海を訪れる宿泊観光客は、1960年代〜1970年代（昭和40年代〜50年代）をピークに減少傾向にある。

2001年、静岡県では「ファルマバレー構想」が策定された（図表3-6-2）。静岡県が進めるファルマバレー（富士山麓先端健康産業集積）プロジェクトは、2002年に県立静岡がんセンターが開設され、翌年にはファルマバレーセンター（PVC）が設置された。ファルマバレープロジェクトの目的は、「世界一の健康長寿県の形成」。「患者家族」を中心とする考え方や「有徳の志」など普遍的な価値観の回復と新たな価値の創造を目指す。

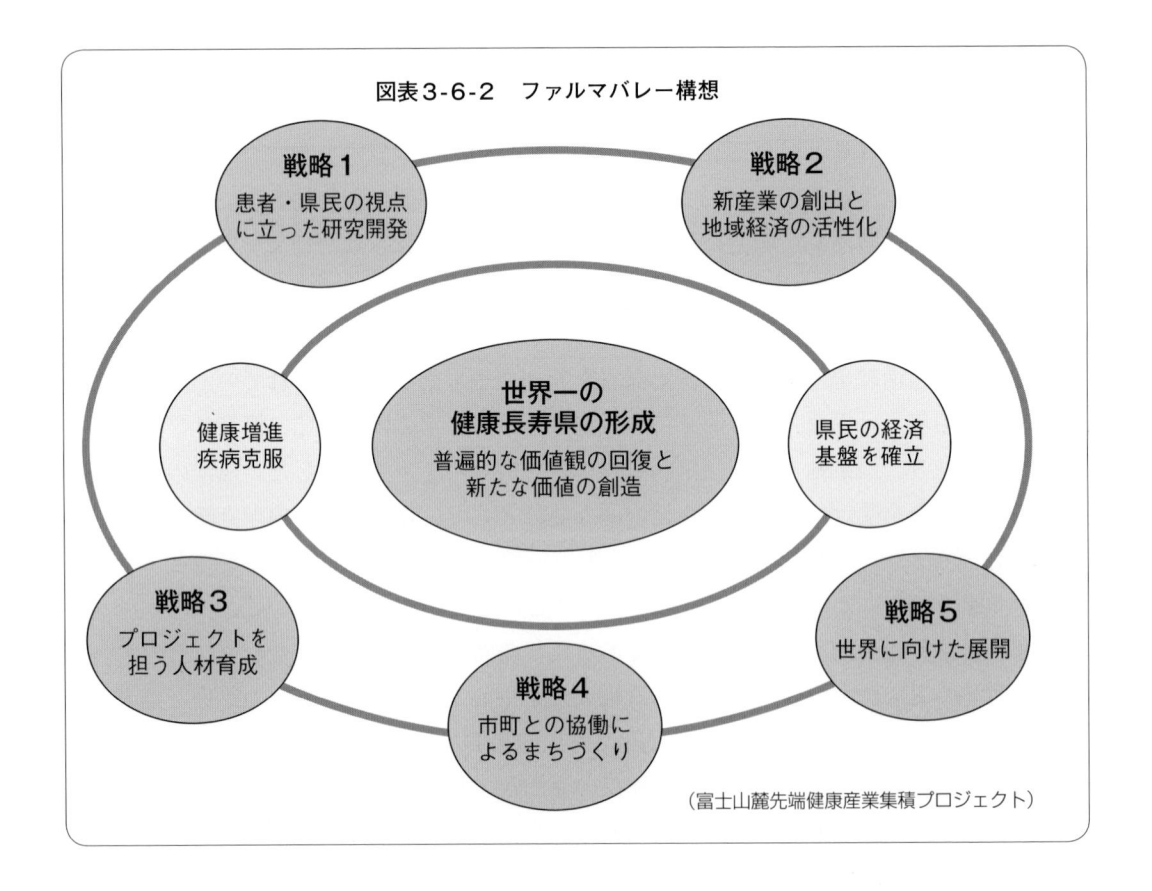

図表3-6-2　ファルマバレー構想

- 戦略1　患者・県民の視点に立った研究開発
- 戦略2　新産業の創出と地域経済の活性化
- 戦略3　プロジェクトを担う人材育成
- 戦略4　市町との協働によるまちづくり
- 戦略5　世界に向けた展開

中心：世界一の健康長寿県の形成　普遍的な価値観の回復と新たな価値の創造

健康増進・疾病克服／県民の経済基盤を確立

（富士山麓先端健康産業集積プロジェクト）

そして、2005年にはがんセンター研究所が開設、県内外の大学、医療機関、民間企業、研究所などによる共同研究を推進している。県東部地域を中心に、恵まれた交通インフラや自然環境、健康関連産業の集積を背景に、世界レベルの高度医療・技術開発を目指して先端的な研究開発を促進し、医療からウェルネス産業に至る先端健康産業の振興と集積を図るプロジェクトである。

　着手から10年近くを経た現在、医療関連産業の中小企業に、すそ野が広がり始めている。病院と地元製造業の橋渡し役のファルマバレーセンターは、医薬関連事業に興味がある県東部の企業を100社ほど選定。それぞれの技術力や強みを調査し、病院側のニーズに合わせて企業を抽出する仕組みを、研究機関などと連携して構築中である。また、沼津工業高等専門学校は、県東部の企業を対象に、「富士山麓医用機器開発エンジニア養成プログラム」を開講するなど、人材育成も始まっている。

　2008年2月、私が委員を務めた「熱海市観光戦略会議」において、熱海市観光基本計画を作成し、「長期滞在型の世界の保養地」という観光ビジョンを発表した。健康、医療、美容に関する研究施設を核に、関連産業の集積も進めていく考えだ。

　価値観の多様化、グローバル化が進むなかで、熱海の持つ可能性や地域資源、特性を最大限に活かす集客力とは何か。

　それは、「熱海市民が利用したくなるモノやサービス」——すなわちこれは、熱海を訪れる人にとっても魅力的なモノやサービスとなる。その1つに、医療と介護がある。

　高齢化が進むにつれて、病院は、水や電気のような地域を支えるライフラインに近いものになってくる。私の提案する熱海のメディカルリゾート構想は、医療と介護の充実で、地域再生を図る。さらに、熱海は高齢化社会における地域医療のあり方の、モデルとなると考えた。なぜならば熱海は日本の縮図、2050年に訪れる日本の高齢化率40％と、数値的に近い状況に直面しているからだ。

　熱海にメディカルリゾートをイメージできたのは、世界の保養地となる豊富な資源を有する点にある。

　熱海の地域が有する資源は、次のようなものである。

・自然環境の素晴らしさ
・良質な温泉資源が豊富
・知名度の高さ
・首都圏からのアクセスのよさ
・文化施設
・環境に配慮した安全なビーチ、マリーナ
・多様なホテル・旅館
・新しい温泉の活用法に対する需要が大きい

・東アジアを中心のインバウンドが増加、富士山静岡空港の開設
・リタイアメントマーケットの拡大

　これらを有効活用し、心と身体を回復させる現代の湯治場として、熱海の環境を活かして療養環境とヘルスケアのさまざまなサービスを提供する「長期滞在型の世界の保養地」——メディカルリゾートを目指す（図表3-6-3）。

　熱海には、医療法人鉄蕉会のような病院は存在しない。しかし、熱海には幸いなことに、国立熱海病院を継承した国際医療福祉大学熱海病院と、2009年10月、日本で3台目のガンマナイフパーフェクションを導入し、最先端医療を目指す熱海所記念病院がある。また、三島から車で15分ほどの長泉町には、年間5,000万円の経費をかけ、相談窓口機能を充実させている静岡県立がんセンター、伊豆の国市長岡には「地域に根ざした救命救急センターであること」をモットーにしている順天堂大学医学部付属静岡病院がある。

　これらの医療機関を上手に活用する連携モデルを構築すれば、急性期においても恵まれた地域となるだろう。また、熱海は、地域力を活かした生活支援、つまり医療だけでは支え切れない、患者家族の生活も支える医療と介護の仕組みをつくる。急性期病院のほかに、医師会、歯科医師会の理解と協力、総合病院6、診療所37、歯科診療所23、訪問看護ステーション、介護事業所などとの連携。市民、二地域居住者、観光客、観光関連団体、商店街などからなるコミュニティーづくりも重要である。

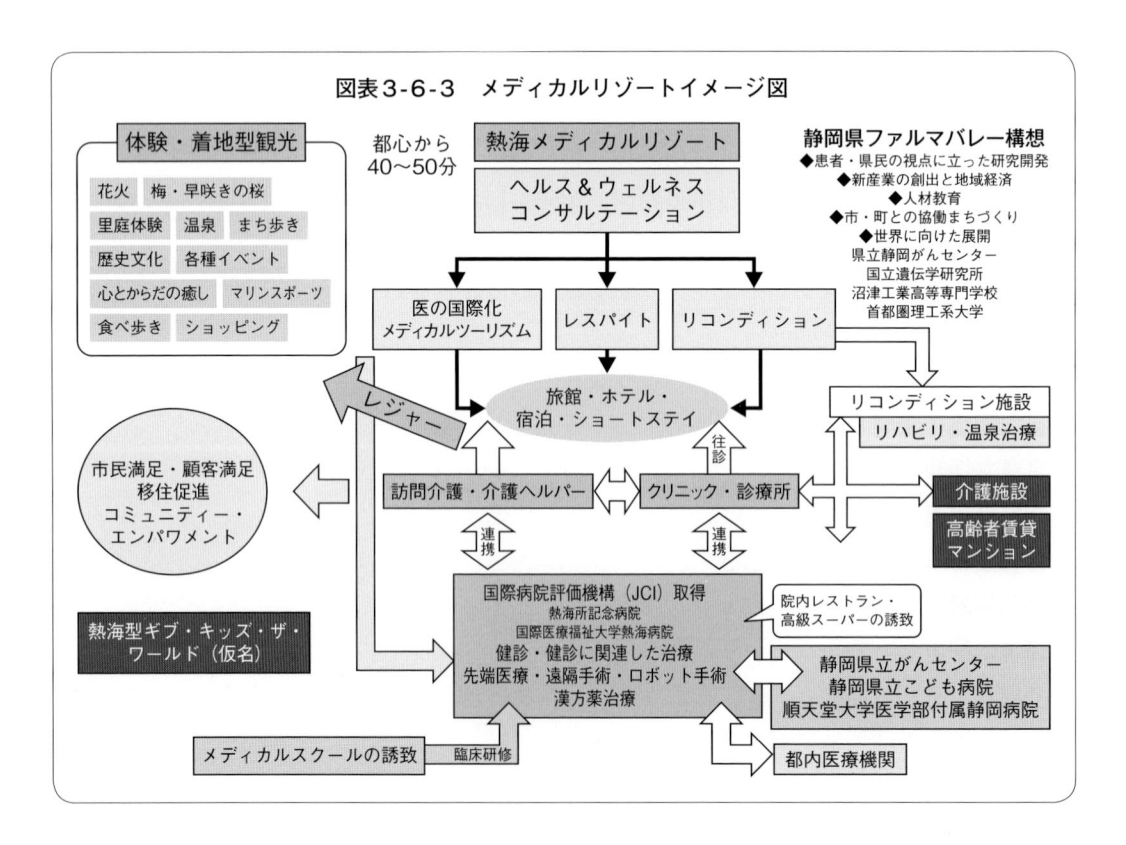

**図表3-6-3　メディカルリゾートイメージ図**

ただ、私があえて熱海を「メディカルリゾート」と掲げたのは、観光地である熱海にしかできない医療、介護があるからだ。
　熱海が有する資源を活用して、人間ドックなどのメディカルチェック、回復リハビリなどリコンディション、デンタルケア、予防医療、未病回復、エステ、マリンスポーツなどのメニューを用意する。これらは、患者のためだけではなく、介護者のためのメニューでもある。患者がよりよい環境で治療を行っている間に、介護者を、しばらく介護から解放する。つまり、レスパイトだ。患者と介護者が一緒に熱海を訪れ、旅館やホテルに宿泊すると、そこには介護ヘルパーが常駐し、患者の介護をする。何か医療的な問題があれば、訪問看護センターや地域の開業医が往診にくる。
　介護から解放された介護者は、温泉、観光、マリンスポーツ、健診などをして過ごすが、患者が疾患上の問題がなければ、温泉やマリンスポーツも一緒に楽しめる環境を整えておく。リハビリやリコンディションが目的での長期滞在も可能であり、また、仕事を持つ介護者にとっても、都心からのアクセスがよいことが大きなメリットである。
　宿泊施設と医療機関との連携で、アイディアはいくらでも膨らむ。
　また、前述した米国フロリダのディズニーランドには、「ギブ・キッズ・ザ・ドリーム」村が隣接されている。そこのコテージには1週間という約束で全米から親子が招待される。家族は隣接のディズニーワールドにも無料招待され、アトラクションを最優先で楽しむ。
　ただし、この招待を受けられるのは難病と戦っている子どもと親。困難に立ち向かう家族の貴重な思い出づくりを実現するための施設なのだ。ここへは、ボランティアが全米から集まる。あるリタイヤしたご夫婦は、冬の寒い期間だけ、暖かいフロリダへ渡り、「ギブ・キッズ・ザ・ワールド」でボランティアをするそうだ。日本も、そんな冬の過ごし方ができるとよいかもしれない。冬場、東北地方の人たちが熱海に滞在し、温泉に入りながらのボランティアも悪くない。規模は小さくとも、熱海型の「ギブ・キッズ・ザ・ドリーム」村があってもよいだろう。
　今年から、伊豆長岡温泉で「メディカルツアー」が始まる。ターゲットは、中国人の年収1,000万元（約1億3,000万円）を超す富裕層だ。伊豆長岡温泉街に隣接する医療機関（伊豆長岡保健医療センター）や旅行会社、地元観光協会が連携し、短期間で日本国内の最先端のあらゆる検診を受けられるプログラムを提供する。検査は半径2キロメートル圏内の複数の医療機関で集中的に受けられ、PETがある順天堂大学医学部付属静岡病院や婦人科検診を専門とする地元診療所が協力する。費用は、東京や京都での観光も含めた、約1週間の日程で30万～40万円。
　2008年11月、北京にある「北京協和医科大学付属医院」と「中日友好病院」を視察した。病院への訪問は、中国の超格差社会を垣間見る。両病院には、「国際医療部」という

外国人向けの病棟を設けているが、私が視察した際には、外国人よりも中国人富裕層の患者が目立った。近年では、国民の生活水準が向上し生活習慣病が拡大しており、健康に関心を高めている富裕層が多いという。

　病院にも、ビジネスクラスが必要だと、前述した亀田総合病院の院長は訴えていた。ビジネスクラスがあるから、航空会社は利益を上げられる。仮にエコノミーだけの航空会社があったとしたら、間違いなく赤字。飛行機の買い換えもできないから、安全が確保しにくい。ビジネスクラスがあるからこそ、定期的に航空機の買い換えができ、安全性も飛躍的に高まり、エコノミーの乗客にも、ビジネスクラスのもたらす安全性からの恩恵がいきわたる。病院も、個室による利益を確保することで、病院に訪れるすべての患者が、最新の医療サービスを受けられる仕組みが必要というわけだ。

　熱海が、宿泊施設と医療機関の連携を進めるためにも、ビジネスクラスのシステムが必要だ。前述した「メディカルツアー」も、その１つである。

　医療崩壊からの脱却は、新しい価値観の創造がキーワードとなる。その価値観は、官僚支配から離れ、適正な競争原理が働く仕組みづくりから始めなければならない。

## おわりに――メディカルリゾートから医療イノベーションを

　亀田メディカルセンターを訪れた当初「あと５年もしたら、Ｋタワーの機能は日本のスタンダードになると思います」と亀田総合病院の院長は言っていたが、2010年は、その５年後にあたる年だ。しかし、日本の病院には、いまだ「アメニティーと医療を一緒にするな！」という考えの医療者がいる。同院は、クオリティ・マネジメントとして、病院医療機能評価の認定、ISO9001の認証を受けたほかに、医療の質を評価するアメリカのMHA（メリーランド病院協会）のアウトカム評価にかなり以前から参加していた。しかし、日本からの参加が同院だけで、単独では非常に高額な費用がかかるために、しばらくはデータ提出をしていなかったというほど、電子カルテ同様、取り組みが早すぎて、ほかの医療機関はスピードについていけないようだ。同院の取り組みが、日本で医療のスタンダードになるには、さらに時間を要するだろうし、メディカルリゾートの概念がスタンダードになるのも、おそらく長い年月がかかる。

　地域医療が深刻化を増すなかで、新しい価値観の創造への刺激となるのが、「メディカルリゾート」である。私が、終の棲家を探し続け、この熱海にたどり着いたのは、この環境に魅了されたからだ。そして、あらゆる面で、可能性の高いエリアと判断した。

　海外のリタイアメントコミュニティに共通するものは、住民がエリアをブランディングする認識が高く、そこに暮らす人々がルールを守り、価値観を共有しているということ。日本においても、この価値観がなくては、「メディカルリゾート」の実現はありえないだ

ろう。それを確信したのは、次のような体験からである。

 2009年のお正月、ディズニーのスピリットを再度体感するべく、東京ディズニーランドホテルに滞在した。東京ディズニーランドにはおよそ7年ぶり、今回初めて施設内で車いすが必要な高齢者を同伴しての訪問であった。東京ディズニーランドホテルの目の前には、「ディズニーランド」（以下TDL）があり、「ディズニーシー」（以下TDS）へ行くには、そこからモノレールを利用する。我々はまず、ホテル用の車いすを借り、TDSへ向かった。到着したら、TDS施設内専用の車いすに乗り換える。ホテル用の車いすを預け、帰るときには、同じ場所に施設用の車いすを返却するシステムになっている。施設内には、車いす優先の入口があるアトラクションも用意されている。しばらくTDSのアトラクションで遊んだあと、16時から「シルクドゥソレイユ」の公演を鑑賞するため、モノレールで1つ先の駅の会場へ向かった。18時に公演が終了し、19時に今回滞在している「TDLホテル」のレストランを予約していたので、TDSに戻り、借りた車いすを返却しなければならない。再度モノレールでTDSへ向かうのだが、それには、「TDLホテル」の駅を通り越して行くことになる。1日中車いすを押している介護者も、さすがに疲れてくるため、ホテルにそのまま帰りたくなる。できれば、ホテルの目の前にあるTDLに返却できればありがたいと思った。しかし、あくまでも借りた場所へ返却するのがルール。そのときふと、こんな気持ちが浮かんだ。「ホスピタリティーが売りのディズニーランドが、ハンディーキャップに対して、不親切なのでは？」と……。

 これほど、世界中の人々に夢を与えてきたディズニーが、なぜこのような不合理なシステムを変えずにいるのか？　考えてみれば、すぐにその答えは出た。これが、人種のるつぼであるアメリカだからこそのシステムだということである。一定のルールをつくっておき、人々が価値観を共有することによって、ほかの部分に柔軟に対応できるということ。欧米の朝食では、卵料理を何種類ものなかから選べるのは、やみくもに主張の強い人々がいるからではない。一定のルールを決め、そこから、価値観を共有するという欧米式の約束があるのではないだろうか。

 そう思い、気持ちを切り替え、TDSまで向かい、施設用の車いすを返却して、ホテル用に乗り換え戻った。

 ある医療者が、次のように話していたことがある。「たとえ患者様に噛みつかれても、笑顔で接しなければならない。私たちはそれが仕事だと思って、がんばっています」と。日本人は、依存型の医療や介護に陥りやすく、ルールを守ることが苦手なのかもしれない。価値観が多様化している現代では、欧米のルールづくりを参考にすべきだということを、今回のディズニーランドの体験から、あらためて感じ入ることができた。

 さらに、7年前とは、キャストの世代が変わってきていることも、今後の医療・介護の人材教育において重要なポイントだ。つまり、世代が変わるにつれて、残念なことにディ

ズニーのスピリットが、そのまま受け継がれているとは限らないことを感じたからだ。

　その時代に、ベストな制度づくりをしたとしても、それは必ず古くなるときがくる。それは、世代によって、価値観が変わるからだ。したがって、時代背景に沿って、その都度、制度やルール、そして教育も変える必要がある。

　日本における「メディカルリゾート」の実現は、サービスを提供する医療者の深い充実感と幸福感、さらに、街を愛し、誇りに思える環境のなかで、受け手側もルールを守りながら、喜びや感動、幸福感を得られ、ときには、非日常空間に心を解き放つ。これもディズニーの教えから学んだ。

　「どこで、どのような最期を送りたいのか」ということに真剣に向き合い、これまでの依存型、医師主導型ではない、サービスの消費者としての意識向上が求められている。リゾートで過ごす医療体験の価値づくりを、この房総と熱海から発信し続け、人々の潜在的希求を具現化する、医療のイノベーションに期待したい。

［参考文献］
・安島博幸、十代田朗著 1991年『日本別荘史ノート』住まいの図書館出版局
・財団法人　自治体国際化協会『CLAIR REPORT NUMBER 048（JUN.05.1992）』
・山井和則著 1993年『スウェーデン発　住んでみた高齢社会』ミネルヴァ書房
・小川陽子著「病院のブランド力」（水巻中正ほか著 2008年『医療新生』日本医療企画）
・富士山麓先端健康産業集積プロジェクトファルマバレープロジェクト　http://www.fuji-pvc.jp
・日本経済新聞　静岡経済版 2010年2月3日「『次代をひらく』医療の新潮流」
・日本経済新聞　静岡経済版 2010年1月13日「『次代をひらく』医療の新潮流」
・30年後の医療の姿を考える会編 2008年『メディカルタウンの地方学』to be 出版
・上澤昇著 2008年『魔法の国からの贈り物―「ディズニー」とともに歩いた人生』PHP研究所

◆プロフィール

小川　陽子（おがわ・ようこ）

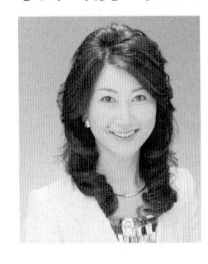

国際医療福祉大学大学院医療福祉経営専攻。医療・福祉ジャーナリズム修士。日本医学ジャーナリスト協会会員、AICI（米国国際イメージコンサルタント協会）会員、日本色彩学会会員、熱海市観光戦略会議委員（2006～2009年）、熱海市総合政策推進室アドバイザー。米国イメージコンサルタントのライセンス取得後、1996年よりイメージコンサルタントとして活動。企業トップ・エグゼクティブ、政治家、医師、セレブリティーのパーソナル・ブランディング、メディアトレーニング、広報戦略など。コミュニティーFMのパーソナリティーとしても活躍。『医療新生』（水巻中正編著、日本医療企画）に「病院のブランド力」執筆。

# 第4部

# 介護療養病床の廃止凍結とケア
## （政策への提言）

医療法人社団永生会永生病院　理事長
日本慢性期医療協会　副会長

## 安藤高朗

医療法人社団愛育会　理事長／東京青年医会　代表

## 竹川勝治

# 第1章

# 慢性期力と高齢者の安心

医療法人社団永生会　永生病院　理事長
日本慢性期医療協会　副会長
安藤　高朗

## 第1節　永生会の取り組み

### 1. 永生会の3つの柱

　医療法人社団永生会永生病院（東京都八王子市）は、一般病床146床、回復期リハビリテーション病棟100床、医療療養病床100床、介護療養型医療施設212床、精神科病棟70床の地方都市型のケアミックス病院である。関連施設として、介護老人保健施設、訪問看護ステーション、地域包括支援センター、ヘルパーステーションなどを運営している。

　法人の理念は「人々に質の高い、安心な、安らぎにあふれた、リハビリ・マインドのあるヘルスケアサービスを提供します」。障がいや病気を治療し、社会復帰、在宅復帰への道を少しでも切り開くため、リハビリ・マインドを持つことが、すべての職員の志だと考えており、この理念を支えるためには「質の向上」「患者満足度と職員満足度の向上」「健全経営」の3つが柱となる。

　その結果、リハビリを中心とした亜急性期・回復期から慢性期の在宅支援を目的とし、その機能としては、地域リハビリテーションセンターの充実、認知症にも充分対応できること、さらに医療の質を高めるためのTQM（トータルクオリティマネジメント）センターの充実を目指している。

### 2. 目標を立て、管理する

　当院では毎年、年度目標を立てている。最近の目標はビジョンの共有とマンパワーの充実の2つ。職員数の増加に伴い、ベクトルを同じくすることが難しい状況である。そのため、スタッフの考えを同じ方向に持っていき、ビジョンを共有していくことの重要性を鑑み、あらゆる機会を活用して職員に永生会の方向性を語っている。

　人員不足は職員のモチベーションを下げ、患者ににこやかに接することができず、職員

間にも溝をつくりやすくしてしまう。その結果退職者を生み出し、さらに人手不足になりまたモチベーションを下げてしまうという負のスパイラルに陥る。これを変えていくため、看護師とケアワーカーの数を基準より10％アップするという目標を立てた。気持ちに余裕があると笑顔になり、患者やスタッフにもやさしく接することができる。そうすると評判がよくなり、またスタッフが集まってくる。

目標管理では、バランスト・スコアカードを使っている。健全経営、顧客の管理、業務プロセスの効率化、教育という４つの視点で、各部署に目標を立て、さらに個人目標まで落とし込む（図表4-1-1）。

また、当院では、TQMセンターを機能化、以下の２点に力を入れている。

１つめは、医療機能評価、老人の専門医療を考える会の評価、都道府県の立ち入り検査のガイドラインの３つを集約したスーパーマニュアルを作成。自己チェック後点数が低いところを日々改善している。

２つめは、臨床指標を活用した質の評価で、患者がどれくらいよくなったのかなどを数値化する。患者の病院選択の際の一助となればと思う。死亡率、院内感染発生率、転倒・転落の件数などや、新規の床ずれの発生率、肺炎の原因となる口腔ケア、ADL改善率など

図表4-1-1 2009（平成21）年度永生会BSC戦略マップ

| 重点施策 | ビジョンの共有とマンパワーの強化 |
|---|---|
| 基本方針 | 1．ヘルスケアの質の向上<br>2．満足度の向上<br>3．健全経営 |

| 視点 | 戦略項目 |
|---|---|
| 健全経営 | 目標経常利益率の達成<br>収益増　経費の削減 |
| 顧客 | 知名度・ブランドイメージ・信頼度の向上<br>ご利用者満足度の向上　地域満足度の向上　職員満足度の向上 |
| 業務プロセス | ヘルスケアの質の向上<br>環境の改善　組織の強化　チーム医療の推進　業務の改善　地域社会への貢献 |
| 人材育成 | 職員の意識改革<br>職員のレベルアップ　人材の適正配置と活用 |

を指標と考えている。

　口腔ケアを例にとると、数値化することにより、肺炎の発生率が減った。あるいは褥瘡の新規発生率も、栄養委員会の巡視や耐圧分散式のマットの購入により、大きく改善された。転倒・転落もだいぶ減ってきた。

　海外でも、アメリカのメリーランド病院協会などが質の評価をしているし、インターナショナルクオリティインジケータープロジェクトという機関が、世界の臨床指標を統一化しようと活動している。日本で確かなものをつくれば、世界でも通用するであろう。老人の専門医療を考える会でも質の評価委員会が立ち上がり、日本慢性期医療協会の診療の質委員会でも、現場の意見を取り入れながら取り組んでいる。

## 3. 患者満足度、職員満足度の向上

　次に、患者満足度と職員満足度である。職員の満足度なくして患者満足度の向上はない。調査を開始した年の結果は5点満点で、平均3.7点であった。患者が重要視している項目は、何と医師よりも食事だと出た。医師は残念がっていたが、翌年は平均点が4点以上になり、医師、看護師、リハビリが大事だとの結果に医師も大喜びだった。「永生会をもう一度、利用してくれますか」というアンケートでも、63％から77％と14％アップ、「永生病院を紹介しますか」というアンケートでは、58％から76％と20％近くアップした。

　また、当院では医師人事考課の一環として医師評価のアンケート調査を実施している。

　父親の急逝により、私が院長兼理事長になったのは29歳のときである。そのころは高齢の医師が多く、勤務時間も朝10時から夕方16時くらいまでで、ほとんど回診せず、ずっと医局にいて看護師が温度板を持ってきたら「継続だよ」などと言っていた。「もうお年寄りだから亡くなってもおかしくないよ」などと平気で言う医師もいた。

　そこで、患者や家族から医師を評価してもらうシステムを考えた。対応、言葉遣い、説明、回診を5段階で評価してもらった。よい医師は平均4.28、悪い医師は平均3.13の評価だった。調査を継続しているうちに全体的によくなってきた。医師は数値やデータを見るのが得意だから、データを見ながら一喜一憂する。

　しかし患者や家族への対応はよいが、職員に対してよくない医師がいる。本当は自分が悪いのにナースステーションで激昂するような医師がいるとチームの和が保てなくなり、チーム医療の確保が困難となる。私が理事長・院長を引き継いだときに、いろいろな医師に接し、「こんな医師にだけはなりたくない」というのを手帳に書いてきた。それらを評価の項目に活用し、さらに看護師の意見を加えた。

　患者の状況をよく把握しているか、家族や本人にきちんと説明をしているか、自分の受け持ち以外の患者も快く診てくれているか、あるいはチーム医療の一環としてほかの職種の方を尊重した態度や言葉遣いをしているか、などである。患者50点、看護師50点、合計

100点満点で一番よい医師が90点、一番悪い医師は47点、これも実施を重ねるごとに全体的によくなってきた。院長や理事長がよいとは限らず、私は真ん中よりちょっと上くらいの評価である。院内にいる時間が少ないことが原因かと思っている。現在はさらに改定を加えて、全役職者から、全医師を評価してもらっている。

また、当院では、患者の状態によって一般病棟・回復期リハ、あるいは療養病棟から退院、さらに老健から在宅など、その方に合った選択肢を提供している。日本の車いすはCTやMRIの検査時の移動用のビニールシートを敷いたタイプのものが多い。当院では患者の状態や障がいの度合い、身体の傾き加減などをパソコンにインプットすると適した車いすが選択されるシステムを開発し、好評を得ている。

## 4. 地域活動への積極的参加

当院の地域活動では、例えば人工蘇生AEDの研修会、介護者のための勉強会、健康講座、病院のお祭り、中学生たちの職場体験などのイベントの需要が増えている。ボランティアでは、高齢者とお話をしてもらったり、簡単な介護をしてもらうなど。いままでは病院や老健施設にきてもらい、イベントに参加してもらっていたが、これからはありとあらゆる地域の活動にこちら側から積極的に参画していこうと、老人クラブや市役所、市の医療機関、福祉機関に出向いている。

医療関係者には音楽が趣味の人が多く、地域の医師会の方々や他業種の方と一緒に音楽による地域ネットワークもつくった。大河ドラマで新撰組をやっていたときはその格好で八王子医師会立訪問バンドステーションとして活動した。最近のヒット曲では「酒と泪と療養病床」という、河島英五さんの曲のアレンジ。

「♪高齢者が増えて
　病院から追い出され
　そんなとき療養病床が役に立つのです
　診断・治療・看護に介護、
　検査、リハビリテーション、終末期医療、
　24時間医療と介護が安心だ
　またひとつ、日慢協が偉く思えてきた
　またひとつ、お国のずるさが見えてきた
　療養病床は廃止や削減はできないよ
　今日も患者を守って在宅に返すのさ」

東京都とさまざまな療養病床の勉強会を開催しているが、最後の打ち上げのときに、この歌を歌った。そのときは「またひとつ、東京都が偉く思えてきた。またひとつ、お国のずるさが見えてきた」と。東京都はお国に対して強いライバル意識を持っており、療養病

床を7,000床増やすことにしようと燃えていた。

また、年に1回、学術集会を開催している。これはミニ学会みたいなもので、最初は院内だけで開催していたが、最近は近くの病院や訪問看護ステーションなども加わり、地域の医療と介護の学会に成長した。患者や家族の出席も増えて、地域連携の基盤になってくれればよいと思う。

それからD-ネットという、認知症のネットワークシステムを、八王子市医師会が中心となって活動している。急性期、回復期リハから維持期まで、連続的に認知症に対する医療を提供していく仕組みづくりができればよいと思う。

介護予防教室も開催している。デイケアサービスは、昔のように集団訓練ではなく、利用者の興味に合わせたものを選択できると、参加人数が増えてくる。通所リハにおいても、好きなパソコン、麻雀、書道、陶芸など個々の興味に応じて組み合わせることができるシステムで好評を得ている。特に男性から人気があり、どんどん参加者が増えてきたので、別の地域に2号店を考えている。新宿区が中学校の跡地に老人保健施設（老健）を公募したとき、応募してみたところ、約40法人の応募があったそうだが、書類審査に「都市型老健で恋をしよう」と書いたところ当選した。この老健は、遊びの要素を取り入れてプールバーやゲームセンターのコーナーがある。全室個室のユニットケアだが、東京は人件費が高いため最初は赤字を垂れ流してきた。ようやく最近、黒字になった。

2009年は、2月にグループホーム寿限無を開設、4月には東京都国保連合会より、二次救急病院の南多摩病院を継承した。南多摩病院では、都立小児病院の統廃合による八王子小児病院の移転・廃院が決まったため、地域住民、地域医師会、行政等の要望があり、地域の「小児医療崩壊」を防ぐため、新たに小児医療にも取り組むことにした。小児救急以外にも、救急医療センター、循環器病センター、脳神経外科センターを目指し、新病棟を建築する予定である。将来的には地域医療支援病院を目指し、急性期医療を研修したいと、医師、看護師、コ・メディカルスタッフが集まってくる病院、そして、研修後は全国で地域の急性期医療を担う人材育成ができれば幸せである。

## 5. 今後の取り組み

永生会の中長期ビジョンでは、1つは病院を中心とした施設サービス、もう1つは在宅サービスで両輪がまわり、それを結ぶのがリハビリテーションセンターである。

短期ビジョンでは、先にも述べたとおり、さらなるマンパワーの充実を目指している。また慢性期の救急医療の実施を考え、コールセンターをつくった。いままでは、老健のサービスは老健に電話を、外来は外来へ、病院は病院へだったが、1か所に連絡すればすべてのサービスをコーディネートしてくれるセクションがあれば非常に便利だと思い、すべてのサービスの問い合わせを一元化した。

そこへ電話すればすべてがととのい、さらに苦情処理も担当する。また、すべての利用者データを1か所に集約することにより、法人のさまざまなイベントや、健康診断などの案内もできる。

在宅支援については、在宅療養支援診療所の先生方も本音はつらいようで、「安藤さん、いくら若くても24時間オンコールはもたないですよ」と言う。ぜひ療養病床あるいは中小病院で在宅療養支援診療所をバックアップする機能を認めてほしいという要望が強い。これからは在宅や特養・老健からのちょっとした急変などの慢性期救急を担える機能を持ち、急性期病院からの受け入れを行っていけば、自然に医療区分も上がってくるだろう。

## 6. 今後の医療提供体制

今後の医療提供体制を考えると、高度急性期、一般急性期、亜急性期・回復期リハ、医療療養病床、そして介護施設および在宅となる（図表4-1-2）。社会保障国民会議の報告書では、高度急性期18万床、一般急性期34万床、亜急性期・回復期リハ36万床、長期療養23万床、とはじき出しているが、これは明らかに長期療養の数が少ない。今後の医療療養病床は、急性期からの受け入れ、在宅や介護施設からの急変時の受け入れ、緩和ケア、難病のケア、認知症対応、維持期リハビリテーション、そして、地域支援型の高齢者医療拠点として、療養病床のなかにオープンベッドを持つなどの工夫が必要である。

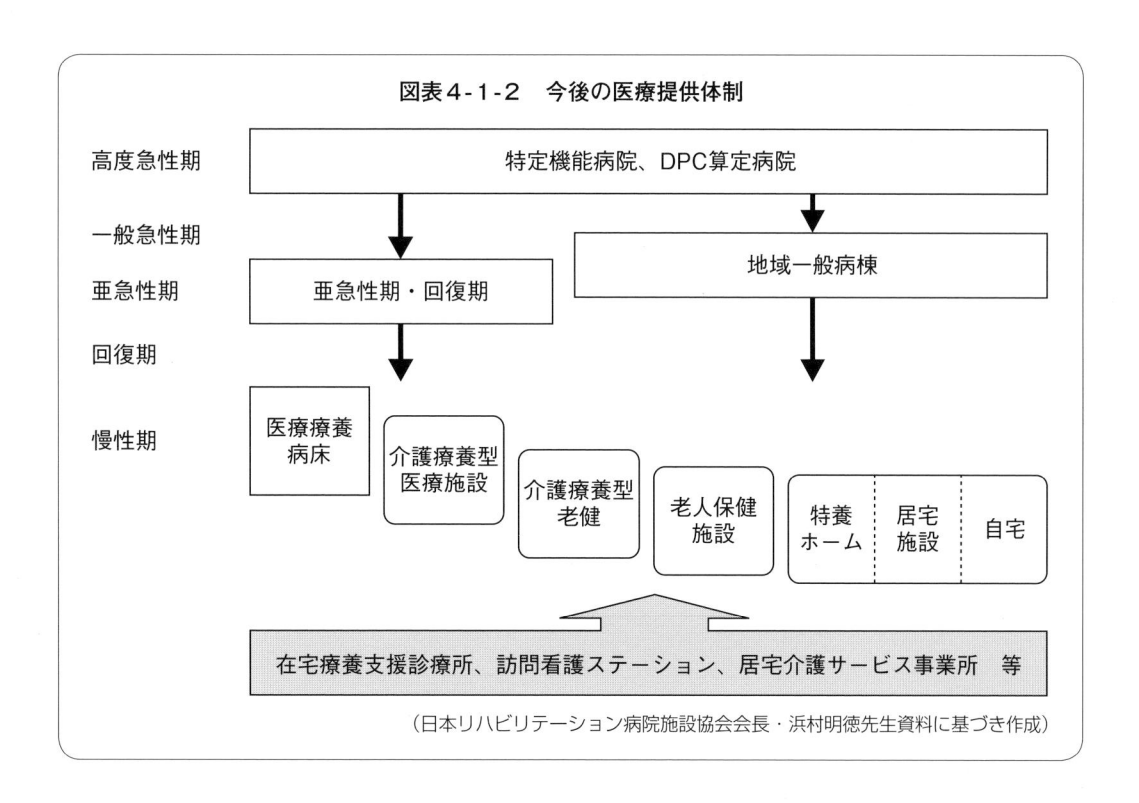

図表4-1-2　今後の医療提供体制

（日本リハビリテーション病院施設協会会長・浜村明徳先生資料に基づき作成）

日本慢性期医療協会では、慢性期医療の重要性を訴えていくため、家族や療養病床を有する病院にアンケートを実施した。慢性期病院、療養病床の多くは、救急病院や急性期病院の患者を受け入れており、今後も受け入れたいと考えている。三次救急の病院にもアンケートをしたところ、療養病床とパートナーシップを結びながら患者を送りたい、それが救急のたらいまわしを防ぐ大きな手立てにもなるとのことであった。

　2008年度は、日本慢性期医療協会を中心に、三次救急病院と療養病床を各地域でマッチングしていき、より強固なコラボレーションをつくろうというモデル事業を行った。さらに、2009年度は、そのモデル事業を東京都療養型病院研究会を中心に引き継ぎ、3つの三次救急病院と46の慢性期医療病院で、引き続き、医療連携を試みている（図表4-1-3）。

## 7. 高齢者にやさしい街づくり

　最後に、これからは、街づくりがポイントと考える。

　ケア付き住宅に、小規模のリハビリテーションセンターをつけて、そこへ往診や訪問看護、ヘルパーサービスを提供する。もしくは、病院併設でもいい。そのような施設が街中に散らばっているとさらにいい。八王子の仁和会総合病院の例では、大きなビルの下が病

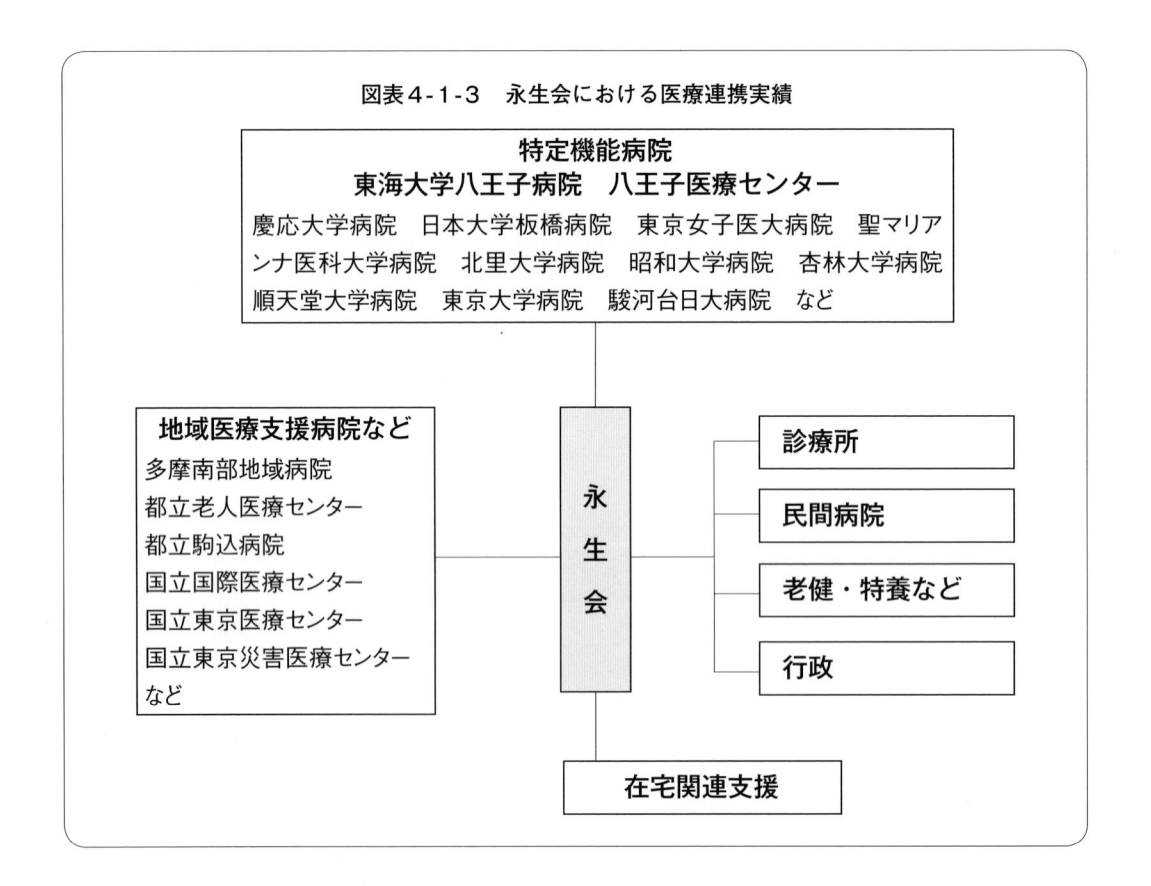

図表4-1-3　永生会における医療連携実績

院で、上がマンションというのもある。聖マリアンナ医科大学の東横病院や郡山の寿泉堂総合病院も病院とマンションの合築である。地方のデパートが閉店してしまったあとを、老健施設や有料マンション、多機能施設に改修した例もある。

　これからは、そのような複合施設を中心とした街づくりを、あらゆる職種、業種の人々の力を合わせて進めていかなければならないと痛感する（図表4-1-4、5）。

## 第2節　日本慢性期医療協会の取り組み

### 1. 医療介護福祉士の養成

　介護福祉士資格創設の経緯を見ると、従来、介護には講習を受ければ得られるホームヘルパー1、2級の資格しかなかったので、新たに、主に特別養護老人ホーム（特養）などの介護福祉施設における介護の専門職を養成するために国家資格が誕生した。

　しかし、介護福祉士の養成課程には医学的なカリキュラムがほとんどなく、医療知識が求められる病院では、介護職員は看護助手という位置付けで、介護福祉士でも看護師に隷

図表4-1-4　高齢者の望む街づくりアンケート

対象：病院・クリニック・老健・訪問看護の利用者、家族（173名）

(%)

| 質問内容 | 必要 | どちらでもよい | 必要ない |
|---|---|---|---|
| 救急の病院がある | 98.8 | 0 | 1.2 |
| リハビリテーションのできる病院・診療所がある | 94.2 | 2.3 | 1.7 |
| かかりつけ医がいる | 94.2 | 3.5 | 1.2 |
| 夜間帯や早朝の時間帯に受け付けている診療所がある | 91.9 | 2.9 | 4.6 |
| 長期療養のできる病院がある | 90.8 | 3.5 | 4.0 |
| 福祉用具の貸与や、購入などの相談ができるところがある | 90.2 | 6.9 | 1.2 |
| 介護（認知症対応）を通いで受けられる施設（デイサービス）がある | 89.6 | 4.0 | 3.5 |
| 介護予防サービスや介護サービスを受けるための相談ができる事業所（地域包括支援センター、居宅介護支援事業所）がある | 89.6 | 5.8 | 2.3 |
| 介護施設（療養型医療施設や老人保健施設や特別養護老人ホームなど）がある | 89.0 | 8.1 | 2.3 |
| さまざまな介護サービス（通いや短期の宿泊、夜間などの緊急時の訪問）が切れめなく、24時間・365日受けられる施設（小規模多機能施設）がある | 88.4 | 5.2 | 5.2 |

（2008年10月実施／無回答を除く）

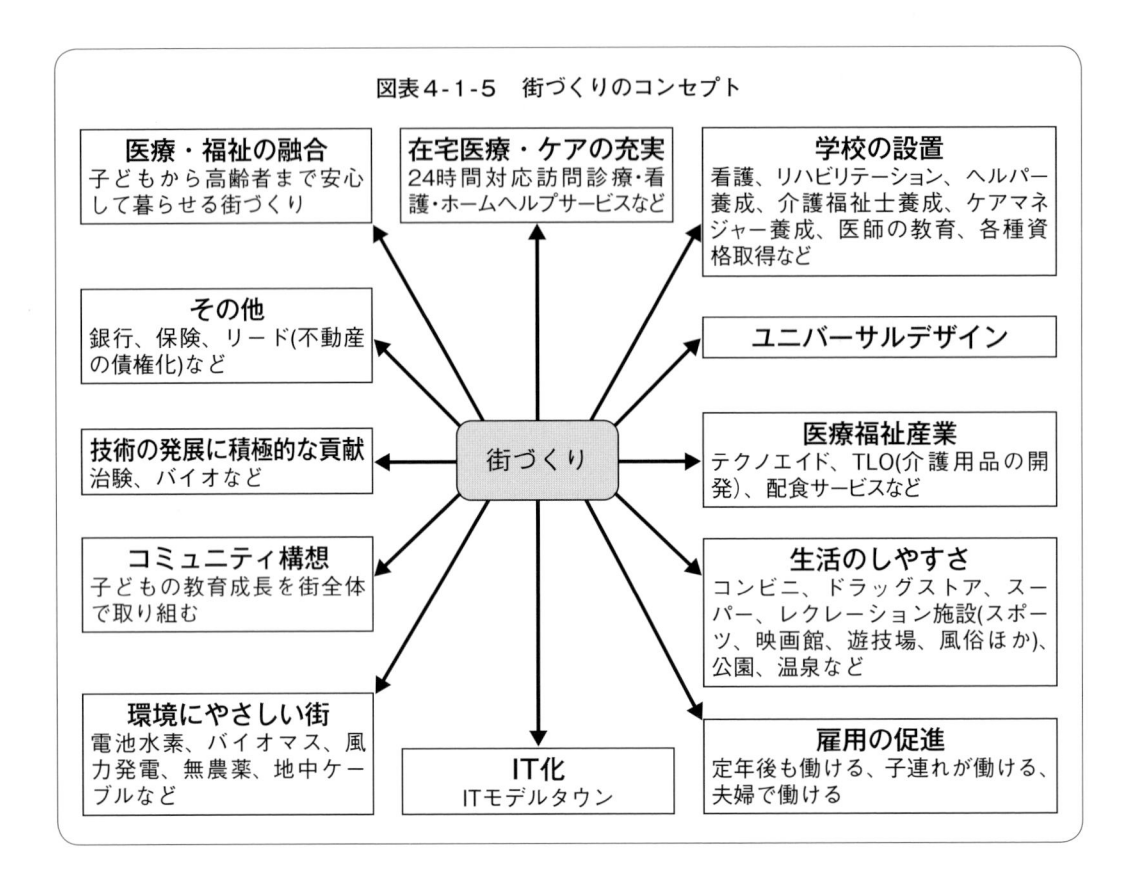

## 図表4-1-5　街づくりのコンセプト

- **医療・福祉の融合**：子どもから高齢者まで安心して暮らせる街づくり
- **在宅医療・ケアの充実**：24時間対応訪問診療・看護・ホームヘルプサービスなど
- **学校の設置**：看護、リハビリテーション、ヘルパー養成、介護福祉士養成、ケアマネジャー養成、医師の教育、各種資格取得など
- **その他**：銀行、保険、リード(不動産の債権化)など
- **ユニバーサルデザイン**
- **技術の発展に積極的な貢献**：治験、バイオなど
- **医療福祉産業**：テクノエイド、TLO(介護用品の開発)、配食サービスなど
- **コミュニティ構想**：子どもの教育成長を街全体で取り組む
- **生活のしやすさ**：コンビニ、ドラッグストア、スーパー、レクレーション施設(スポーツ、映画館、遊技場、風俗ほか)、公園、温泉など
- **環境にやさしい街**：電池水素、バイオマス、風力発電、無農薬、地中ケーブルなど
- **IT化**：ITモデルタウン
- **雇用の促進**：定年後も働ける、子連れが働ける、夫婦で働ける

属した職種として処遇されている。介護福祉士については福祉の専門教育を受けているので、きちんと評価すべきだろう。

2009年度の介護報酬改定で、介護療養型、特養、老健において、ようやく介護福祉士の人員配置割合により加算がつき、資格が評価されるようになったが、医療療養病床ではいまだ評価されない。

2006年7月以降、医療区分の影響で、急性期病院から療養病床に重度者が流れてきて、人工呼吸器や喀痰吸引などの対応に看護師が追われ、自院の患者を受け入れるのに手一杯という状況だ。このように、慢性期医療の現場では重度者が増加し、介護施設でも重度者が介護療養型や特養、老健に流れ、医療的対応が喫緊の課題となっている。

現在、特養で介護職の医療行為に関するモデル事業も行われているが、現場では看護師と介護職がバラバラで動いており、医療と介護には深い溝がある。

そこで、その隙間を埋めるために、日本慢性期医療協会の認定資格として、医療介護福祉士を創設した。対象者は資格取得後1年以上の介護福祉士に限定し、6日間の医学的な研修をしたうえで、筆記試験合格者を認定。合格ラインは80点以上を想定している。

今後、2か月に1回程度、医療介護福祉士認定講座を開催し、2012年の診療報酬、介護

報酬同時改定までに、1年目500人、2年目1,000人の計1,500人の受講を目標にしている。

## 2. 医療介護福祉士を国のモデルケースに

　現状、入所者の介護事故について、食事、入浴、移動、排泄、リハビリ時が非常に多い。それらは簡単な医学知識があれば防げるものがほとんどのため、医療介護福祉士のカリキュラムでは介護事故をなくすことを主眼においている。

　研修では、医師や看護師、理学療法士が指導し、胃ろうなどの管理、排泄ケア、リハビリテーション介護、バイタルサインの見方などの講義のほか、食事・入浴介助、喀痰吸引、おむつ交換、褥瘡の措置、便の取り方などを行為別に実習する。

　今後高齢化が進展し、病気を抱える人や看取りの必要な人も増加する。しかも、重度者が在宅にシフトしていくなか、医療、介護を含めてマネジメントしないと地域完結ができない。したがって、その隙間を埋めるメディエーターとして、医療介護福祉士の業務が極めて重要になるとにらんでいる。

　看護師からは職域が侵されると懸念する声もあると思うが、同資格は看護師の監視下にあり、決して職域を侵食するものではない。むしろ、医療介護福祉士が業務の一部を担うことで、看護師が医師の業務に進出するなど、より専門的な業務に従事できる。

　将来的には医療介護福祉士の配置を、加算などで評価してもらいたいと考えている。今後、医療介護福祉士のニーズが高まれば、処遇改善を図らなくても、市場の評価で給与が上がっていくだろう。

　医療と介護の垣根をなくすのが、究極の目的である。いまは各団体などの立場で対立しているが、患者や入所者は一緒であり、制度や職種で分ける必要はない。

　現在、他団体と共催の予定はないが、各団体でも同様の動きが出れば1つの流れとなるので、非常に望ましいことだと思う。医療介護福祉士が医療と介護の橋渡しとなるよう、努めていきたい。

## 第3節　新政権への要望事項

## 1. 民主党、前衆議院議員へのアンケート

　日本慢性期医療協会は、2009年7月、各政党へ慢性期医療に関するアンケートを実施した。民主党からの回答は、以下のとおりであった。
- 「2,200億円の社会保障費の削減方針の撤回」は賛成。
- 「介護療養型医療施設の廃止」は反対であり、療養病床の削減計画を中止するとともに、退院の受け皿となる介護施設の整備を早急に行う。

- 「後期高齢者医療制度」は反対であり、廃止する。
- 「療養病床を含む慢性期医療病床の増床」は賛成であり、地域の実情に合わせ、必要な病床数を確保すべきである。
- 「小泉政権以降の高齢者医療政策の白紙化見直し」は賛成。

　さらに、2009年8月17日、前衆議院議員480名を対象に「慢性期医療に関するアンケート」を行った（回答82名。回収率17.1％）。特に、民主党には誠実な回答をいただき、当協会の意と同じと感じ、大変心強く思う。

　まず、「2,200億円の社会保障費の削減方針撤回」に関しては、回答した議員の98.8％が賛成であった。

　「介護療養型医療施設の廃止」に反対と答えた議員は76.8％（民主党33名中反対30名）。民主党からは「療養病床を削減する介護療養病床再編計画を中止し、将来にわたって必要な病床数を確保することが肝要」などの意見をいただいた。

　後期高齢者医療制度については、反対が59.3％、賛成が25.6％であった。

　「療養病床を含む慢性期医療病床の増床」に賛成と答えた議員は、92.7％にのぼる（民主党33名中賛成31名）。民主党からは「地域の実情に合わせ、必要な病床数を確保すべき」と指摘する声もあった。

　「小泉政権以降の高齢者医療政策の白紙化見直し」については、67.1％が賛成と回答した。

## 2. 民主党マニフェストへの評価と要望

　民主党のマニフェストの「介護労働者の賃金の月額4万円引き上げ」については大いに評価しているが、介護保険事業に従事する介護者ばかりでなく、医療保険事業に従事する介護者にも同様になされるべきであろう。

　また介護職員のみでなく、さまざまな職種が携わっているため、職員をトータルで考えた賃金の改善が必要である。介護職員以外の職種も処遇改善の対象とし、交付金を継続的・包括的に事業者へ交付することを望む。

　業務分担に関しては、大賛成である。医師でなくてもよい仕事を看護師に、看護師でなくてもよい仕事をほかの職種へ移管し、医師・看護師のマンパワー不足の解消と、効率的な運営が行われる可能性ができる。並行して、チーム医療に関する評価が必要となってくるであろう。

　療養病床再編についても、医療療養病床を38万床に増やすことには賛成である。いままでの厚生労働省は、介護療養型老人保健施設などへの転換という方向性を示すばかりであった。介護療養病床についても、その機能の必要性や職員確保の状況などは、地域の実情により異なるため、医療機関が主体的に判断し、期限を決めることなく、さらに望むとす

れば現在の病床をそのまま継続できるよう要望したい。

　医療区分の見直しでは、入院患者の多くが医療区分1であっても、医療機関が経営的に成り立つようにしなければ国民の生活に支障をきたす。特に、医療区分1・ADL3、医療区分2、医療区分3などについて、医療行為、薬剤、処置などのコストを反映した報酬の設定を望む。

　このほかにも、充分な財源の確保、報酬の大幅な引き上げ、急性期病院の早期再編、急性期医療の患者を引き続き引き受ける慢性期医療の充実、チーム医療に対する評価など課題は山積みだ。マニフェストに関しては、詳細な数値化、金額化のうえ、本当に成り立つかどうかの検証が必要である。エビデンスに基づく持続・継続性のある財源の確保が必要であるが、当会は民主党の今後の政策に対し大いに期待している。

## 3. 良質な慢性期医療

　良質な慢性期医療・介護のための重要なポイントは、前述の当会の理想を支える3つの柱と同様の3点が挙げられる。

　1つは、医療・介護の質の向上であり、2つめは、利用者の満足度の向上と職員の満足度の向上であり、3つめは、確実な運営管理である。そのためには、我々の自己努力はいうまでもなく、拡大再生産はできなくても、せめて再生産ができる報酬体系の確立が必要である。

　鳩山政権には、そのための環境整備を切に期待する。特に、目先のことだけではなく、本来あるべき医療・介護の姿を未来から現在を投影して、将来のシミュレーションをすべきである。社会保障国民会議の医療提供体制のシミュレーションは、ぜひ活かしてほしい。

　そして、データに基づいた医療政策の確立を望む。現在の日本はあらゆる分野で正確なデータが出せなくなっているといわれている。内閣府の人員も減っている。今回の医療崩壊の一端は、政策立案のためのデータ収集と分析が正確に行われず、そのずさんさにあった。

　ほかの省庁と同様に厚労省もデータを独占しているが、現在の医療統計は、OECD統計などとの整合性がなく、正確な国際比較ができていない。医療統計は国家基幹統計の一部として厚労省の枠を超えて内閣として活用されるべきである。

　将来的には、シンクタンク的なデータベースセンターを設け、議員も官僚も医療関係者も国民も自由にデータを活用できるようになればよいと思う。本来は、フランスのように、医療統計の速報値に基づいて、その年の社会保障費の予算決定がされるような仕組みをつくらなければならない。官僚の話を一方的に信じてしまうのではなく、自己努力による正確なデータ収集が必要である。

また、官僚も政治家も、もっと現場の声を聞き、現場を見てほしい。医療・介護の現場に寝泊まりをするぐらいの気迫がほしい。そのうえで、医療・介護の関係者と勉強会や意見交換会を行う必要があろう。

　医療に関しては、一部の国会議員はよく勉強しているが、大半の国会議員は、勉強不足の感が否めない。医療崩壊を招こうとしている大きな要因の1つであると感じる。当協会としても、充分に意見交換をさせていただきたい。

　さらに、ほかの医療・介護の団体や医師会などと充分に話し合いをしてほしい。民主党は、医療・介護のシンクタンクとして、多くの人材を集めることが必要であり、旧与党の落選議員も含めて、医療や介護に精通した、能力の高い人材が求められる。

　また、老年医学教育の講座の拡充を強く望む。現在の日本では、縮小傾向があり、注意が必要である。アメリカにおいても、救急車で運ばれてくる患者の20～50％が高齢者である。レジデントの25％が、老年病に対して、自分たちの受けた教育は、不十分だとしている。日本は世界一、高齢化の進んでいる国である。その必要性を強く主張したい。

## おわりに

　日本慢性期医療協会にとって最も重要なのは、現場を重要視した、良質な慢性期医療・介護を提供する仕組みをつくることである。

　そのために、良質な医療制度、介護保険制度を、一緒に力を合わせて、バージョンアップしたいものである。

　ぜひ、制度・政策は、「フェア」「リーズナブル」「シンプル」を念頭において立案していただきたい。

[参考文献]
- 高橋和江著 2009年『病院経営』9月20日号「老年病専門医の不足」産労総合研究所
- 河北博文著 2009年『病院』vol.68「特集 医療統計の再構築に向けて」医学書院
- 細田悟著 2009年『全国保険医新聞』8月15日号「社会保障費の政策立案は根拠ある統計に基づいて行うべきである」全国保険医団体連合会
- 二木立著 2009年『現代思想』10月号「民主党政権の医療政策とその実現可能性を読む」青土社
- 本田宏編著、安藤高朗共著 2009年『医療崩壊はこうすれば防げる』洋泉社

◆病院紹介

医療法人社団永生会　永生病院

〒193-0942　東京都八王子市椚田町583-15
TEL：042-661-4108（代表）　FAX：042-661-1331

■診療科目　　　　内科（内視鏡センター）、整形外科、精神科、神経内科、リハビリテーション科、歯科口腔外科
■医師・看護職員数　487名（医師数61名、看護職員数426名）
■病床数　　　　　628床

◆プロフィール

安藤　高朗（あんどう・たかお）

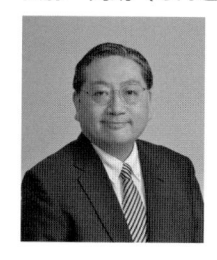

1984年、日本大学医学部卒業。現在、医療法人社団永生会理事長。
その他の役職に、日本慢性期医療協会副会長、全日本病院協会副会長、日本医療法人連盟副委員長、全国病院経営管理協会常任理事、東京都病院協会副会長、東京都療養型病院研究会会長、東京都青年医会名誉代表、八王子市医師会理事。

永生病院ホームページ
http://www.eisei.or.jp

# 第2章
# 病院機能分類(急性期〜慢性期)と地域連携の問題点

医療法人社団愛育会　理事長／東京青年医会　代表
竹川　勝治

## はじめに——病院機能分類は適切か

　現在の日本は経済において、また、社会保障においても最低の状況下におかれているのではないであろうか。

　ご存じのように日本は資源の乏しい国であるために、勤勉により社会を活性化してきたといえる。そして、諸外国との交易で外需を得ることにより内需を構築してきた。これが達成できた理由は、国民の健康を維持してきた「今日までの日本の医療制度の優れた点」があったからではないだろうか。

　ものごとを考えるにあたり、現状分析は大切である。しかし、その時間的な変化の分析も大切である。

　人間は生物であり、「生きる」にあたって時間的な観念を抜きには語れない。

　「少子高齢化」というキーワードから医療費高騰論が起こり、その結果、医療費抑制のために病院の機能分類が行われた。しかし、一人の人間を診ていくにあたって、このような機能分類(急性期〜慢性期)が本当によいことなのか。現場から言及したい。

## 第1節　急性期医療と慢性期医療

　2008年4月に行われた厚生労働省の「急性期医療の今後の在り方に関する検討会」で、療養病床の削減により救命センターからの後方支援病床が減少、そのことで救命救急センター自体が機能不全を引き起こすという問題提起がなされた。そして、療養病床のアンケート調査では、日本慢性期医療協会の会員病院の90％以上が急性期との連携を望んでいるという結果が出ている。

　しかし慢性期医療が必要な患者は、実は急性期病床と思われている一般病床のなかにも「特定患者除外規定」により存在し、長期入院していることが現実としてある。そして、

急性期・慢性期とはいってもオーバーラップする部分が医療機関のなかで多いことが事実である。

つまり、人間の身体は治癒の過程で分類できるものではない。

したがって、施設としてハードを持つ病院を時系列で分けるには無理があり、もしそれを行うのであれば、十分に緩衝的な部分を制度のなかに入れていかなくてはならない。

また、機能分化される前に同一の医療機関でこれを行うことができたこと。それが、実は医療費の抑制につながっていたのではないだろうか。

## 第2節　東京都で深刻な報酬とコストの地域格差

現在の医療制度では、急性期病床から慢性期病床、介護施設、福祉施設にいくにしたがい「ベッド当たりの面積」が広くなる。

床面積と経営は反比例であり、全国ほぼ一律の診療報酬において東京都の病院は、ベッド当たりの面積をとればとるほど、経営が厳しくなっていった。十数年前から東京青年医会においては地域差の調査を行い、特に地価における東京都と地方の差を唱えてきた。病院経営において面積面で東京都の慢性期病院・施設はとても不利な状況にある。急性期病院も地方に比べると苦戦を強いられる。より広いハードを持つことで、制度によってがんじがらめにされている。病院の収益率は都以外と比べて非常に悪く東京都の約60％の病院が赤字となっている（図表4-2-1）。

### 図表4-2-1　病院の収支率

■収支率、地域別

|  | 医業収支率（％） | | 総収支率（％） | |
|---|---|---|---|---|
|  | 2005年 | 2006年 | 2005年 | 2006年 |
| 総数 | 104.4 | 103.7 | 104.1 | 103.7 |
| 東京 | 101.0 | 98.3 | 101.2 | 98.1 |
| 指定都市 | 104.6 | 105.3 | 104.6 | 105.8 |
| その他 | 104.6 | 103.8 | 104.5 | 103.8 |

■病院数の％、医業収支率別

| 医業収支率 | 総数 | | 東京 | | 指定都市 | | その他 | |
|---|---|---|---|---|---|---|---|---|
|  | 2005年 | 2006年 | 2005年 | 2006年 | 2005年 | 2006年 | 2005年 | 2006年 |
| 総数 | 100 | 100 | 100 | 100 | 100 | 100 | 100 | 100 |
| 100％未満 | 23 | 27 | 47 | 61 | 10 | 19 | 23 | 24 |
| 100％以上 | 77 | 73 | 53 | 39 | 90 | 81 | 77 | 78 |

※医業収支：2006年の赤字病院は27％、2005年は23％。
※地域別：東京では61％が赤字（2006年）、2005年の47％より増加している。

「ベッド当たりの面積」が広くなると、見た目の環境はとてもよい。リハビリテーションを含めて考えると特にそうである。

もともと日本人は「立って半畳、寝て一畳」という言葉があるように、点滴をしていて動けないのであれば、そんなに面積は必要ないであろうと考えがちである。しかし、適切な治療により早期に安静を要する時期から脱することができれば、その場にリハビリが必要となる。そして、高齢になると一時的に安静を脱することができても、再度すぐに安静を要することにもなる。

つまり、急性期病床というよりも、慢性期病床にこそ（出来高とまではいわないが）再急変時にしっかりと治療できる制度を構築するべきである。

病院団体が機能分化され、診療報酬獲得のために、各病床の主張までもが「急性期病床の主張」「慢性期病床の主張」と分かれてしまっていることにも疑問を感じる。急性期病床、慢性期病床と分化することなく、隙間のない医療連携を行うには、機能分化のはざまに、ある程度の緩衝域（バッファーエリア）を構築することが都内の医療制度においては必要である。

## 第3節　日本における病院の機能分化と連携

医療機関の機能分化は、その効率化、専門分化、財政問題から必要である。しかし、地域医療という観点から考えると、ある程度の組織として管理ができる範囲内での機能分化が理想的である。それは、その地域の文化や歴史があり、情報化社会になった現在でも、人間とは自分が元気に活躍していた年代や場所を思い起こすことで生きがいを取り戻すことができるからである。

世界で一番早く高齢社会を迎える日本にとって、これを認識することは大切である。

日本の病院の機能分化についてまず振り返ってみたい。

1962年、「公的病院の開設規制」と「保健所管区を圏域として設定」が行われた。その後、1960年代後半に「医療圏」の概念が提唱された。

1985年、医療計画の策定が都道府県に義務化された。ここで、「医療圏」の圏域設定と、「必要病床数」の規定が必要記載事項となったが、「連携」については目標数値もなく、努力規定のみであった。

1992年、特定機能病院と療養型病床群がまず機能分化された。

1997年、地域医療支援病院が設置され、「連携」が任意的記載事項から必要的記載事項となった。

2000年、「基準病床数」で一層の抑制をかけた。そして「一般病床」と「療養病床」に分けたが「医療圏」ごとでそれぞれの比率に大きな相違が生じてしまった。

2006年、医療計画による連携の確立が焦点となり、主要な事業（「がん」「脳卒中」「小児救急」など）ごとに、①疾病別の年間総入院期間の短縮　②在宅看取り率の向上　③地域連携クリティカルパスの普及率——などが目標として例示された。また、適切な医療サービスが切れめなく提供されて、早期に在宅復帰できるように、「連携」の状況を明示させたり、医療機能調査や協議などへの協力を開設者・管理者の努力義務規定とした。

国のレベルでは、病院は一見論理的に機能分化されたようにみえるが、実は現実を無視し、医療費抑制策が優先された。

また、地域の特異性を無視したものであったため、地域医療を行うにあたって都道府県レベルでは、国の政策とまったく逆の方針をとらなくてはいけない地域が出てきた。東京都、特に23区はその典型である。

地価が高いことにより、その形態を「一般病床」から、面積に規定のある「療養病床」に変えることは、経営的な観点からも難しい。また機能を変えることにより職員がモチベーションを保てなくなり、離職する事態を生じている。

そして、都市部は人件費も高騰している（全国平均のおよそ1.2倍）ため、全国ほぼ一律の診療報酬制度では人件費率により、「質の高い医療」を目指せば目指すほど、経営が圧迫される。

その結果、地域に密着した医療を行おうとする病院は破綻し診療所化に拍車をかけている。東京都は2008年度の医療費適正化計画のなかで療養病床を21,000床から27,000床に増床する計画を立てている（確かに療養病床増床をしなくては都内での医療連携は不可能なためである）が、その前に一般病床閉鎖が相次いでいる。これは水面下で静かに起こっているので、気がついたときには東京都の計画は「絵にかいた餅」となってしまうであろう。また、ここには病院という建物の耐久年数も関係してくる。東京都の医療の多くを担う民間病院は、1961年ごろを境にその数が増加した。日本の建築では築40年がその限界であり、現在病院の約3割が耐震になっていないとのことである。

東京都、特に23区内においては現時点でシームレスな医療連携は病院のハード上、不可能に近いのである。

## 第4節　慢性期病院を含めた「地域医療連携」は東京23区において本当に可能なのか

「地域医療」というと、ある程度の広さにおいて、つまり家族・知人が苦にならずに行き来できる範囲で医療が完結できることをいうのであろう。首都圏東京では交通網も発達しており、東京都全域が地域医療圏内であるといっても過言ではないが、高齢者が増加している現在そして未来において、肉体的な行動範囲からせいぜい二次医療圏がその範囲で

あろう。

　病院機能分化されたなかで、医療費削減方法の1つとして、特に急性期病院の平均在院日数の短縮化を進めている。急性期病床の平均在院日数が半分になったら当然急性期病院の治療を引き継ぐ慢性期病床は約2倍必要となる。だが、地価の高い都内ではそう簡単に1ベッド当たりの面積を増やすことはできない。

　それを行うには多額の借金をして、人件費の高いなか、建て替えを行い、ベッド数を維持するか、ベッド数の削減を行うしかない。そして、急性期病床の平均在院日数が短くなればなるほど慢性期病院はより機能的に急性期病院に近づき、疾患の予後を考えながら、そしてその地域の特性（地域差）を考えながら、連携の方法を模索していかなくてはならない。

　東京都の既存病床数は、104,433床で、医療法施行規則第30条の30第1項での二次医療圏ごとの基準病床数の算定を行うと、東京都全体の基準病床数の上限は、療養病床が28,077床、一般病床が67,667床で基準病床数の合計は95,744床である。

　東京都医療費適正化計画のなかで、療養病床を21,000床から27,000床に増床する計画が出されているが、東京23区においては補助金だけではなく、特区の認定を行い、地域差を踏まえてランニングコストも東京都が負担しない限り、慢性期病床を含めた「切れめのない地域医療連携」は不可能である。中小規模の民間病院が慢性期を担うことができなければ、東京都内の救急の「たらい回し」はなくならない。大規模・中規模の病院と診療所だけで、東京都の医療を行っていくような流れが起こりつつあるように感じるが、それが本当に可能なのであろうか。

## 第5節　救急搬送の97％が二次救急

　急性期病院＝救急病院ではない。しかし、ここであえてCUREとCAREの概念も含めて救急搬送で検討してみたい。なぜならば、東京都においては救急搬送の97％を二次救急が受けているからである。このほとんどは中小民間病院である。救命救急センターには3％しか搬送されていない。また、年間の救急搬送総件数は毎年500～1,000件増加しており、特に内因性疾患が増加している。そしてその増加分は主に高齢者である。

　70歳以上救急搬送の上位は①肺炎　②脳梗塞　③大腿骨頸部骨折　④急性心不全——である。

　特に脳梗塞・大腿骨頸部骨折は入院期間が長引いてしまう疾患である。脳卒中（脳梗塞、脳出血）においては東京都の二次保健医療圏別に進行している脳卒中地域連携パスにおいても、最近我々、区東部保健医療圏（墨田区・江東区・江戸川区）で検討委員会が発足したが、t-PAを使用するのは現在2％（いずれは10％までいくと予想されている）で、

これは後遺症もなく治癒するものである（CURE）。しかし、少なく見積もっても90％は脳卒中後遺症（廃用症候群、認知症など）を持って生活しなくてはならない。また、このCAREには時間もかかる。

## 第6節　医療法人社団愛育会の場合

　医療法人社団愛育会（東京都江東区）は、一般病床60床の協和病院（江東区北砂）と、そこから直線距離で約2km離れたところにある複合施設愛育メディカルセンターを運営していた。

　協和病院は救急告示病院であり、さらに東京都指定二次医療機関でもあった。東京都指定二次医療機関とは、休日・全夜間診療事業において東京都福祉保健局が病院を指定する補助金事業の対象となる医療機関である。これに参画するためには東京都医師会からの推薦と基準の救急件数の受け入れが必要である。救急搬送受け入れ実績により選定から漏れてしまうこともある。

　協和病院は、これを維持していた。そして、質を維持しさらに上げるために病院機能評価を取得。次に、看護基準を上げるために院内保育所を設置し看護師を獲得し、「（月平均夜間勤務時間）72時間」も常にクリアしていた。

　しかし、その限界は比較的早期に訪れた。その要因はさまざまあったが、特に人件費率が急上昇した。協和病院を閉鎖、協和メディカルクリニック（在宅支援診療所）とし、在宅にベッドを移す方針をとった。

　愛育メディカルセンターには、介護療養病床である愛和病院60床（平均介護度4.6）、介護老人保健施設清らかの里100床（平均介護度3.5）、在宅部門として訪問看護ステーションせんだいぼりがある。

　また、愛育メディカルセンターに隣接して、社会福祉法人愛郷会により運営されている全個室新型ユニットの介護老人福祉施設あじさい（入所90床・通所10床）があり、そのなかにあじさい在宅支援センター、あじさい包括介護支援事業所、あじさい高齢者在宅サービスセンターがある。お互いに連携をしながら医療・介護・福祉総合事業を中心に地域社会に貢献できるよう切磋琢磨している。

　今後の愛育会の運営のポイントは、この閉鎖システムをいかにスムーズに回転させ、さらに都内に数多くある高次機能病院や急性期・亜急性期病院といかに連携するかであると考えている。

## 第7節　医療難民・介護難民増加の恐れ

　2008年7月時点での厚生労働省発表の医療施設動態調査では、病院施設数は前月比6施設減少の8,801施設で、診療報酬改定後の3か月で31施設減少。病床数は一般病床が910,210床で前月比179床減、療養病床が340,171床で600施設の減少となっている。また、2009年4月時点の一般病床の平均在院日数は18.8日で、2008年4月の19.4日よりも0.6日短縮。DPCの効果が顕著に現れている。療養病床の平均在院日数は166.8日で2008年同月よりも3.5日短縮している。

　入院患者数も一般病床、療養病床ともに前年同月と比べ減少しており、医療難民、介護難民が増加していることが考えられる。

　実際、全国保険医団体連合会の最近の調査によると、開業医が病院に対し入院依頼を行った際に「受け入れできない」などと断られた事例が35.5％にのぼることが報告されている。「たらい回し」という言葉がよく使われるが、救急搬送先の受け入れ先も34.5％が確保困難となっている。病院の閉鎖や病床の削減により、医療連携体制がうまく機能しない実態が明らかになっている。

　産科救急の「たらい回し」事件が注目を集めている。

　そして、産科救急や救急センターの充実に一般の人々が注目している。

　今回の診療報酬改定もその影響を存分に受けている。しかし、各地域の人口構成をよく顧みて、我々医療人は考えなくてはならない。2025年までには、団塊の世代を中心として超高齢社会が到来する。そのとき、都内で慢性期病床の不足が顕著になる。

　これは救急の「たらい回し」にも深刻な影響を与えるであろう。

## おわりに

　慢性期病床（後方支援病院）において急性転化をどの程度までみられるのかが、緩衝域（バッファーエリア）の大切なところである。決して経営上マイナスとなるようではいけない。

　在宅医療は理想であるかもしれない。しかし、現代の若い世代の母親たちが、核家族化により、相談できる人が身近にいないことと同じように、在宅医療においてもまだ、その資源が十分ではない。個々の機能分化された医療機関において隙間のない医療を行っていくことが東京都においては大切であるのかもしれないが、病態によってはそれをタイムリーに行うことが難しい。東京都という特殊な状況において、人が年をとったり、障害を持ってしまったときに、行き場がなくならない社会をつくっていかなくてはいけない。

◆プロフィール

竹川　勝治（たけかわ・かつはる）

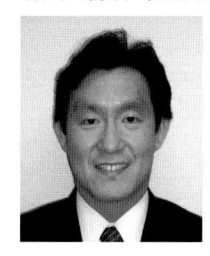

1987年、北里大学医学部卒業。その後、北里大学病院勤務。1993年、医療法人社団愛育会協和病院院長を務める。1996年、医療法人社団愛育会理事長に就任。2002年、医療法人社団愛育会愛和病院、院長に就任。現在に至る。
そのほかに、社会福祉法人愛郷会常務理事、北里大学医学部非常勤講師、江東区医師会病院・防災担当理事、日本慢性期医療協会理事、東京都医師会病院委員、東京都病院協会常務理事、全日本病院協会広報委員、区東部地域リハビリテーション連絡協議会副会長、東京青年医会代表を務める。

# 第5部

# 診療報酬改定

国際医療福祉大学医療福祉学部　教授

丸木一成

# 2010年度の診療報酬プラス改定の構図

国際医療福祉大学医療福祉学部　教授
丸木　一成

## 第1節　2010年度診療報酬改定の概要

### 1. 診療報酬10年ぶりのプラス改定

　厚生労働大臣の諮問機関「中央社会保険医療協議会」（中医協、遠藤久夫会長）は、2010年2月12日、2010年度の診療報酬改定を長妻昭厚生労働大臣に答申した。

　民主党政権下の初めての診療報酬改定として注目されたが、全体の改定率の引き上げは、0.19％とわずかながらも、10年ぶりのプラス改定となった。改定財源の多くを急性期入院医療に振り分け、医師不足が深刻な救急、小児科、産科、外科などに手厚く配分し、難しい手術の診療報酬を3～5割引き上げるなど、厳しい財政事情のなかでは、メリハリをつけたといえるだろう。「医療崩壊」の阻止を訴える鳩山政権にとって、マニフェストにうたったほどの診療報酬の大幅改定とはならず、期待をかけた医療関係者からは不満の声も上がったが、医師の診療行為など「診療報酬本体」部分では、1.55％（約5700億円）のプラス改定となり、本体の改定率は前回改定の4倍以上で、一応面目を保ったといえる。

### 2. 病院重視の内容

　2009年暮れ、政権交代で誕生した長妻厚労相は、中医協の診療側委員から3人の日本医師会の推薦枠をはずし、日本医師会と距離をおく地方医師会の幹部や大学医学部長らを委員に起用した。日本医師会色が薄れ、病院と診療所の再診料の統一問題や、医療費の細目がわかる「診療明細書」の原則無料発行などの懸案の問題が実現した。長妻厚労相は厚生労働委員会の所信表明で「患者が治療の中身を理解しチェックするなど、診療内容や医療費の透明性を高める」と胸を張った。

　政権交代の影響は、審議会委員の交代だけではない。かつては、中医協は日本医師会推

薦の委員が主導権を握り、診療報酬の改定時には、自民党厚生族と改定幅を調整したともいわれる。代わって、今回、病院シフトの構図をつくったのは、足立信也政務官ら厚生労働省の政務三役といわれる。救急、産科、小児科、外科などの大学教授ら専門家による「診療報酬検討チーム」をアドバイザーに、厚労省保険局に改定財源の必要額を試算させたという。2009年11月には、行政刷新会議の「事業仕分け」の対象に診療報酬を取り上げた。仕分けの対象になじまないとの声もあったが、「病院より高い診療報酬が開業医に支払われるメカニズムがある」など委員の半数以上が「制度の見直し」を訴え、病院重視の流れをつくった。同年暮れの財務省と厚労省の折衝では、「急性期入院医療におおむね4,000億円程度を配分する」との文書とともに、「本体改定はプラス1.55％、入院3.03％、外来0.31％」と内訳の比率を発表した。「過去にまったく例がない」と厚労省幹部も驚くほどで、その後の中医協の議論に一定の枠をはめることになった。この時点で、外来の改定財源が約400億円となり、病院シフトへの流れが決定したともいえる。

## 3. 改定の内訳

　プラス改定は、物価や給与水準の低下を背景にマイナス改定を主張する財務省側と、医療の再建にはプラス改定が必要とする厚労省側が対立。平野博文官房長官が両大臣にプラス改定案を提示し、渋る藤井裕久財務大臣（当時）を説得し、決着をみたといわれる。「コンクリートから人へ」をキャッチフレーズとする鳩山政権の立場からすれば、現在の医療崩壊を招いた自民党政権下の医療費抑制策、その象徴といえる小泉政権下の2002年度から連続4回の診療報酬マイナス改定をプラスに変えることで、医療関係者はもとより広く国民に政権交代のイメージを印象付ける必要があったともいえる（図表5-1）。

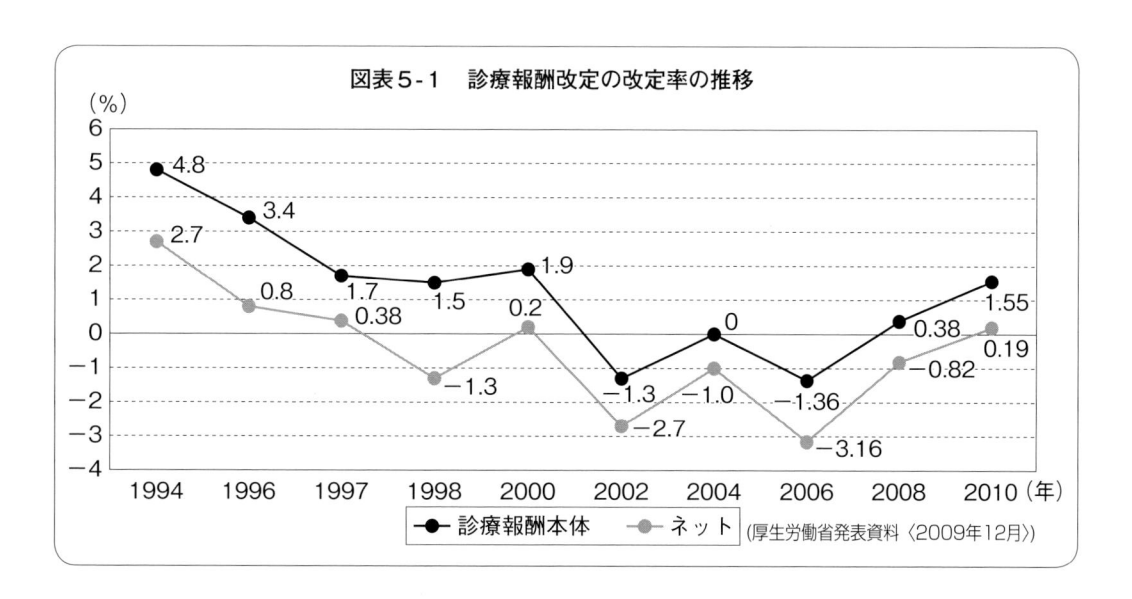

**図表5-1　診療報酬改定の改定率の推移**

| 年 | 1994 | 1996 | 1997 | 1998 | 2000 | 2002 | 2004 | 2006 | 2008 | 2010 |
|---|---|---|---|---|---|---|---|---|---|---|
| 診療報酬本体 | 4.8 | 3.4 | 1.7 | 1.5 | 1.9 | -1.3 | 0 | -1.36 | 0.38 | 1.55 |
| ネット | 2.7 | 0.8 | 0.38 | -1.3 | 0.2 | -2.7 | -1.0 | -3.16 | -0.82 | 0.19 |

（厚生労働省発表資料〈2009年12月〉）

このプラス改定0.19％は、医師の診療、治療や入院料などの「診療報酬改定」(本体)を1.55％(約5,700億円)引き上げ、薬や材料などの「薬価改定等」は1.36％(約5,000億円)を引き下げた結果である。本体部分の各科別の改定率は、医科が1.74％(約4,800億円)、歯科が2.09％(約600億円)、調剤が0.52％(約300億円)それぞれ引き上げとなった。2002年度改定以後は、医科、歯科とも改定率は足並みをそろえていたが、今回は民主党の重点要望に沿うかたちで、歯科に手厚い改定率となった。薬価改定等1.36％マイナスの内訳を見ると、薬価改定が1.23％のマイナス(薬価ベースでは5.75％のマイナス)、材料価格では0.13％のマイナスとなった。薬価のマイナス改定について、「制度改定に伴う新薬の引き下げ分(0.16％、600億円)が含まれていない。それを含めると改定率は0.03％増で、実質ゼロ改定」との一部報道に、厚労省は「後発医薬品の置き換え効果の清算分(600億円)は、後発品の使用促進と同様、診療報酬の財源にしていない。改定率は0.19％プラス」と異例の反論をホームページに掲載している。

改定財源の約5,700億円は、薬価などのマイナス改定で約5,000億円と保険料アップなどの700億円(うち国費約160億円)でまかなう。厚労省の試算では、診療報酬の引き上げによる中小企業のサラリーマンの保険料の本人負担は年間平均285円のアップになるという。

## 第2節　改定の効果

今回の改定の重点課題は、危機に瀕している病院医療の建て直しであり、「医療再生」に向けた、救急、産科、小児科、外科など急性期医療の充実と病院勤務医の負担軽減である。果たしてその効果が期待できる改定であったのだろうか。厚労省の「平成22年度診療報酬改定における主要改定項目」を参考に、具体的に見てきたい。

### 1. 救急、産科、小児科、外科など急性期医療の充実

(1) 救急入院医療の充実

我が国の救急搬送件数は、この10年間で約1.5倍の約500万件に増え、搬送先の確保が重要課題となっている。このため、全国に約220ある救命救急センターの入院料の見直しを行い、充実度A評価のセンターには、救命救急入院料の充実度A加算を現行の500点(1点10円)から1,000点に倍増、充実度Bのセンターにも充実度B加算500点を新設。救急搬送の受け入れを担う二次救急医療機関の救急医療管理加算を現行の600点から800点に、乳幼児の救急入院の加算額も150点から200点に増やした。手厚い看護体制での急性期入院医療も評価し、手術後の患者に高度な医療を提供するハイケアユニットの入院医療管理料も3,700点(1日)から4,500点に増やし、施設基準や平均在院日数の要件を緩和した。広範囲の熱傷患者をも含めてさまざまな救急患者の受け入れを円滑に行うため専門治療室な

どの要件を緩和し、特定集中治療室管理料、救命救急入院料として、広範囲熱傷の場合、1日7,890点認めた。

三次または二次の救急医療機関に、緊急入院後5日以内にほかの医療機関に転院した早期退院支援と受け入れを評価し、「救急搬送患者地域連携紹介加算」として退院時500点、「救急搬送患者地域受入加算」も入院初日1,000点が新設された。

救急搬送件数の増加の背景には、入院の必要のない軽症・中等症の患者の増加が背景にある。多数の救急外来患者に速やかにトリアージを行う体制の病院には「院内トリアージ加算」（30点）を新設した。地域の連携による救急患者の受け入れも評価、地域の開業医が連携し、夜間や休日の病院で救急外来を担うと、「地域連携夜間・休日診療料」として新しく100点の加算が認められた。発熱などで、こうした病院の夜間救急外来を受診すると、従来の診察料に3割の自己負担分300円が増える勘定となる。同様に、病院、診療所の小児科医師らの連携による救急外来も評価し、24時間対応の地域連携小児夜間・休日診療料は、500点から550点に、24時間対応しない場合でも、350点から400点に上げている。

## （2）産科・小児医療の充実

産科・小児医療も充実が図られた。ハイリスクの妊産婦を守るため、早産の危険、40歳以上の初産婦、妊娠高血圧症候群重症などのハイリスク妊産婦が対象の「ハイリスク分娩管理加算」も、現行の2,000点（1日）から3,000点にアップ、対象もこれまでより広げた。妊産婦死亡で問題となった妊産婦の緊急搬送も、妊産婦緊急搬送入院加算を現行の5,000点（入院初日）から7,000点に引き上げ、妊娠以外の病気で搬送された場合も認めた。

早産や重症の赤ちゃんを診る新生児集中治療室（NICU）の満床状態からの解消は、周産期の大きな課題となっている。このため、「新生児特定集中治療室管理料」を現在の8,500点（1日）から10,000点に増やし、NICUの確保に向けた改定を行った。空きベッドを確保するため、NICU入院患者の退院支援を評価し、退院調整加算や入院管理料を新設した。専門の看護師または社会福祉士が、退院支援の計画を策定し、退院・転院に向けた支援を行った場合、300点の「新生児特定集中治療室退院調整加算」（退院時1回）を新設、NICUの患者を受け入れた病院・病床の回復室も、一人につき30日間を限度に1日5,400点の「新生児治療回復室入院医療管理料」を新設するなど、NICUの救済策が図られた。

以上のように、救急、小児科、産科の急性期医療には、大幅な診療報酬点数アップを行い、危機的な状況にある急性期医療の再生をねらっている（図表5-2）。

```
┌─────────────────────────────────────────────────────────────────┐
│            図表5-2　2010（平成22）年度診療報酬改定の概要①          │
├─────────────────────────────────────────────────────────────────┤
│                   救急医療の評価の充実について                      │
│ ┌─────────────────┐                                              │
│ │ 救急入院医療の充実 │                                              │
│ └─────────────────┘                                              │
│ ・充実した体制の救命救急センターの評価                                │
│        救命救急入院料　充実評価A加算　500点→1,000点                │
│ ・二次救急医療機関における入院医療の評価                              │
│              救急医療管理加算　600点→800点                         │
│              乳幼児救急医療管理加算　150点→200点                    │
│ ・手厚い急性期入院医療の評価                                        │
│        ハイケアユニット入院医療管理料　3,700点→4,500点              │
│ ┌─────────────────────────┐                                      │
│ │ 地域の連携による救急外来の評価 │                                   │
│ └─────────────────────────┘                                      │
│ ・病院・診療所の小児科医師の連携による救急外来の評価                   │
│        地域連携小児夜間・休日診療料1（24時間対応なし）350点→400点   │
│        地域連携小児夜間・休日診療料2（24時間対応なし）500点→550点   │
│ ・病院・診療所の医師の連携による救急外来の評価                        │
│              ㊟地域連携夜間・休日診療料　100点                      │
│                                           （厚生労働省作成資料）    │
└─────────────────────────────────────────────────────────────────┘
```

## 2. 病院勤務医の負担軽減

### （1）事務作業の負担軽減

　2つめの重点項目は、病院勤務医の負担軽減だ。急性期の入院医療を担う勤務医は、診断書の作成、診療録の記載など書類作成業務が負担となる。この医師の事務作業の負担を軽減するため専門の職員を配置した場合、医師事務作業補助体制加算を引き上げた。具体的には、図表5-3のように、補助体制加算を「75対1補助体制加算、130点」など、病床数に対する事務作業補助職員の割合区分はこれまで4種類だったが、新たに「15対1」「20対1」も設け、6種類に増やし、点数も大幅に増やし、要件も次のように緩和した。

① 「15対1」、「20対1」の補助体制加算の施設基準は、三次救急医療機関、小児救急医療拠点病院、総合周産期母子医療センター、年間の緊急入院患者が800人以上の実績がある病院。

② 「25対1」「50対1」の施設基準は、①の基準を満たす病院、または災害拠点病院、へき地医療拠点病院、地域医療支援病院、年間緊急入院患者が200人以上の実績がある病院、全身麻酔の手術件数が年間800件以上の病院としている。

③ 「75対1」「100対1」の施設基準は、①、②の基準を満たす病院、または年間緊急入院患者数が100人以上の実績がある病院となっている。

　勤務医が多忙な職場に手厚くつけており、医療補助職（メディカルクラーク）の普及を目指している。

急性期の病院でも患者の高齢化で、看護補助業務の重要性が増している。勤務医の負担軽減のため、医師の業務の一部を看護師が担い、看護師が看護業務に専念するため、看護補助者の配置を評価し、急性期看護補助体制を図表５-３のように充実させている。

### （２）「チーム医療」の推進

急性期入院医療を行う一般病棟で、質の高い医療を提供するため、多職種が連携し役割分担を図り、病院勤務医の負担軽減をねらう取り組みを評価している。医療現場で重要視されている「チーム医療」の推進を、診療報酬改定の面から後押ししたかたちとなっている。

多職種からなるチームによる取り組みの評価としては、「栄養サポートチーム加算」が初めて認められた。急性期の入院医療を行う一般病棟で、栄養障害がある患者、栄養障害とリスクの高い患者に対し、専門の研修を修了した医師、看護師、薬剤師、栄養管理士などのチームを編成し、栄養カンファレンス、栄養治療実施計画の策定など栄養状態改善に取り組む場合、「栄養サポートチーム加算」として、200点（週１回）を新設した。また、一般病棟で、医師、専門研修を受けた看護師、臨床工学技師、理学療法士らのチームが、人工呼吸器の離脱に向け、適切な呼吸設定や口腔ケアを総合的に行う場合は、「呼吸ケアチーム加算」150点（週１回）が新設された。

**図表５-３　2010（平成22）年度診療報酬改定の概要②**

病院勤務医の負担の軽減について

**病院勤務医の事務負担の軽減**

・**医師事務作業補助体制加算**の評価の充実

医師事務作業補助体制加算（入院初日）

| 25対1 | 50対1 | 75対1 | 100対1 |
|---|---|---|---|
| 355点 | 185点 | 130点 | 105点 |

→

| 15対1 | 20対1 | 25対1 | 50対1 | 75対1 | 100対1 |
|---|---|---|---|---|---|
| 810点 | 610点 | 490点 | 255点 | 180点 | 138点 |

※一般病床数に対する配置人数に応じて加算

**手厚い人員体制による入院医療の評価**

・7対1病棟、10対1病棟における**看護補助者の配置**の評価
　㊟急性期看護補助体制加算1（50対1配置）120点（14日まで）
　㊟急性期看護補助体制加算2（75対1配置）80点（14日まで）

**多職種からなるチームによる取り組みの評価**

・**栄養サポートチーム**による栄養改善の取り組みの評価
　㊟栄養サポートチーム加算　200点（週１回）
・**呼吸ケアチーム**による人工呼吸器離脱に向けた取り組みの評価
　㊟呼吸ケアチーム加算　150点（週１回）

（厚生労働省作成資料）

## （3）手術料の適正評価

　国際的に高い水準といわれる外科手術だが、外科医師数は減少傾向にあり、救急、産科、小児科と並び、外科への重点配分も今回の大きな特徴だ。技術水準の確保のため、外科系学会社会保険委員会連合（外保連）作成の手術報酬に関する「外保連試案」をもとに、高度な専門性が必要となる手術の手術料を現行点数から30～50％増やしている。例えば、脳動脈瘤頸部クリッピング、大動脈瘤切除術など約1,800項目のうち半数程度が増点になる。さらに、先進医療専門家会議や医療技術評価分科会での検討結果を踏まえ、新規技術の保険導入を行う。腹腔鏡下肝部分切除術、バイパス術を併用した脳動脈瘤手術など80項目にわたる（図表5-4）。

　総額1兆円といわれる手術費用は、今回の改定により約1割アップといわれるが、患者への負担はどうなのだろうか。医療費の患者負担は所得や年齢で上限を設ける「高額療養費制度」があるため、患者の負担増は緩和される。厚労省が示した脳動脈瘤クリッピング手術を見ると、脳動脈瘤が見つかった58歳の患者が、400床の10対1看護の病院に8日間入院し、クリッピング手術を受けた場合、クリッピング手術が85,600点から128,400点に増え、入院費用も含めた総額では105,829点から149,970点と増え、差し引き44,141点、44万1,410円の大幅増加となる。ただ、自己負担額は3割負担、高額療養費制度の適用もあり、患者の負担は、8万8,020円から9万2,810円の増加にとどまるという。医療機関が受け取る診療報酬と患者負担との差額は、健康保険組合の負担となり、財政事情の厳しい健保組合にとっては、保険料率の引き上げの圧力がより強まるとみられる。

---

**図表5-4　2010（平成22）年度診療報酬改定の概要③**

| 手術料の適正な評価について |
|---|
| **外保連試案を活用した手術料の引き上げ** |
| ・主として病院で実施している難易度が高く人手を要する手術について、現行点数を30％から50％増とすることを目安とし、<br>　**脳動脈瘤頸部クリッピング、大動脈瘤切除術など約1,800項目のうちの約半数程度を増点** |
| **小児に対する手術評価の引き上げ** |
| ・3歳未満の小児に関わる手術に加え、3歳以上6歳未満の小児についても**乳幼児加算**の対象とする |
| **新規医療技術の保険導入** |
| ・先進医療専門家会議および医療技術評価分科会における検討結果を踏まえ、新規手術の保険導入を行う<br>　**腹腔鏡下肝部分切除術、肝門部胆管がん切除術およびバイパス術を併用した脳動脈瘤手術など約80項目の新規手術を保険導入** |

（厚生労働省作成資料）

### （4）再診料の評価

　急性期入院医療には、4,000億円の改定財源を確保したことから、手厚い配分が可能となったが、中医協の協議で最後まで難航したのが、外来の「再診料」の問題だ。これまで中小病院（200床未満）は60点（600円）、診療所は71点（710円）と両者に大きな差があった。再診料は開業医にとって貴重な収入源であり、日本医師会は病院より診療所の再診料が高くなるよう厚労省に求めてきた経緯がある。ところが患者から、「同じ医療サービスで、一物二価はおかしい」との批判が出て、今回の中医協でも「患者から見てもわかりやすく」と料金の統一で意見が一致した。

　ところが、診療側が主張する710円の再診料では約220億円の財源が必要となり、厚労省の試算では、外来プラス財源400億円と検体検査などの適正化による400億円の計800億円の外来診療財源から、病院の再診料にあてられるのは150億円程度で、70億円の財源不足との見通しが示された。

　最終的には、公益委員が裁定案を提示し、69点（690円）で統一することになった。勤務医の待遇改善の意味も込め、中小病院の再診料は9点（90円）の大幅アップ、診療所は2点（20円）の引き下げで、大病院（200床以上）の70点（700円）は据え置かれた。診療所の再診料の引き下げにより、約200億円の財源が生まれ、外来診療の改定財源は計1,000億円が確保された。この財源を、小児科救急外来、地域連携夜間・休日診療料など新たに評価する項目に700億円をあて、残りの300億円のうち病院の再診料引き上げ180億円、外来管理加算の見直しに120億円を見込むことになった。外来管理加算（52点）は、患者に丁寧な説明を行う要件は残しながら、評判の悪かった「5分ルール」は廃止、未受診投薬（薬をもらうだけの受診）は算定できない新たな要件を設定することになった。休日・夜間の患者の問い合わせや受診に応じる診療所を評価し、再診料に「地域医療貢献加算」3点（30円）、再診料に診療所の診療明細書発行体制等加算1点（10円）を新設し、2点（20円）引き下げられた診療所に配慮するかたちとなった。

## 第3節　患者から見てわかりやすい医療の実現へ

　以上詳述してきた2つの重点課題への対応に加え、今回の改定では、充実が求められる領域としてがん医療、認知症医療、感染症対策、肝炎対策などを挙げ、「患者から見てわかりやすい医療の実現」を重視している。

　国民の関心の高いがん医療に関する改定を紹介しよう。がん患者に最適な治療を行うため、診療科の垣根を越え、医師や看護師、薬剤師、ソーシャルワーカーなど医療スタッフが、一堂に会して患者の治療を話し合う「キャンサーボード」は、がん診療連携拠点病院

に設置が義務付けられた。キャンサーボードの設置や院内がん登録の充実を図るため、拠点病院の入院加算を400点（初日）から500点と増やしている。がん治療で打つ手がなくなった患者が病院を追われ、途方に暮れながら病院を求めてさまよう「がん難民」は大きな問題だが、がん診療拠点病院と地域の医療機関の連携を評価し、がん患者の退院後の治療計画を作成、情報交換を行った場合、新たに計画策定病院が「がん治療連携計画策定料」（退院時750点）を、連携医療機関が「がん治療連携指導料」（情報提供時、300点）を算定できるようになった。緩和ケアの研修を終了した医師や、6か月の専門研修を積んだ看護師が同席し、がん患者に丁寧な説明を行った場合、「がん患者カウンセリング料」（500点）も請求できるようになった。複雑化、高度化する外来化学療法に対応するため、外来化学療法加算1を500点から550点に増やした。

　がん患者が手術・放射線治療・化学療法を受ける際、合併症や機能障害が予想されるため、治療前や治療後早期にリハビリテーションを行うことで機能低下を最小限に抑え、早期復帰を図る取り組みを評価し、「がん患者リハビリテーション料」200点（1単位）を新設した。

　理学療法士、作業療法士、言語聴覚士が個別に20分以上リハビリテーションを提供された場合を1単位とし、医師の診察結果に基づき、医師、看護師、理学療法士、作業療法士、言語聴覚士、社会福祉士ら多職種が共同してリハビリテーション計画を作成することを算定要件にしている。

　「患者から見てわかりやすい医療」の柱ともいえる改革が、診療明細書の無料発行だ（図表5-5、6）。

　病院で受けた処置や検査、薬の内容など診療内容内訳が、費用とともにわかる。これまで、何度と議論されながら診療側の慎重論に押され、実現されなかったが、原則無料発行が医療機関に義務付けられた。この診療明細書の無料発行は、20年前、医療事故で娘を亡くしたことをきっかけに、医療情報の開示の運動を粘り強く続けてきた、健保組合側の患者代表として中医協委員に選ばれた勝村久司さんの尽力に負うところが大きい。現在は、注射、投薬などの費用がわかる領収書は無料で発行されているが、詳細な個別の点数項目までわかる診療報酬明細書は、患者の請求があった場合に限り、発行が義務付けられていた。今回はレセプトの電子請求を行っている保険医療機関は、正当な理由がない限り、無料発行を義務付けたもので、医療の透明化とともに、患者にとっても自分が受けた医療に関心を持つことで、医療の質向上にもつながると期待される。

## 図表5-5　2010（平成22）年度診療報酬改定の概要④

**明細書発行の推進について**

**明細書発行の推進**

- 電子請求が義務付けられている病院・診療所・薬局
  ⇨ **正当な理由のない限り、原則として明細書を無料で**発行

  正当な理由①明細書発行機能が付与されていないレセコンを使用
  　　　　②自動入金機の改修が必要な場合

  > 注）明細書発行を行う旨を院内掲示するとともに、明細書発行を希望しない方には、その旨の申し出を促す院内掲示を行うなどの配慮を行う。

- 電子請求が義務付けられていない病院・診療所・薬局
  ⇨ **明細書発行に関する状況を院内掲示する**
  院内掲示の内容→明細書発行の有無、手続き、
  　　　　　　　　費用徴収の有無、その金額など

**診療報酬上の支援**

- **明細書の無料発行等**を行っている診療所の評価
  　㊟**明細書発行体制等加算　1点**（再診料に加算）

(厚生労働省作成資料)

## 図表5-6　明細書の様式（入院の場合）

診療明細書（記載例）
入院　　保険

| 患者番号 | | 氏名 | ○○ ○○ 様 | 受診日 | YYYY/MM/DD |
|---|---|---|---|---|---|
| 受診料 | | | | | |

| 部 | 項目名 | 点数 | 回数 |
|---|---|---|---|
| 医学管理 | ・薬剤管理指導料（救命救急入院料等算定患者） | 430 | 1 |
| 注射 | ・点滴注射<br>　ニトロール注100ml 0.1%　100ml　1瓶<br>　生理食塩液500ml　1瓶 | 426 | 1 |
| | ・点滴注射量<br>・無菌製剤処理料2 | 95<br>40 | 1<br>1 |
| 処置 | ・救命のための気管内挿管<br>・カウンターショック（その他）<br>・人工呼吸（5時間超）360分<br>・非開胸的心マッサージ　60分 | 500<br>3500<br>819<br>290 | 1<br>1<br>1<br>1 |
| 検査 | ・微生物的検査料新料<br>・検体検査管理加算（2）<br>・HCV検酸定料 | 150<br>100<br>450 | 1<br>1<br>1 |
| リハビリ | ・心大血管疾患リハビリテーション料（1）<br>　早期リハビリテーション加算 | 230 | 12 |
| 入院料 | ・一般病棟入院10対1入院基本料<br>　一般病棟入院期間加算（14日以内）<br>・50対1補助体制加算<br>・救命救急入院料1（3日以内）<br>・救命救急入院料1（4日以上7日以内） | 1728<br><br>185<br>9700<br>8775 | 7<br><br>1<br>3<br>2 |

(中医協資料、2010年)

## 第4節　医療と介護の機能分化と連携の推進

### 1. 在宅医療への円滑な移行を促進する取り組み

　今回の診療報酬改定の3つめの重点項目が、「医療と介護の機能分化と連携の推進を通じて、質が高く、効率的な医療を実現する」視点だ。改定発表時には、急性期医療の充実の影であまり目立たなかったが、次回の2012年の介護保険との同時改定をにらんで、しっかり布石を打っている。

　その一例が、退院時を見越した介護との連携だ（図表5-7）。高齢者は、体力低下や病気に伴う障害を抱え、退院後に介護サービスの導入が必要となるケースが多い。入院後の早期の段階で介護サービス導入の必要性を検討することや、介護サービス利用上の医学的な観点の留意事項などについて、主治医や医療関係職種、ケアマネジャーが情報を共有、スムーズな介護サービスの導入につなげる取り組みを評価している。新設された「介護支援連携指導料」（300点）は、退院後に介護サービスの導入や要介護度の区分変更が見込まれる患者に、入院中の医療機関の医師の指示を受けに、看護師、社会福祉士、薬剤師、理学療法士、作業療法士、言語聴覚士らが患者が選んだケアマネジャーと共同で、患者に退院後の介護サービスに必要な指導を行い、退院後も必要な情報共有を行った場合、入院中2回に限り算定できる。入院中の高齢者に、基本的な日常生活能力、認知機能、退院後の介護保険サービスの必要性などを総合評価した場合の「総合評価加算」（50点）は、従来の75歳以上の後期高齢者から65歳以上と対象を拡大、退院後の介護保険サービスの必要性を評価すること要件を新しく加えた。

　在宅復帰を見越した地域連携も評価され、急性期病院と回復期病院の間が主だった「地域連携診療計画（地域連携パス）」の対象が拡大した（図表5-8）。これまで、急性期病院が回復期病院と疾患ごとに地域連携パスを作成し、患者を紹介した場合、急性期病院が転院・退院時の地域連携診療計画管理料（900点）を、回復期病院が地域連携診療計画退院時指導料（600点）を請求できた。今回は、回復期病院の退院後の療養を担う医療機関・介護施設との連携も含めて3段階とした。図表5-7のように、急性期病院の地域連携診療計画管理料900点は据え置き、新たに亜急性期・回復期の病院が、退院後の患者が通院治療・リハビリテーションなどに通う病院・診療所・介護サービス事業所と連携、情報を共有する場合、退院時に「地域連携診療計画退院時指導料1」（600点）が請求できる。さらに地域連携診療計画に沿って、退院後の診療計画を、療養を担う医療機関や介護サービス事業者に文書で提供した場合、「地域連携診療計画退院計画加算」（100点）を加算することができる。また、回復期病院を退院した患者に外来医療を提供、診療状況を報告した中

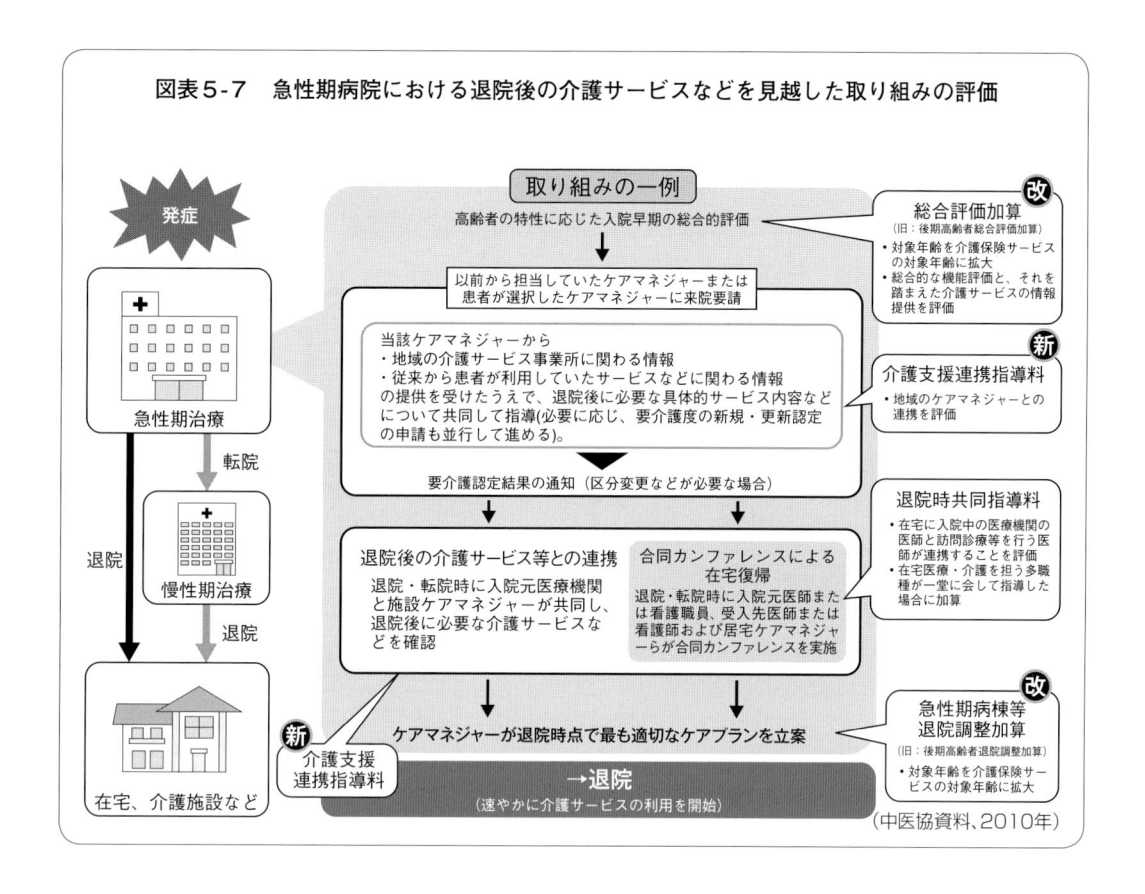

図表5-7 急性期病院における退院後の介護サービスなどを見越した取り組みの評価

**取り組みの一例**

高齢者の特性に応じた入院早期の総合的評価

以前から担当していたケアマネジャーまたは患者が選択したケアマネジャーに来院要請

当該ケアマネジャーから
・地域の介護サービス事業所に関わる情報
・従来から患者が利用していたサービスなどに関わる情報
の提供を受けたうえで、退院後に必要な具体的サービス内容などについて共同して指導(必要に応じ、要介護度の新規・更新認定の申請も並行して進める)。

要介護認定結果の通知(区分変更などが必要な場合)

退院後の介護サービス等との連携
退院・転院時に入院元医療機関と施設ケアマネジャーが共同し、退院後に必要な介護サービスなどを確認

合同カンファレンスによる在宅復帰
退院・転院時に入院元医師または看護職員、受入先医師または看護師および居宅ケアマネジャーらが合同カンファレンスを実施

ケアマネジャーが退院時点で最も適切なケアプランを立案

→退院
(速やかに介護サービスの利用を開始)

【改】総合評価加算
(旧:後期高齢者総合評価加算)
・対象年齢を介護保険サービスの対象年齢に拡大
・総合的な機能評価と、それを踏まえた介護サービスの情報提供を評価

【新】介護支援連携指導料
・地域のケアマネジャーとの連携を評価

退院時共同指導料
・在宅に入院中の医療機関の医師と訪問診療等を行う医師が連携することを評価
・在宅医療・介護を担う多職種が一堂に会して指導した場合に加算

【改】急性期病棟等退院調整加算
(旧:後期高齢者退院調整加算)
・対象年齢を介護保険サービスの対象年齢に拡大

【新】介護支援連携指導料

発症 → 急性期治療 → 転院 → 慢性期治療 → 退院 → 在宅、介護施設など

(中医協資料、2010年)

小病院、診療所には、「地域連携診療計画退院時指導料2」(初回月1回、300点)が新しく認められた。

　入院から在宅医療への移行を希望する患者が円滑に移れるよう、在宅医療を提供する医療機関の評価も充実させた。在宅時医学総合管理料、特定施設入居時等医学総合管理料に、「在宅移行早期加算」(100点、月1回、患者一人3回まで)を新設。在宅療養支援診療所または在宅療養支援病院から紹介を受けたほかの医療機関の医師が、いままでと異なる在宅療養指導管理を行った場合、初回に限り「在宅療養指導料」が算定できる。

## 2. 在宅療養を充実させる取り組み

　今後、影響が大きいと思われるのが、在宅療養支援病院の要件緩和だ。これまで病院の半径4km以内に診療所が存在しないという要件が厳しく、普及しなかった。改定では、24時間往診ができる体制、緊急時の連絡体制の確保という要件は変わらないが、200床未満の病院なら、4km以内の診療所要件をクリアしなくても認められることになった。厳しい経営環境の中小病院にとっては選択肢の1つになると思われる。

　患者の求めに応じて居宅を訪問診療する「往診料」は現行の650点から720点に引き上げ

図表5-8 大腿骨頚部骨折・脳卒中に関わる医療機関などの連携の評価

(中医協資料、2010年)

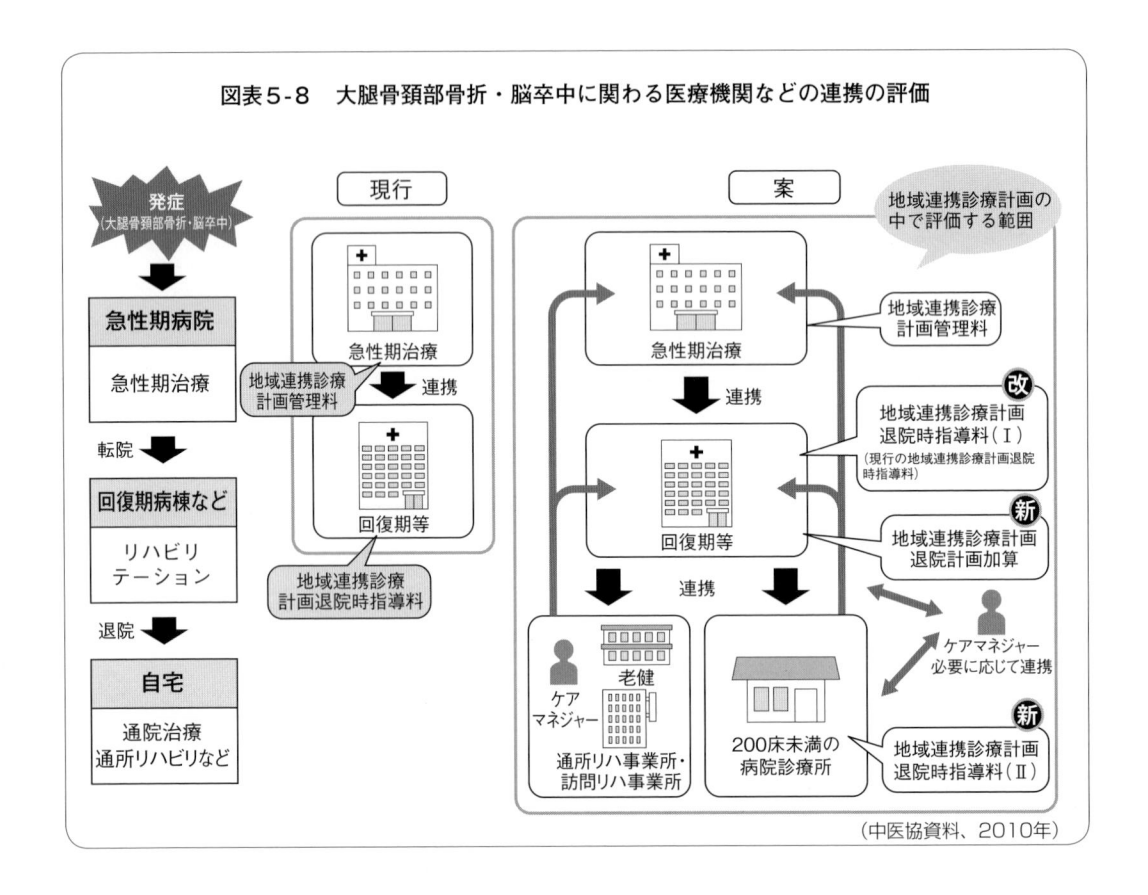

た。在宅療養支援診療所の在宅ターミナルケア加算の2,000点、患者の看取り加算10,000点は、手厚いターミナルケアが提供された場合、在宅以外での死亡にも新しく加算を認めた。

　在宅医療に欠かせない訪問看護も充実が図れている。訪問看護療養費が算定できる訪問看護ステーションの数は制限があったが、患者のニーズに配慮、末期のがん患者で毎日の訪問看護が必要な場合、2か所から3か所に制限を緩和した。重度の褥瘡の患者も、重症者管理加算、在宅移行管理加算の対象として追加した。

　在宅でのターミナルケアも手厚くなった。さまざまな不安や病状の急激な変化などに、電話での対応や訪問看護を実施している場合、在宅での死亡に関わらず、医療機関に搬送されて24時間以内に死亡した場合でも、訪問看護ターミナルケア療養費（20,000円）、ターミナルケア加算（2,000点）を認めることになった。さらに、末期のがん患者に、看護師らが同時に複数の看護師と行う訪問看護も評価し、訪問看護療養費の複数名訪問看護加算（看護師4,300円）、複数名訪問看護・指導料加算（看護師430点）が認められた。安全管理体制整備を要件として、訪問看護管理療養費を引き上げ、初日7,050円を7,300円、2日から12日まで、2,900円を2,850円に増やすなど、訪問看護の推進に向けて後押ししている。

また、急性期医療療養病棟での入院患者の重症化傾向を考慮し、療養病棟入院基本料は、入院患者の医療ニーズの高さ（医療区分）と日常生活動作の状況（ADL区分）などに応じてAからEまで5種類（750点〜1,709点）だったが、ADL3区分、医療3区分の9種類に再編し、点数も見直した。看護職員や補助者が「20対1」の配置以上、医療区分2・3の割合が8割以上を占める「療養病棟入院基本料1」（785点〜1,758点）と看護職員「25対1」の「療養病棟入院基本料2」（722点〜1,695点）に分けて、点数を設定した。今回の改定では、病院の療養病棟や有床診療所の療養病床が、急性期の一般病床の入院患者、状態が軽度・悪化した在宅療養中の患者や介護施設の入所者を受け入れた場合、「救急・在宅等支援療養病床初期加算」が新しく設けられ、14日以内で1日につき、150点がつけられた。診療所の場合は、有床診療所療養病床基本料を算定している在宅療養支援診療所の要件がある。在院日数の短縮で、患者の退院調整に苦慮する急性期病院の受け皿として、療養病棟の後方病床機能が大きく評価されたともいえる。

## おわりに

　これまで、厚労省の「22年度診療報酬改定における主要項目について」をもとに、2010年度改定の特徴を述べてきた。総じて、医療の質向上などに努力している医療機関の取り組みを評価し、新規の加算、加算幅を増やすなどの改定をしているように思える。といっても、医療崩壊の嵐に翻弄された急性期医療だが、今回の改定で、息を吹き返したとは思えず、医療再生への第一歩に過ぎないと思う。

　今回の診療報酬改定の答申書の付帯意見をいくつか紹介すると、①慢性期入院医療のあり方を総合的に検討するため、一般病院や療養病棟、障害者病棟を含めた横断的な実態調査を行い、結果を今後の改定に反映させる　②訪問看護については、診療報酬と介護報酬の同時改定に向けて、訪問看護ステーションの安定的経営や患者の病状に合わせた訪問の評価のあり方の検討を行う　③地域特性を踏まえた診療報酬のあり方について検討する　④明細書発行の実施状況などを検証、その結果を踏まえながら、患者への情報提供のあり方の検討を行う　⑤チーム医療に関する評価創設後の役割分担の状況や勤務医の負担軽減の状況、在宅医療の実施状況および医療と介護連携状況、在宅歯科医療および障害者歯科医療の実施状況、後発医薬品の処方・調剤の状況などの調査・検証を行う――などである。

　今回、手術代が大幅に見直された。手術総額1兆円の約1割程度の増額になるといわれている。自己負担の増加もさることながら、患者の立場からすれば、手術は十分なインフォームドコンセントを受けて、納得できるかたちで受けたいと思う。脳動脈瘤の手術のように、高いリスクを伴う場合はなおさらのことと思う。診療報酬体系を複雑にしているのは、改定のたびのこまかな新規・加算の点数の修正が行われることだ。もっと医療者にも

患者にもわかりやすいかたちに整理統合できないのだろうか。

　超高齢社会を迎え、厳しい財政事情のなかで、世界に誇れる国民皆保険を堅持することは容易なことではない。診療報酬の改定で医療・福祉の問題が解決できるわけではないが、急性期医療に4000億円をプラス配分するだけで、マイナス改定時には見られなかったさまざまな医療崩壊への改善策が示された。「政治主導の診療報酬改定」といわれたが、再診料の切り下げなど、財務省による診療報酬カットの圧力と開業医シフトの足かせで身動きできなかった厚労省の積年の思いを実現させた一面も感じる。今回の改定が功を奏したかどうか。付帯意見でも指摘されているが、改定された主な項目では、今後の調査と検証が必要だろう。

　国民が納得できる医療、年金、介護のグランドデザインを構築し、消費税の導入も含めた社会保障の負担と給付の議論が必要だ。2012年の介護・医療の同時改定に向けて、国民的な議論を期待したい。

◆プロフィール

**丸木　一成（まるき・かずしげ）**

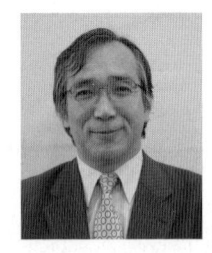

名古屋大学教育学部卒業。読売新聞東京本社編集局医療情報部長、生活情報部長を歴任。1992年から始まり、現在も続く長期連載企画「医療ルネサンス」の担当デスクを当初から務め、同企画は菊池寛賞を受賞。2007年、国際医療福祉大学教授、2009年4月から同大学医療福祉学部長。

# 特別寄稿

国際医療福祉大学　学長
## 北島政樹

## 特別寄稿

# 新しい医学教育とチーム医療

国際医療福祉大学　学長
北島　政樹

## はじめに——外科の急速な変革

　20世紀から21世紀に至って、内視鏡手術は、外科臨床全般に、急速な変革をもたらした。私が1991年に慶應義塾大学医学部に教授として戻ったとき、3つのチャレンジを課した。内視鏡手術およびロボット手術、外科腫瘍学（サージカルオンコロジー）、臓器移植である。

　その1つに、なぜ臓器移植が入っていたのか。そのきっかけは、小児病棟を回診しているとき、1年のうちに200日以上入院している子どもたちを診ていたことにある。先天性胆道閉鎖などの疾患で長期入院をしている子どもを、何とか助けたいと強く望んだからである。

　他大学では、すでに臓器移植は行われていたが、「我々は、患者さん中心の移植をやる」と、移植の数ではなく、質を競うというコンセプトを若い医師たちに説明した。移植を始める前、小説『戦う医魂』（北里柴三郎、文春文庫）を全スタッフに読ませた。

　1例めは小学校4年生で、母親がドナーだった。手術は成功し、彼は中学、高校、大学へ進む。卒業後、医療関係の職業を選び、事務職で活躍している。6例めの子どもは、将来外科医になって患者を助けたいと、某国立大学で医学を学んでいる。このように、移植にはいろいろなドラマがあると思う。

　そして、内視鏡手術とロボット手術。先進医療の対応には、医工連携の必要性を強調する。2008年、母校の慶應義塾大学が150周年を迎えた。130年くらい前、慶應義塾の塾祖・福澤諭吉は、「いまに、視学の機械が進歩して、あたかも口のなかを見るがごとく、子宮、直腸、胃を観察することができる。医学は外科より進歩する」と、内視鏡手術を予見していたという。医工連携を推進し、内視鏡手術を行ってきた私にとって、この言葉には、勇気付けられた。

# 第1章　がんに対する外科治療の変遷

　昔の手術は大きく切って、大きく切除する。現在では縮小手術が主流であり、内視鏡手術を導入して、患者にやさしい手術をする——これが21世紀の外科医療である。がんを完全に取り除く手術を行ったうえで患者の身体にやさしいことが、低侵襲手術である。個々の患者に最適な治療であることが必要だ。

　いままでは早期がんでも、大きく臓器を切除し、リンパ節を全部切除していた。「リンパ節を90個とりました。転移がなくて、よかったですね！」と説明すると、患者と家族は感謝するのだが、そのようなときに「転移のないリンパ節をとることが、よいことなのか？」と疑問を抱いた。患者のがんの進行度に合わせた治療をするべきではないか。これが、個別化の治療である。抗がん剤でも何でも、患者に一律に与えていた。しかし、1つの抗がん剤が有効か、遺伝子の発現などが深く関わるため、これらの状況を調べる感受性試験を行い、個別化のがん治療を内科的がん治療として行ってきた。

　内視鏡手術の映像を見ると、非常に早期の胃がんの場合には、内視鏡的粘膜切除が可能となる。2チャンネル、ビデオエンドスコープが開発されたことで、あたかも外科医が胃のなかに入って、手術をするような操作が可能となった。持ち上げて層を切っていく、これが外科医の基本手技で、内視鏡的にも容易に可能となった。

　慶應病院の外科のがんの進行度を見ると、70％が早期がんで、そのうち30％が粘膜がん。粘膜の表層だけのがんでも、胃の3分の2を切除し、リンパ節も切除していいのかという疑問がわいた。こういう30％の粘膜がんに対してこそ、あるいは、40％の粘膜下層がんにこそ、低侵襲手術を施すべきだろうと、当時の医局員と議論してきた。

　1992年、早期がんをつり上げ、腹腔鏡下局所切除手術を導入した。がんが、例えば十二指腸に近いところ、あるいは食道に近いところに同時にある場合には、直接、腹壁から3本の管を入れて、そこから器械および内視鏡を入れて切る。こういう方法を学会で発表し、世界に先駆けて、腹腔鏡下胃局所切除という方法を行ってきた。

　さらに、がんが進んだ場合には、腹腔鏡で従来の開腹手術と同じように、リンパ節を切除することができる。手術の傷も小さく、内視鏡で血管を容易に拡大視できるため、血管をきれいに出すこともできる。まったく開腹手術と変わらない手術ができるようになった。従来の開腹手術だと、30～40cmだったのが、4.5cmの傷から、十二指腸と胃を吻合し、低侵襲の次のステップの手術ができるようになったのだ。

　20年くらい前の盲腸の傷と比べると、胃の手術がどれだけ小さい傷でできるようになったかがわかる。翌日から歩きだし、痛みもない。患者にとって、QOLは非常によい。

## 第2章　内視鏡手術における安全・安心

　高度な内視鏡下手術に対して、医療安全を求めた世論が高まるなかで、内視鏡外科学会の理事長という立場から、国民が安心して内視鏡下手術を受けられるよう、いわゆる、専門医制度、認定制度ではなく、その技術認定をする内視鏡下外科手術の技術認定制度を、2004年、内視鏡外科学会に確立した。審査は、一定の手術経験を経て、無編集の手術ビデオを複数の専門家が評価する。初めて行った技術審査では、合格率が53％という厳しい審査となった。現在では、技術のレベルが上がり、合格率は上がっている。患者が安心して内視鏡下手術を受けられるよう、このような厳しい方法を確立してきた。ただし、技術認定を持ってないから、内視鏡手術をやってはいけないというわけではない。内視鏡下手術を行っている外科医のフィロソフィーは要求されるところである。

　内視鏡下手術にも、いくつかの欠点がある。いわゆる開腹手術と違って、二次元であるということ。つまり視覚制限があるのだ。体壁から機械を入れて行うため、動作制限もある。そして、大きな欠点は、触覚がないこと。これは外科医にとって、一番厳しいことだ。

　そこで、困難性の解決のためには、医学と工学の融合が不可欠と考えてきた。

　それは、1975年、私が32～33歳のころだった。ハーバード大学のMGHに留学した際、恩師のジョン・バーク教授からの教えがあった。MGHの病院は、チャールズ川を挟む場所にある、MITマサチューセッツ工科大学との共同研究を推進していた。バーク教授は、「将来の医学というものは、外科でただ切ればいいのではなく、アカデミックサージェンになれ！」と言う。要するに、「基礎研究に基づいて、技術を磨け」と強調した。

　もう1つは、「医学と工学との連携の重要性」。これがないと、外科の進歩の限界があると唱えた。この2点を学び帰国した。

　現在バーク教授は84歳。毎年1月に『New England journal of Medicine』の編集委員会がハーバードの図書館で行われる際、編集委員会のあとは、恩師ご夫妻と食事をすることもボストンに行く楽しみの1つである。

## 第3章　医工連携によるロボット手術

　医工連携の必要性の思いから、ロボットの取り組みを、理工学部あるいは企業と行ってきた。アジアで初めて、「ダ・ヴィンチ」という手術用のロボットを、2000年3月に慶應病院に導入した。

　当時、費用は3億円。術者は、離れたところでコンソールボックスに座って操作を行

う。このコンソールボックスは、画像を3次元で見ることができ、親指と人差し指で操作していく。7：1、5：1、3：1とスケーリングができ、大きさを拡大視できる、また、手ぶれの防止機能などの利点がある。「ダ・ヴィンチ」を使って胃がんの手術を行う。その操作性は、7自由度の動き。外科医にとって、すばらしい神の手だ。

だが、2000年から導入して治験も行ったが、10年後のいま、やっと認可が下りた。韓国では、すでに16台を導入しているが、日本には現在、3台のみ。慶應大学とコラボレーションしている私立ヨンセイ大学では、1つの大学で、6台を所有。韓国との医療制度の違いもあり、いろいろな面で日本は遅れをとっている。

「ダ・ヴィンチ」の胃がん手術の操作性が優れ、正確性も向上しているため、外科医の疲労は軽減された。しかし、大きくて複雑であり、ロボットのアームが緩衝する。そして、残念なことに先端に触覚がない。大型ロボットのこのような欠点を克服しようと、小型ロボットの研究開発を進めている。この臨床の疑問を研究に回し、東芝と慶應の理工学部と共同開発した「ダ・ヴィンチ」に代わる簡便なものとして、「マスタ・スレーブ一体型ロボット鉗子」を開発した。ロボット鉗子は先端のグリッパーに把持、回転、「ダ・ヴィンチ」と変らない程度の6自由度を有し、操作部と鉗子部は通常の内視鏡外科用鉗子と同様なロッドで結合されている。「ダ・ヴィンチ」と違って、医師は患者のそばでロボットを操作する。

ロボットの鉗子がつかんだ触覚は、リニアモーターを通じて、ほとんどそのままコンピュータに入力される。すると、コンピュータが瞬時に計算して、その情報を、医師が操作する手元に伝えて再現する。

医師を含めて科学者は、1つクリアできると、さらに次から次へと欲が出てくるという。この先端医療を、大学病院だけでなく、関連病院での共有化するという夢を持つ。先端を理工学部において、手元を医学部におく。その距離20km。その触覚を理工学部から医学部へ転送することに成功した。それから、日本とスロベニア間の1万kmを、インターネットを使って転送した。触覚が転送できたのだ。このように、ロボットを開発し、実験、臨床応用に向かっている。医工連携、産学連携の概念はこれから必要不可欠である。

## 第4章　遠隔手術

2001年、親友であるフランスのジャック・マレスコ外科医が、米国ニューヨークでロボットを操り、フランスのストラスブルグの胆石の患者の手術を、世界で初めて行った。いわゆる「リンドバーグ手術（operation Lindbergh）」である。1927年に単独での大西洋横断飛行に成功したチャールズ・リンドバーグにちなんでこのように名付けられた。

日本においては、1996年、初めて内視鏡ロボット「イソップ」を動かした。慶應病院の

手術室で手術が行われている映像を、京王プラザホテルの会場へ送った。つり上げ法の胃がんの手術を行った。

1999年にも、「ライブ・デモ——Robotic Surgery と遠隔手術指導」を、川崎市立川崎病院につないで、遠隔指導を行っている。2000年2月には、京都大学と連携して国内初の2病院間ドミノ肝移植を行った。2002年には、慶應病院と東京医療センターとの遠隔手術指導。2004年には、遠隔共同手術を始めた。教育をするにあたっては、動画電送DVTSシステムプログラムを用いる。慶應病院と東京医療センターの胆のう腹腔鏡手術は、プロ野球で、ストライクボールを示すときに用いられるのと同じ、アノテーションシステムを同時に用いて、切除ラインなどの説明を画面に書き示し、インストランクターが手術指導をする。

もう少しあとになると、前述した触覚を持つマニプレーターを使った遠隔手術が可能になるという時代に入っていった。

## 第5章　リンパ節の転移

外科医は、臨床から1つひとつ疑問をぶつけて、それを臨床にフィードバックする。これが、非常に重要なコンセプトである。「リンパ節の転移があるかないか、どのように診断すればよいのか」という議論になった。

当時は、モノクロナル抗体を用いていたため、非常に診断率が低かった。

いままでは、がんの病巣だけではなく、転移の可能性のあるまわりのリンパ節まで含めて切除していた。がんの再発を防ぐためには、多少臓器機能を犠牲にしてもしかたがないという考えに基づいた手術だった。転移があるかないかを、目で見て判定することができる、正確で効率のよいリンパ節転移の診断法の確立が重要だという議論が高まった。

そこで、1991年に慶應大学に戻る前の1988年ごろから、欧米では、センチネルという概念が出てきた。センチネルというのは、がんから最初のリンパ流を受けるリンパ節であり、これを見張りリンパ節、センチネルという。見張りリンパ節を見つけ、病理で診断する。転移がなければ、その先のリンパ節をとる必要はない。これが、センチネルリンパ節の概念なのだ。

例えば食道がんの場合、いくつかリンパ節があるが、必ずしも近傍のリンパ節に転移するわけではない。遠隔のリンパ節に最初に転移することが多い。これがセンチネル。いままでのような「がんの近くには、必ず転移がある」こういう概念を覆すものだった。

原発巣からセンチネルリンパ節までかなり離れている場合は、放射性同位元素テクネシウムスズコロイドを内視鏡的に、がんの周囲に4か所打ち、開腹でも内視鏡でも使えるような器械、ガンマープロムという地雷を探すような器械を用いる。テクノシウムスズコロ

イドを事前に注射し、同時にリンパ節とリンパ管を見るための色素を打つ。このダブルメソッドを精確性により推奨してきたのだ。

映像を見ながら、食道がんのケースで説明した。食道がんがあるところから、最初に転移したリンパ節が離れている。リンフォシンチグラフィーは術前に必ず撮るが、かなり離れているリンパ節や、腹部にセンチネルリンパ節があることが、食道がんの場合あり得る。

2008年、これを参考にした、食道がんの胸腔鏡手術で、センチネルリンパ節を探して切除する手術を、ハンガリーのブダペストで開催した国際食道学会で発表した。以前と違って、血管をいちいち結紮しなくてすむ器械が出てきており、外科医にとっては非常に楽になってきたという。

センチネルリンパ節を取り出し、ベンチでもう1回調べる。正常組織の10倍のラディアクティビティがあるものをもってセンチネルと表現する。これを病理に出すわけだが、またここで1つ問題が起こる。実は、従来行われているヘマトキシリン・エオジン染色（H・E染色）では、がんは見つからないこともある。もう少し精度を上げなくてはと、免疫染色を施すことにした。サイトケラチンという抗体を使って免疫染色すると、小さながん細胞も見つけることができる。精度も10％上がった。

次から次へとチャレンジは続き、ロシュ・ダイアグノスティックとRT-PCRを用いて、いくつかのマーカーを使い分子生物学的に測定する。

結果、いままでの検出率95％。食道がんの場合には、一人の患者に、4.7個のセンチネルリンパ節がある。感度（検査において陽性と判定されるべきものを正しく陽性と判定する確率を表す数値）はおよそ88％、正診率（検査において、疾患ありの被験者が「陽性」に、疾患なしの被験者が「陰性」に正しく診断される確率を表す数値）94％というよい成績を出している。患者にとって、QOLが非常によい手術ができ、ある程度の早期がんについては、このような方法がとられている。

## 第6章　進行がんの治療

以前はあきらめていた進行がんを、何とかしたいとチャレンジは続く。

まずは化学療法、抗がん剤の感受性試験や遺伝子検査をし、患者個人、個人に合った抗がん剤を使用している。それから、放射線療法、これは病巣に放射線を当ててがんを破壊する、患者に負担の少ない治療法である。この放射線療法と化学療法を組み合わせた治療で、驚くべき事例を経験した。

手術不可能といわれた進行胃がんに、放射線と抗がん剤による併用治療で、11か月後には、がん細胞がすべて消えていた。いままで手術ができないといわれていたがんに、この

治療法を行うことによって、手術ができるようになった。

　手術を行ってみると、がん細胞がまったくない。そういう積み重ねをしている間に、また、新たな免疫化学療法も進歩していき、治癒率も高く、延命効果がますます伸びている。進行がんでも、これからは諦めてはいけない。それが21世紀のチャレンジだ。

　肝臓がんの場合、一度、肝がんを切ったとしても、肝炎ウィルスが存在すれば、5年以内に80％再発する。「再発してきたものを、次から次へと切ってしまっていいのか」と、再び疑問が生じた。複数回の治療を前提とした、低侵襲の治療が望ましいとして、焼灼治療法や腹腔鏡を使った肝がんの切除を試みる。しかし、熱で焼灼する場合には、血管とか胆管のそばでは使えないうえに、腹腔鏡手術にも限界がある。

　そこで取り入れたのが、凍らせてしまう方法（凍結凝固治療器）。針（プローブ）を肝がんに刺して、マイナス150度くらいに凍らせる。さらに、肺がんや前立腺がんの外科で導入したが、保険が適用されない。よりよい医療をなぜ、患者に提供できないのか。そのあたりが、非常にジレンマが多いと訴える。

　血管に近い肝臓がんでも、凍結壊死療法（クライドアブレーション）が用いられた。体壁に接するような場合には、局所麻酔も可能で、手術当日から、経口摂取と離床が開始できる。患者にとっては、QOLは非常によい。痛みがなくて、軽視的なアプローチができる。大きな場合には、小切開を加えて針を何本か打ち、凍結させる方法ができる。腹腔鏡的にも、アプローチが可能。患者にとって、どれがベストアプローチかを考え、再発したときに凍結治療を繰り返せる、このような方法を進めてきたのだ。

## 第7章　21世紀はチーム医療

　これからの21世紀の医療には、ブラック・ジャックやゴッド・ハンドの医師が一人で、患者に対応するのではなくて、チームで取り組んでいくことが重要であると強調する。

　治療層に応じた病院の医師の連携。要するに初診医が診て、次のレベルの病院へ転送していく。直接的治療層のみという部分に限定された知識と技術のみの議論では不足だといえる。つまり、発病、診断、手術、回復、緩和、治癒のそれぞれのチームがあってよいということだ。

　例えば最初の発病のときには、診療情報管理士、看護師、精神保健福祉士、社会福祉士、主治医がチームとなって関わる。診断のときは、内視鏡、放射線診断医などが加わり、それぞれの治療層でチーム医療が変わっていく。これが、日本型のきめの細かいチーム医療。病院で働く医療福祉のエキスパート、薬剤師、看護師、ボランティア、栄養士、ケースワーカーなどがチームとなって、若いうちからチーム医療を早期体験しようというのが、国際医療福祉大学の教育である。2年次から関連職種の連携を学ぶ。

例えば看護学科、放射線情報学科、理学療法などの学科から一人ひとり学生が出てきて、9人で1チームつくる。そこに一人のチューター（tutor）といわれる指導教員がつく。2年次は連携論の学習、3年次には、PBL（Problem-Based-Learning）tutorial授業形態で、問題提起をさせて、自分たちで議論をさせる、問題解決型授業を行うのだ。4年次にそのチームに医師も入り、病院実習に行く。学生たちは、チームで学ぶことにより、自分と異なる分野の知識も得られる。このような指導法の確立と、インタープロフェッショナル・エデュケーション（専門職連携教育：IPE）を地域へ浸透させていくという教育が重要である。

## 第8章　医学教育の新しい方策

　時代の要請に合った医療人の育成のための制度改革は、学術会議などで議論されており、基礎知識、先端知識、基礎技術、先進技術、先端知識が要求されるようになった。
　日本学術会議は現21期。20期から、現行の医学教育システムの問題点を挙げ、多様な医師医学研究者育成システムの構築を目的に、基礎医学、臨床医学の先生の両方のメンバーがチームで「我が国の医学教育はいかにあるべきか」の提言を出そうと検討してきた。
　そこで、4年制大学卒業後に4年間の医学教育を課し、より成熟した医師育成が可能であるメディカルスクール、そして、従来の6年制医学部教育に大学院教育（3年または4年間）を併せた、9年または10年間の教育カリキュラムで、physician scientistとしてキャリアを歩むプログラム、MD・PhDコースなどを検討している。
　厚生労働省および文部科学省、教育方面の委員からのヒヤリング実施と繰り返し討議を重ねるが、メディカルスクール構想のあり方、MD・PhDコースなど、今後、継続的に審議を行っていく。
　我が国の医学教育において、卒前教育に関しては、全国医学部共通モデル・コア・カリキュラムが導入され、講義偏重型授業から問題解決型参加型学習への転換が行われてきた。臨床教育においては、米国方式「クリニカル・クラークシップ」の導入を前提として、共用試験OSCE（Objective Structured Clinical Examination）、CBT（Computer Based Testing）など、臨床実習開始前の学生の実力を評価することが必要となり、新しいメソドロジーが開始されている。つまり、患者の前に出て医療行為を行うのだから、実力のある学生でないと駄目ということである。
　国が決めているコア・カリキュラムに準拠して教育していき、30％から40％の余裕時間で、各大学に合った独自の教育をしていく。私立大学の場合は特に、そういうことが可能である。臨床実習に入る前に、学生の評価、あるいは質を担保するために、CBTで、100人近い学生が、コンピュータの前で問題を解いていく。また、各々違う問題が出題されて

いるため、カンニングはできないシステムになっている。このほかに、疑似患者を使ったOSCE（オスキー）で、客観的技能試験をする。これは、医学部だけではなくて、6年次の薬学部にも、OSCEとCBTを導入した。OSCEでは、学生が疑似患者に聴診しているそばで、審査員が適正や技術評価をチェック。慶應大学だけでなく、慈恵医大や順天堂大学から先生が出張してきて、コミュニケーションをとりながら審査する仕組みになっている。

さらに、シミュレーション教育も推進し、自身の医学部時代には考えられないくらいのシミュレーションが進んでいるという。OSCEの立ち上げと診断主義の教育、そして、米国では通常行っている白衣授与式を導入。日本では、慶應病院で初めて行ったが、臨床実習に入る前に、一人ひとりに、白衣の授与をする。この儀式は、医師に、これから診療に参加するマインドを植え付けるためでもある。このほか、ICT（インフォーメーション、コミュニケーション、テクノロジー）により、従来型の教育を活性化するため、Up-to-date、E-testing（電子教材）を用いる。いくつかの質問に対してKeypadで答えたり、また、慶應の医学部に先を越されたが、国際医療福祉大学においても、iPodを導入する考えだ。

## 第9章　米国方式のクリニカル・クラークシップ

「クリニカル・クラークシップ」は、診療参加型臨床実習であり、研修医・専修医とチームを組みながら、実施臨床の知識と技術を身につけていくものである。

従来型の講義型教育では、いまの医学教育にはとてもついていけない。知識教育は従来型だが、あくまでも、問題解決型のPBL（Problem-based Learning tutorial）、スモールグループで、問題を提起させて、議論、探求、発表形式が効果的である。臨床の場で気づかせ、指導医の医療現場での姿から、それを学ばせる。こういうことが、プロフェッショナリズムの教育のポイントとして重要である。

このように、医学教育の変化のなかにも、1つ、昔と変わらないことがある。それは患者からの学びが不可欠だということ。「クリニカル・クラークシップ」は急速に普及した。だが、直接患者に手技を行うクリニカル・クラークシップを充実させるには、1つ問題があるという。それは、卒業前は文科省、卒業後は厚労省の管轄にあること。卒前に医学部の学生に医療行為をさせると、病院長のときに、「学生に採血させていいのか」と、投書がきた。臨床応用して75％、グループ討議で50％、従来型では5％という学習効果の数値を見ても、米国のステューデントドクターのように、指導医がついて、医療行為をさせるシステムの充実が必要であると強調する。また一般の患者にも、そのような認識がない限り、日本は従来型の医学教育のままであると指摘する。

現場の学生の声を聞き、医学図書館の充実など、教育環境をよりよくすることは必須である。中長期展望には、医療チームワークの教育、評価、インタープロフェッショナル教育（IPE）を進める方針だ。そのための、教育担当の教員の増加などが、これからの日本の医学教育の課題である。課題解決のための制度改革など、ますます新政権への期待は高まる。

## 第10章　シミュレーションの教育

医学教育は、診断主義の教育から始まって、実際にシミュレーションの教育、それから前述した模擬患者を用いて、適正や臨床技術を評価し、それから患者に入っていく。こういう、きめの細かい、ゆるやかな段階が、医学教育には必要だ。

学生のシミュレーション教育には、まず、BLS（ベーシックライフサポート）の講習がある。BLSは、1年次から4年次、6年次に入ると、救急の実習もきめ細かく行われ、ACLS（Advanced Cardiovascular Life Support）心肺の蘇生を教える。4年次の診断学は、外科は縫合や採血、内科は循環器、呼吸器、6年次の内科ローテーションのときは、高機能、呼吸循環トレーナー（イチロー）、超音波診断シミュレーター、外科は中心静脈のカテーテル、腹腔鏡も実習で教える。

このように、トレーニングモデル（人形や器具）を使った、学生へのシミュレーション教育が非常に充実してきた。当時600万円した、超音波診断シミュレーターは、学部長のときに導入をせがまれ購入した。現在は学生から看護師、研修医と「皆で使ってくれているので、いまは、安かったなと思っています」と話す。

クリニカル・シミュレーション・ラボは、学生に自主的に運営させ、随時トレーニングを行えるよう、専属の看護師が1名常駐している。学生が、シミュレーターの開発研究も行っており、腰椎麻酔（ルンバール）の成人と小児の人形ができている。ほかには、胸腔に水がたまったときに刺すモデルなど、うまく当たると髄液が出てくる仕組みで、まったく臨床に近いモノができている。救急実習では、脊髄損傷、または誤嚥の場合など、そのケースに合わせた教育を受けることができる。

## 第11章　日米の医学教育の比較

米国では、教養専門教育、ネットワークづくり、社会体験のあとに、メディカルスクールへ入学する。医学部に入る前に、人間性の評価、適正があるかどうか、やる気、基礎学力とあるが、最終的には人間性を重視する。

オックスフォードやケンブリッジでは、半年間かけてインタビューをし、医学部志望者

の学生をフォローアップしていく。Medical College Admission Test（MCAT）により選抜され、4年間の医学教育を受ける。2年次から臨床実習が開始され、3年、4年とクリニカル・クラークシップで実際の医療チームに配属されて、患者の診療にあたる。医療の現場では、Student doctorとして学生も患者と接することになる。

日本において求められるのは、メディカルスクールによる、「より成熟した」医師の育成である。メディカルスクールを米国型の医学教育と置き換えれば、4年間の成熟した人材を対象にした臨床実地教育といえる。

最近では、日本もゆるやかな教育を行ってきているが、米国は、医学部の4年、レジデント3年、フェロー、患者に対する責任へと、ゆるやかに上がっていく。医学部4年で、問診で身体所見がとれる→データを統合し始める→一般的疾患を持つ患者をケアできるようになる、という流れである。

一般医として独立できるのが、レジデントからフェローへの1年目。臨床研修の時間を日米で比べると、米国は患者と接する時間、責任が加わり週80時間。それに対し、日本は週42時間という大きな差がある。「水泳の選手に例えれば、プールサイドでバタ足の練習をしているときから、患者と接する時間、患者に対する責任を覚えさせていくことが大切である」と話す。

米国の医学部は、教育、臨床、研究を、ほぼ同等に重視する。研修病院に至っても同じである。それは、十分な指導医がいることで、確固たるスタンスで教育ができる。

日本の現実は、臨床をやりながら、片手間に指導医を担う。研修病院においても、臨床に比べて非常に教育が少ない。最終的な医学部の教員は、研究論文、グラント獲得で、教育評価はまったく昇進には関係がなかったが、最近になって、日本においても、教育評価や臨床研究をすることを、キャリアパスに加えていく意識が高まってきた。

米国では、レジデント一人当たりにかける金額が約1,200万円。また、外部監査AAMC（Association of American Medical Colleges）教育の監査、ACGME（Accreditation Council for Graduate Medical Education）が卒後の研修医の評価をする。サポートが十分である分、評価も厳しいため、米国のレジデントは必死に学ぶのである。

## おわりに──慈恵の心が必要

教育をするときに、「アート・サイエンス・ヒューマニティー」という言葉を必ず教える。アートは外科技術。医学とは、サイエンスを背景としたアートであり、その基礎となるのがヒューマニティー。つまり「温かい心」である。「外科医は、麻酔をかけた患者さんにメスを入れる。慈恵の心がない医者ではいけない。このようなことを、若いうちから教育していくことが大切である」。

（この寄稿文は2009年11月6日に開かれた日本医学ジャーナリスト協会例会での講演内容を、小川陽子がまとめたものである）

---

◆プロフィール

**北島　政樹（きたじま・まさき）**

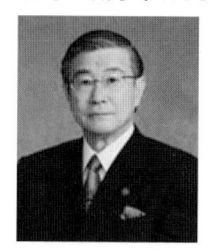

慶應義塾大学医学部卒業。Harvard Medical School & Massachusetts General Hospital（外科フェローとして2年間留学）、杏林大学第一外科教授、慶應義塾大学病院副院長、慶應義塾大学病院病院長、慶應義塾大学医学部医学部長、慶應義塾大学医学部名誉教授、国際医療福祉大学三田病院院長。
日本外科学会名誉会員、前日本癌治療学会理事長、前日本創傷治癒学会理事長、日本コンピュータ外科学会理事長、前日本内視鏡外科学会理事長、Hon.ACS（米国）、Hon.RCS（英国）、Hon.ASA（米国）、Hon.GSS（ドイツ）、Hon.HSS（ハンガリー）、Hon.ISS（イタリア）、国際消化器外科学会会長、第3回国際センチネルノード学会会長、第6回国際胃癌学会会長、第42回万国外科学会会長、New England Journal of Medicine, World Journal of Surgery, Langenbeck's Archives of Surgery (Editorial board member)。

## 関連原稿

# 「連携ワーク」の取り組み

国際医療福祉大学　教務委員長
藤田　郁代

　近年、医療福祉分野では知識・技術の高度化、専門分化が進んで新しい職種が次々と誕生し、患者に全人的サービスを提供するには多職種の連携が不可欠となってきている。

　また、医療制度改革や介護保険の実施にみられるように、医療福祉を取り巻く我が国の環境変化は激しく、サービス提供の場は病院から在宅や地域へと拡がり、多様な場で医療職と福祉職が連携してサービスを提供することが求められるようになってきた。

　このような環境変化のなかで医療福祉職に求められる能力は、専門分野の知識・技術にとどまらず、関連職種と連携して医療福祉の現場で患者が抱える問題を1つずつ解決していく能力、すなわち「連携力」を含む幅広いものとなってきている。

　国際医療福祉大学は、患者中心に各職種が連携し、質の高い医療・ケアを提供できる医療福祉の人材を育成すべく、早期から関連職種連携教育（Inter-Professional Education：IPE）に取り組んできた。本学の建学の精神は「ともに生きる社会の実現に貢献する医療福祉職の育成」にあり、IPEはこれを具現するものといえる。

　本学のIPEへの取り組みは、1999年度に始まり、まず「関連職種連携論（講義）」を開講した。2003年度には「関連職種連携実習」をカリキュラムに配置し、2005年度の試行を経て2006年度から本格的に実施している。

　この実習は病院や施設でチーム医療・ケアに関する臨床実習を受けるもので、連携技能の修得に非常に効果的だが、まだ4年生全員が履修できる環境が整っていない。そこで、本学の学生全員が連携基礎技能を身につけることができるよう、2009年度から「関連職種連携論」の授業時間枠を拡大して「連携ワーク」を実施することにした。

　これによって、本学のIPEは「関連職種連携論（講義）」、「連携ワーク」、「関連職種連携実習」へと体系化された。「関連職種連携論（講義）」で各職種の専門性と関連性、チーム医療・ケアの理念と実践方法などについて学び、「連携ワーク」でグループ活動を通じてチーム医療・ケアの基礎となる連携技能を修得し、「連携実習」で連携臨床技能を身につけることとなった。

「連携ワーク」は、チュートリアル方式の問題解決型学習（PBL：Problem-based Learning）で、学生は学科横断の少人数グループ（9名程度）を編成して学習を主体的に進める。チューター教員は、その学習を刺激し、必要に応じて助言する役割を担う。具体的には、各グループはシナリオ事例などをとおしてチーム医療・ケアに関する問題を発見し、職種間で情報を共有し、解決方法と連携のあり方について討議をする。そして、その結果を理論化してまとめ、発表する。成果発表会はその学習成果を発表する機会である。2009年度は2年生を主体として904名の学生が82のグループに分かれて「連携ワーク」に取り組み、110名の教員がチューターとして参加した。

　「連携ワーク」は6月から始まり、発表会までの間、夏季休暇や大学祭などがあり、学生は希少な時間をやりくりして効果的に協働することの難しさを、身をもって体験し、それを乗り越えてきた。

　成果発表会での発表は、各グループが設定した個性あふれる多彩なテーマでの発表で、その学習成果、またその実践が大いに期待される。グループ活動で培われたコミュニケーション力を発揮して来場された方々、他職種を目指す学生、教員と積極的に討議し、患者中心のチーム医療・ケアへの理解が一層深まったといえよう。

（この文章は、2009年11月24日に開かれた国際医療福祉大学「関連職種連携論　連携ワーク」成果発表大会のあいさつより転載したものである）

---

◆プロフィール

藤田　郁代（ふじた・いくよ）

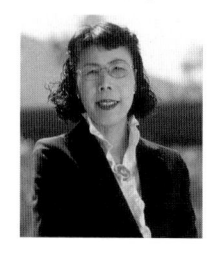

広島大学文学部卒業。東京大学医学博士。国立身体障害者リハビリテーションセンター付属学院言語聴覚学科修了．国立身体障害者リハビリテーションセンター病院・言語聴覚士、同学院言語聴覚学科・講師を経て、本学言語聴覚学科教授、言語聴覚学科長、言語聴覚分野長となる。
日本言語聴覚士協会初代会長、日本神経心理学会理事、日本高次脳機能障害学会理事、日本音声言語医学会理事、「言語聴覚研究」編集委員長などを務める。
専門は、言語聴覚障害学、神経心理学、高次脳機能障害学。

# あとがき

　2009年の衆議院議員選挙では、国民の圧倒的支持を得た民主党が、新政権の座についた。社会保障費2,200億円削減、後期高齢者医療制度、療養病床再編などについては政策転換させた。国民の生活重視をうたった民主党の新政策に期待したい。

　マニフェストでは、「介護労働者の賃金の月額4万円引き上げ」を盛り込み、待遇改善を打ち出したことは大いに評価できるが、介護保険事業に従事する介護者ばかりでなく、医療保険事業に従事する介護者にも同様にすべきである。

　さらに、介護職員以外の職種も処遇改善の対象とし、交付金を継続的・包括的に事業者へ交付することを望む。業務分担に関しては、賛成である。医師でなくてもよい仕事を看護師に、看護師でなくてもよい仕事をほかの職種へ移管し、医師・看護師のマンパワー不足の解消と、効率的な運営を推進すべきである。同時に、チーム医療、チーム介護に関する評価をすべきである。

　療養病床再編に関しては、医療療養病床を増やすことは評価する。いままで厚生労働省は、介護療養型医療施設に関して、介護療養型老人保健施設などへの転換という方向性を示すばかりであった。その機能の必要性や職員確保の状況などを地域の実情により、医療機関が主体的に判断し、期限を決めることなく、現在の病床をそのまま継続できるよう要望する。

　医療区分の見直しでは、入院患者の多くが医療区分1であっても、医療機関が経営的に成り立つようにしなければ、医療難民、介護難民の発生を招き、国民の生活に支障をきたすだろう。2012年度の同時改定では医療行為、薬剤、処置などのコストを反映した報酬の設定を望む。充分な財源の確保、報酬の大幅な引き上げ、急性期病院の早期再編、慢性期医療の充実、チーム医療に対する評価など課題は山積みであるが、エビデンスに基づく持続・継続性のある政策を期待する。

　良質な慢性期医療・介護のための重要なポイントが3つある。

　1つは、医療・介護の質の向上であり、2つめは、利用者・職員の満足度の向上であり、

3つめは、確実な運営管理である。そのためには、我々の自己努力はいうまでもないが、拡大再生産はできなくても、せめて再生産ができる報酬が必要である。目先のことだけではなく、本来あるべき医療・介護の姿を未来から現在を投影して将来のシミュレーションをすべきである。「医療・介護立国」を実現するためには、データに基づいた政策の確立と成長戦略の構築が不可欠だ。

現在の日本は、内閣府の人員減により、あらゆる分野で正確なデータが出せなくなっている。今回の医療崩壊の一端は、政策立案のためのデータ収集と分析が正確に行われず、そのずさんさにあったともいわれている。ほかの省庁と同様に、厚労省もデータを独占しているが、現在の医療統計は、OECD統計などとの整合性がなく、正確な国際比較ができていない。医療統計は国家基幹統計の一部として厚労省の枠を超えて内閣として活用されるべきである。将来的には、データベースセンターを設けシンクタンクを創設。議員も官僚も医療関係者も国民も自由にデータを活用できるようになればよい。そして本来は、それらの医療統計の速報値に基づいて、その年の社会保障費の予算決定がされるような仕組みをつくらなければならない。

医療に関しては、一部の国会議員はよく勉強しているが、多くの国会議員は、勉強不足の感が否めない。医療崩壊を招こうとしている大きな要因の1つであると感じる。官僚も政治家も、もっと現場の声を聞き、現場を見て、医療・介護の現場に、寝泊まりをするぐらいの気概がほしい。そのうえで、医療・介護の関係者と勉強会や意見交換会を行う必要がある。

また、現在の日本では、縮小傾向である、老年医学教育の講座の拡充を強く望む。日本は世界一、高齢化の進んでいる国であり、その必要性を強く主張する。重要なのは、現場を重要視した、良質な慢性期医療・介護を提供する仕組みをつくることである。そのために、医療、介護関係者は政治家・官僚とともに、「医療と介護の融合」を視野に入れ、良質な医療制度、介護保険制度を、一緒に力を合わせて、バージョンアップしたい。医療、介護でも坂本龍馬のような人物の誕生が求められている。

安藤高朗

本書の編集にあたっては、執筆者の原稿、スタイルをできる限り尊重した。参考文献、引用文献についても画一的にせず多様性を重んじた。学術論文集ではないとの判断からである。「障害者」「障がい者」の表記も、元原稿に準じている。ご了承願いたい。

本書が予定どおり出版できたのは、株式会社日本医療企画の林諄代表取締役のお陰である。心から感謝し、お礼申し上げます。

水巻中正

## ——執筆者一覧——

第1部
国際医療福祉大学大学院　教授
**水巻中正**

第2部第1章
医療法人社団三育会 新宿ヒロクリニック　院長
**英　裕雄**

第2部第2章
医療法人社団愛語会 要町病院　副院長
医療法人社団和顔会 要町ホームケアクリニック
院長
**吉澤明孝**

第2部第3章
京都大学医学部附属病院 地域ネットワーク医療部　師長
退院調整看護師
**宇都宮宏子**

第2部第4章
医療法人財団千葉健愛会 あおぞら診療所　院長
**川越正平**

第2部第5章
福祉の勉強会ホスピタリティ☆プラネット　主宰
**藤原瑠美**

第2部第6章
全国訪問ボランティアナースの会キャンナス　代表
**菅原由美**

第2部第6章事例
ひぐらしのいえ・キャンナス松戸　代表
**安西順子**

第2部第7章
泰阜村役場住民福祉課地域福祉係　係長
**池田真理子**

第3部第1章
国際医療福祉大学　前教授
**佐藤貴一郎**

第3部第2章
社会福祉法人九十九里ホーム　評議員・主任研究員
**大谷　聡**

第3部第3章
医療法人財団河北総合病院看護部 家庭医療学セン
ター　看護師
**渡辺美佐緒**

第3部第4章
ケアマネジャー／社会福祉士
**水下明美**

第3部第5章
福祉ジャーナリスト／医療福祉経営学　博士
**東畠弘子**

第3部第6章
医療福祉ジャーナリスト／イメージコンサルタント
**小川陽子**

第4部第1章
医療法人社団永生会 永生病院　理事長
日本慢性期医療協会　副会長
**安藤高朗**

第4部第2章
医療法人社団愛育会　理事長
東京青年医会　代表
**竹川勝治**

第5部
国際医療福祉大学医療福祉学部　教授
**丸木一成**

特別寄稿
国際医療福祉大学　学長
**北島政樹**

関連原稿
国際医療福祉大学　教務委員長
**藤田郁代**

(執筆順)

## 医療と介護の融合
### 2012年への提言と実践

2010年4月15日　第1版第1刷発行

| | |
|---|---|
| 編　著 | 水巻 中正　　安藤 高朗　Ⓒ |
| 発行者 | 林　　諄 |
| 発行所 | 株式会社 日本医療企画 |
| | 〒101-0033　東京都千代田区神田岩本町4-14 神田平成ビル |
| | TEL.03-3256-2861㈹ |
| | http://www.jmp.co.jp |
| 印刷所 | 図書印刷株式会社 |

ISBN978-4-89041-882-4 C3047　　定価はカバーに表示しています
Printed in Japan,2010　　　　　　　JASRAC 出1003909-001

# 医療新生
## ―未来を拓く処方箋をデザインする―

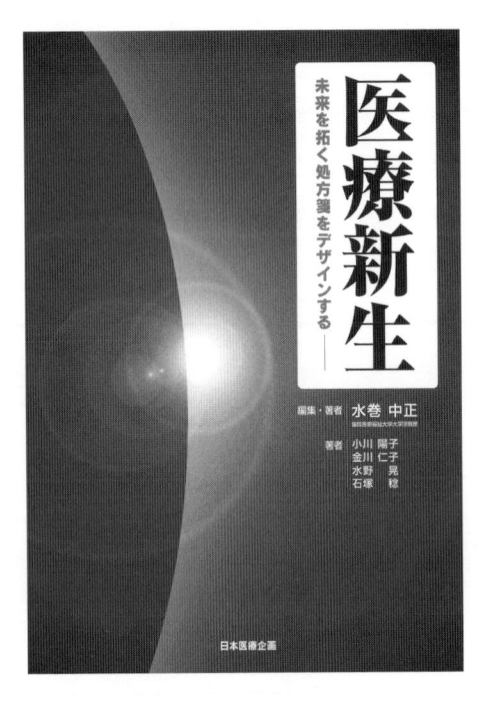

**好評発売中！**

### 医療が新しく生まれ変わろうとしている！

医療崩壊とサボタージュ、増える無保険者と治療費未払いなど、崩壊しつつある我が国の医療の現実を検証。そのうえで、医療を蘇生させ、活性化するデザインを自由かつ大胆な発想で描く。

―目次―

| | | |
|---|---|---|
| 第1部 | 医療崩壊　検証 | 水巻 中正 |
| 第2部 | 医療新生　元年 | 水巻 中正 |
| 第3部 | 病院のブランド力 | 小川 陽子 |
| 第4部 | 療養病床の削減・再編の行方 | 金川 仁子 |
| 第5部 | 診療報酬の不正請求にメスを | 水野 晃 |
| 第6部 | 医療イノベーションで世界をリードする | 石塚 稔 |
| 第7部 | 特別対談「医療新生」へ向けて国民的運動を起こそう　水巻中正 VS 尾辻秀久（参議院議員、元厚生労働大臣） | |
| 第8部 | 医療新生の要件 | 水巻 中正 |

◆編著：水巻 中正（国際医療福祉大学大学院教授）
◆体裁：B5判／並製／216頁　　◆定価：2,625円（本体2,500円＋税5％）　　◆ISBN：978-4-89041-802-2